脊柱硬膜外腔镜操作规程图解
Epiduroscopy：Atlas of Procedures

主 编　（美）丹尼尔·H.金
Daniel H. Kim, MD, FAANS, FACS
The Nancy, Clive, and Pierce Runnells Distinguished Chair in Neuroscience
Professor, Director of Spinal Neurosurgery
Reconstructive Peripheral Nerve Surgery
Director of Microsurgical Robotic Lab
Department of Neurosurgery
University of Texas
Houston, Texas, USA

（美）萨拉哈丁·阿布迪
Salahadin Abdi, MD, PhD
Professor and Chairman
Department of Pain Medicine
Helen Buchanan & Stanley Joseph Seeger Endowed Research Professor
The University of Texas M.D. Anderson Cancer Center
Houston, Texas, USA

（德）冈特·斯库兹
Günter Schütze, Dr. med.
Director of Anesthesiology, Critical Care Medicine, and Pain Medicine
Marien Hospital Iserlohn
Privatpraxis für Spezielle Schmerztherapie
Dortmund, Germany

主 译　林海滨　戴建辉　李星

辽宁科学技术出版社
·沈阳·

©2022辽宁科学技术出版社
著作权合同登记号：第06-2018-184号。

图书在版编目（CIP）数据

脊柱硬膜外腔镜操作规程图解 / （美）丹尼尔·H.金（Daniel H.Kim），（美）萨拉哈丁·阿布迪（Salahadin Abdi），（德）冈特·斯库兹（Günter Schütze）主编；林海滨，戴建辉，李星主译. —沈阳：辽宁科学技术出版社，2022.2
ISBN 978-7-5591-2341-1

Ⅰ.①脊… Ⅱ.①丹… ②萨… ③冈… ④林… ⑤戴… ⑥李… Ⅲ.①脊柱病 – 外科手术 – 图解 Ⅳ.R681.5-64

中国版本图书馆CIP数据核字（2021）第249477号

出版发行：辽宁科学技术出版社
　　　　　（地址：沈阳市和平区十一纬路25号　邮编：110003）
印　刷　者：辽宁新华印务有限公司
经　销　者：各地新华书店
幅面尺寸：210mm×285mm
印　　张：16.5
插　　页：4
字　　数：400千字
出版时间：2022年2月第1版
印刷时间：2022年2月第1次印刷
责任编辑：吴兰兰
封面设计：顾　娜
版式设计：袁　舒
责任校对：黄跃成

书　　号：ISBN 978-7-5591-2341-1
定　　价：198.00元

编辑电话：024-23284363
邮购热线：024-23284502
邮箱：2145249267@qq.com

译者名单

主　译　林海滨　戴建辉　李星

参译人员（按姓氏拼音排序）

陈辉煌　陈　伟　陈　旭　戴霏菲　戴建辉　李仁威
李　星　林海滨　林　君　吕建华　唐俊锋　翁　钦
吴育俊　余　进　余正希　张怀志

致我亲爱的家人：Anslie、Elise、Rebecca、Sarah 和 Isaiah。

前言

目前内镜检查在许多医学和外科学领域中已经得到了广泛的应用，而在脊柱疾病的应用中却发展缓慢。内镜技术现在已经发展到医学从业者触之可及、想之可得及用之可治的程度，可用来治疗那些以前只能通过开放性外科手段治疗的脊柱病变。内镜的发展演变（进化），已使其应用于脊柱硬膜外腔，称之为"脊柱内镜（硬膜外腔镜）"。许多脊柱病变的临床症状是由神经因素及其硬膜外腔周围结构的相互影响所致，因此脊柱内镜提供了一种通过直接可视化和有重点干预（手段）的诊断和治疗的方法。

我们这本书的潜在读者包括所有志于增进自身关于脊柱疾病诊断和治疗的可用选择知识的临床医生，也包括执业医师、研究员和住院医师。这本书也可能引起护士、理疗师、脊柱康复师和医疗器械专业人士的兴趣。在本书详细的分步指导下，临床医生可以顺利地学习和使用脊柱内镜技术治疗 / 处理其患者的脊柱疾病。

本书包含了近 400 张图片，包括手术步骤图解和医学插图。此外，附录视频展示了包含脊柱病理和手术步骤的真实病例，还附有案例展示和不同的手术入路，涵盖了简单易懂、循序渐进的手术技巧视频动画来增进理解。在介绍了脊柱内镜的历史之后，是相关的解剖、脊柱疼痛的病理生理内容，本书描述了仪器设备和手术器械、工具以及此专业手术过程的注意事项。接下来本书深入探讨硬膜外腔的不同手术入路，以及用于治疗各种脊柱疾病的器械，以呈现一步一步的手术步骤。本书使用许多插图以简明扼要的形式编排，便于读者找到具体信息。本书涵盖了当下和未来医生们一步一个脚印地利用最前沿的脊柱内镜设备、技术和技巧来治疗脊柱疾病，使读者们能够从编者长年累月的经验中有所收获。

致谢

感谢 Ashley Brown 和 Victor Lo 的不懈努力，以及其他贡献了自己的精力、专业知识和才干的人，是他们造就了这本书现在的样子。

编者名单

Salahadin Abdi, MD, PhD
Professor and Chairman
Department of Pain Medicine
Helen Buchanan & Stanley Joseph Seeger Endowed
  Research Professor
The University of Texas M.D. Anderson Cancer Center
Houston, Texas

Ashley E. Brown, BS
Department of Neurosurgery
University of Texas Health Science Center at Houston
Houston, Texas

Frank Calixto, MD
Senior Resident
Department of Anesthesiology
Tulane School of Medicine
New Orleans, Louisiana

Jianguo Cheng, MD, PhD, FIPP
Vice President for Scientific Affairs
American Academy of Pain Medicine
Professor of Anesthesiology
Director
Cleveland Clinic Pain Medicine Fellowship Program
Departments of Pain Management and Neurosciences
Cleveland Clinic
Cleveland, Ohio

Jatinder S. Gill, MD
Division of Pain Medicine
Department of Anesthesiology, Critical Care and Pain
  Medicine
Beth Israel Deaconess Medical Center
Assistant Professor
Harvard Medical School
Boston, Massachusetts

Radhika Grandhe, MD, MBBS
Assistant Professor, Pain Management
Department of Anesthesiology
University of New Mexico
Albuquerque, New Mexico

Jae Taek Hong, MD, PhD
Professor
Department of Neurosurgery
St. Vincent's Hospital
The Catholic University of Korea
Seoul, Republic of Korea

Billy K. Huh, MD, PhD
Professor and Medical Director
Department of Pain Medicine
The University of Texas M.D. Anderson Cancer Center
Houston, Texas

Dae Hyun Jo, MD, PhD
Professor

Department of Anesthesiology and Pain Medicine
Daejeon St. Mary's Hospital
The Catholic University of Korea
Daejeon, Republic of Korea

Carrie E. Johnson, MD, PhD
Attending Pain Physician
Carolinas Pain Institute
Winston-Salem, North Carolina

Mark R. Jones, BA
Senior Medical Student
Tulane School of Medicine
Research Associate
Louisiana State University School of Medicine
New Orleans, Louisiana

Alan David Kaye, MD, PhD, DABA, DABPM, DABIPP
Professor, Program Director, Director of Pain Services,
  and Chairman
Department of Anesthesiology
Louisiana State University School of Medicine
New Orleans, Louisiana

Daniel H. Kim, MD, FAANS, FACS
TheNancy, Clive, and Pierce Runnells Distinguished
  Chair in Neuroscience
Professor, Director of Spinal Neurosurgery
Reconstructive Peripheral Nerve Surgery
Director of Microsurgical Robotic Lab
Department of Neurosurgery
University of Texas
Houston, Texas

Il Sup Kim, MD, PhD
Associate Professor
Department of Neurosurgery
St. Vincent's Hospital
The Catholic University of Korea
Seoul, Republic of Korea

Jae Do Kim, MD, PhD
Emeritus Professor
Department of Orthopaedic Surgery
Kosin University Gospel Hospital
Director
Kim's Stem Orthopaedics Clinic
Busan, Republic of Korea

Jun Young Kim, MD
Fellow
Department of Neurosurgery
St. Vincent's Hospital
The Catholic University of Korea
Seoul, Republic of Korea

Gun Woo Lee, MD
Assistant Professor
Department of Orthopaedic Surgery and Spine Center

Yeungnam University College of Medicine
Yeungnam University Hospital
Daegu, Republic of Korea

Hyung Gon Lee, MD, PhD
Department of Anesthesiology and Pain Medicine
Chonnam National University Medical School
Dong-gu, Gwangju, Republic of Korea

Jongsun Lee, MD, PhD
Director of Spine Surgery
Sewoori Spine and Joint Hospital
Daejeon, Republic of Korea

Sing-Ong Lee, MD
Attending Pain Physician
Department of Anesthesiology
Cathay General Hospital
Taipei, Taiwan

Victor P. Lo, MD, MPH
Resident
Department of Neurosurgery
The University of Texas Health Science Center at Houston
Houston, Texas

Diana Mekler, MD
Pain Medicine Fellow
Louisiana State University School of Medicine
New Orleans, Louisiana

Pedro Monteiro, MD
Neurosurgery Resident
Department of Neurosurgery
Centro Hospitalar São João
Assistant, Faculty of Medicine
University of Porto
Porto, Portugal

Jee Youn Moon, MD, PhD, FIPP, CIPS
Clinical Associate Professor
Anesthesiology and Pain Medicine
Seoul National University Hospital
Cancer Pain Center
Seoul National University Cancer Hospital
Seoul, Republic of Korea

Kent H. Nouri, MD
Assistant Professor
Department of Pain Medicine
The University of Texas M.D. Anderson Cancer Center
Houston, Texas

Chan Hong Park. MD, PhD
Director, Department of Anesthesiology and Pain Medicine
Chairman
Spine Health Wooridul Hospital
Daegu, Republic of Korea

Paulo Pereira, MD, PhD
Consultant Neurosurgeon
Head of the Spine Unit
Department of Neurosurgery

Centro Hospitalar São João
Invited Assistant Professor
Faculty of Medicine
University of Porto
Coordinator of the Spine Unit
CUF Porto Instituto
Porto, Portugal

Alissa Redko, BA
Department of Neurosurgery
University of Texas Health Science Center at Houston
Houston, Texas

Carlos J. Roldan, MD FACEP, FAAEM
Associate Professor of Emergency Medicine
Department of Emergency Medicine
The University of Texas Health Science Center at Houston
Memorial Hermann Hospital
Lyndon Baines Johnson General Hospital
Fellow of Pain Medicine
Department of Pain Medicine
The University of Texas Health Science Center at Houston
Houston, Texas

Günter Schütze, Dr. med.
Director of Anesthesiology, Critical Care Medicine, and
  Pain Medicine
Marien Hospital Iserlohn
Privatpraxis für Spezielle Schmerztherapie
Dortmund, Germany

Adam Shomstein, DO, MBA
Pain Medicine Fellow
Louisiana State University School of Medicine
New Orleans, Louisiana

Siddarth Thakur, MD
Resident Physician
Physical Medicine and Rehabilitation
Baylor College of Medicine
Houston, Texas

Richard D. Urman, MD, MBA
Department of Anesthesiology, Perioperative and Pain
  Medicine
Brigham and Women's Hospital
Associate Professor of Anesthesia
Harvard Medical School
Boston, Massachusetts

Shiraz Yazdani, MD
Assistant Professor
Department of Pain Medicine & Anesthesiology
Texas Tech University Health Sciences Center
Lubbock, Texas

YiLi Zhou, MD, PhD
Medical Director
Florida Pain and Rehabilitation Center
Courtesy Research Associate Professor
University of Florida
Lady Lake, Florida

目录

第1章　硬膜外腔镜的历史

Hyung Gon Lee，Salahadin Abdi

内镜在许多医学疾病诊断和治疗中的作用正在不断扩展，但这种技术在脊柱的应用仍处于初级阶段。椎管内镜技术在过去的一个世纪里发展缓慢，最初是硬式内镜，后来是软式内镜。因此，软式光学脊柱内镜技术自20世纪90年代初才开始应用于临床。

1931年，纽约关节病医院的骨科医生Michael Burman描述了可视化下的椎管及其内容物。在他的开拓性研究中，使用了一个带有白炽灯光源的硬式关节镜仪器来观察和研究尸体脊柱。值得一提的是，安装灯的套管针直径（约9.5mm）大于椎管本身的平均宽度。因此，观察范围仅限于内镜能够进入的较宽阔区域，比如观察和评估硬脑膜、血管和马尾等解剖结构。

5年后（1936年），哥伦比亚大学的Elias Stern研制出一款脊柱镜，在椎管麻醉时用于体内检查椎管内容物。他的设想是利用该技术在直视下对顽固性疼痛和痉挛性状态的患者行后根切除术。

1937年，美国神经外科医生J.Lawrence Pool使用脊髓镜改善了麻醉状态下腰椎-坐骨综合征患者的术前诊断评估。最初，出血会模糊术野，无法清晰地观察腰骶神经根。幸好他改进了技术，并在随后的评估中，对7名志愿者的马尾神经和血管以及硬膜外血管中的血流进行观察并报告，而且没有出现并发症。几年后，Pool发表了关于400例患者的经验总结。他能诊断或证实包括神经炎、髓核突出、黄韧带肥厚、原发性和转移性肿瘤、血管曲张和蛛网膜粘连等各种不同的脊柱病变类型。可惜这项技术当时并没有被其他人所接受，30年后相关资料才再次被读及。手术过程中无法获取图像是这项技术的主要缺点之一。

随着光纤时代的到来，Ooi等研制了一种用于硬膜内和硬膜外检查的内镜。该装置比前辈们用的装置要细得多，可以通过腰椎棘突间置入。有趣的是，这种装置（1.8-硬式镜头和用作光源的光纤）可帮助他们记录黄韧带、硬膜外脂肪组织、硬膜囊表面和马尾的黑白照片图像，这是史无前例的。最重要的是，在他们最初诊治的86例病例中没有出现任何严重的并发症。随着更多的经验积累和病例数量增加，他们发表了一篇关于Lasègue试验中马尾部的内镜检查和血流变化的有趣文章。此外，使用带有硬式光学镜头的脊髓镜探索硬膜外间隙的尝试并不令人满意，直到20世纪80年代末，一种小口径软式光学镜头才被研发出来并用于硬膜外检查。

1985年，Rune Blomberg首次使用带有光纤光源的小型硬式内镜观察和描述了硬膜外腔的内容物。他观察到硬膜外腔的脂肪和结缔组织的含量差别很大。而且，Blomberg和Olsson对10例因腰椎间盘突出行部分椎板切除术的患者进行了硬膜外腔镜检查，并报道称硬膜外腔被一条背内侧结缔组织带分成两个隔室。此外，他们还报道称，相对于正中入路硬膜外腔旁正中入路的出血并发症较少。

1991年，Shimoji等发表了他们使用的软式光纤镜（直径大小：0.5~1.4mm）的研究。由于20世纪80年代末、90年代初视频芯片的出现，使得获取视频影像的同时记录下手术过程的方方面面成为可能。随着设备和麻醉技术的提高，在镇静下使用硬膜外腔镜行神经根刺激试验也不再不可实现。

在20世纪90年代早期，Saberski和Kitahata推广了以光纤为基础的硬膜外腔镜的临床应用。而且他们描述并使用了操纵灵活且带有冲洗系统的硬膜外腔镜。理想中的光纤内镜设备必须具备易于操作、1个工作通道、1个短焦距的透镜和/或包含防止组织阻塞镜头的（防御）机制等条件。尽管在技术上有了进步，但对于硬膜外腔镜临床应用的指征仍然不明确。至于硬膜外腔的入路，Saberski和Kita-hata在1995年所描述的尾侧入路似乎更安全一些，因为它降低了硬脊膜穿破的风险。通过尾侧入路，比较容易操纵光纤镜头到达具体病变神经根处，并在直视下运载类固醇药物进行治疗。

1991年，Hevener等成功地使用了1个内、外直径分别为1.4mm和2.1mm的软镜，分别对家兔、狗和人类遗体的硬膜外腔和蛛网膜下腔进行了评估。他们还报道了如何通过腰椎入路安全地进入颈段硬膜外腔。

1995 年，Schütze 和 Kurtze 报道了他们对 12 例不同疼痛综合征患者使用硬膜外腔镜的经验。他们能够看到正常和不正常的解剖结构，例如在背部手术失败患者身上明显的粘连和纤维化。他们还利用这种技术来置入永久性硬膜外导管。而且，Schütze 是 1996 年以来第一个报道在硬膜外腔镜辅助下置入脊髓刺激电极的人。自 20 世纪 90 年代中期以来，世界各地的许多供应商使用脊柱内镜不仅应用于靶向硬膜外类固醇注射，而且还应用于使用机械、高容量激光及球囊技术进行的硬膜外粘连松解术。

最常用的入路是尾侧入路，其次才是椎板间入路，Hammer 等在 2001 年对该技术进行了改进，并报道了经椎间孔入路，特别是用于完成腹侧硬膜外粘连松解术。后来，Ruetten 等通过使用硬膜外腔镜辅助下激光治疗髓核摘除术后腰痛综合征扩大了其应用范围。最后，在过去 10 年中，有文章描述了硬膜外类固醇靶向注射治疗椎管狭窄和腰背手术失败综合征的成本效益和安全性。

参考文献

[1] Schütze G. Epiduroscopy: Spinal Endoscopy. Heidelberg, Germany: Springer Medizin Verlag; 2008:4.

[2] Burman MS. Myeloscopy or the direct visualization of the spinal cord. J Bone Joint Surg. 1931; 13:695–696.

[3] Stern EL. The spinascope: a new instrument for visualizing the spinal canal and its contents. Medical Record (NY). 1936; 143:31–32.

[4] Pool JL. Direct visualization of dorsal nerve roots of the cauda equina by means of a myeloscope. Arch Neurol. 1938; 39:1308–1312.

[5] Pool JL. Myeloscopy: diagnostic inspection of the cauda equina by means of an endoscope. Bull Neurol Inst.. 1938; 7:178–189.

[6] Pool JL. Myeloscopy: intraspinal endoscopy. Surg Clin North Am. 1957; 37 (5):1401–1402.

[7] Saberski LR, Brull SJ. Spinal and epidural endoscopy: a historical review. Yale J Biol Med. 1995; 68(1–2):7–15.

[8] Ooi Y, Morisaki N. Intrathecal lumbar endoscope. Clin Orthopedic Surgery (Japan). 1969; 4:295–297.

[9] Ooi Y, Satoh Y, Hirose K, Mikanagi K, Morisaki N. Myeloscopy. Acta Orthop Belg. 1978; 44(6):881–894.

[10] Ooi Y, Satoh Y, Morisaki N. Myeloscopy: a preliminary report. J Jpn Orthop Assoc. 1973; 47:619–627.

[11] Ooi Y, Satoh Y, Morisaki N. Myeloscopy. Int Orthop. 1977; 1:107–111.

[12] Satoh Y, Hirose K, Ooi Y, et al. Myeloscopy in the diagnosis of low back pain syndrome. Proceedings of Third Congress of International Rehabilitation Medicine Association, Basel, Switzerland, July 2–9, 1978.

[13] Ooi Y, Satoh Y, Inoue K, Mikanagi K, Morisaki N. Myeloscopy, with special reference to blood flow changes in the cauda equina during Lasègue's test. Int Orthop. 1981; 4(4):307–311.

[14] Blomberg R. A method for epiduroscopy and spinaloscopy. Presentation of preliminary results. Acta Anaesthesiol Scand. 1985; 29(1):113–116.

[15] Blomberg RG, Olsson SS. The lumbar epidural space in patients examined with epiduroscopy. Anesth Analg. 1989; 68(2):157–160.

[16] Blomberg RG. Technical advantages of the paramedian approach for lumbar epidural puncture and catheter introduction. A study using epiduroscopy in autopsy subjects. Anaesthesia. 1988; 43(10):837–843.

[17] Shimoji K, Fujioka H, Onodera M, et al. Observation of spinal canal and cisternae with the newly developed small-diameter, flexible fiberscopes. Anesthesiology. 1991; 75(2):341–344.

[18] Saberski LR, Kitahata LM. Direct visualization of the lumbosacral epidural space through the sacral hiatus. Anesth Analg. 1995; 80(4):839–840.

[19] Heavner JE, Cholkhavatia S, Kizelshteyn G. Percutaneous evaluation of the epidural and subarachnoid space with the flexible fiberscope. Reg Anesth. 1991; 15:85.

[20] Heavner J, Chokhavatia K, McDaniel K, et al. Diagnostic and therapeutic maneuvers in the epidural space via a flexible endoscope [Abstract 1534]. In: Abstracts of the SeventhWorld Congress on Pain, Paris: Raven Press; 1993.

[21] Schutze G, Kurtze H. Direct observation of the epidural space with a flexible catheter-secured epiduroscopic unit. Reg Anesth. 1995; 19:85–89.

[22] Schütze G. Epiduroscopically guided percutaneous implantation of spinal cord stimulation electrodes. Management of pain, a world perspective II. In: Raj P, Erdine S, Niv D, eds. Management of Pain. Bologna, Italy: Monduzzi Editore S.p.A; 1996:301–304.

[23] Hammer M, Doleys DM, Chung OY. Transforaminal ventral epidural adhesiolysis. Pain Physician. 2001; 4(3):273–279.

[24] Ruetten S, Meyer O, Godolias G. Application of holmium:YAG laser in epiduroscopy: extended practicabilities in the treatment of chronic back pain syndrome. J Clin Laser Med Surg. 2002; 20(4):203–206.

[25] Igarashi T, Hirabayashi Y, Seo N, Saitoh K, Fukada H, Suzuki H. Lysis of adhesions and epidural injection of steroid/local anaesthesia during epiduroscopy. Br J Anaesth. 2004; 93:181–187.

[26] Avellanal M, Diaz-Reganon G. Interlaminar approach for epiduroscopy in patients with failed back surgery syndrome. Br J Anaesth. 2008; 101(2):244–249.

第2章 硬膜外腔在脊柱内镜检查中的应用解剖与放射学解剖

Jatinder S. Gill

2.1 概述

硬膜外腔在硬膜囊和椎管之间形成了一个交界区。大多数脊柱病变都涉及这个空间的一些改变或扭曲。所有的脊柱内镜干预都是在这个区域进行的。此空间为内镜仪器提供了安全的通道。因此，可以明确的是，精准的硬膜外解剖知识不仅是了解脊柱病理学的关键，而且对于脊柱内镜检查的安全性和有效性也是至关重要的。磁共振成像（MRI）用于描述解剖学。在本章中，磁共振成像和计算机断层扫描已被证明与解剖有很好的相关性。

2.2 硬膜外腔的分隔／分部

硬膜外腔可分为后硬膜外腔、侧硬膜外腔和前硬膜外腔 3 个部分。

2.2.1 后硬膜外腔

- 后硬膜外腔充满了脂肪球，这些脂肪球形成了硬膜囊的半流体缓冲垫，为脊柱运动提供了弹性（图 2.2，图 2.3）。
- 从侧面看，当硬脊膜接近黄韧带（LF）（图 2.2，图 2.3）时，腔隙变得模糊（潜在空间），然后变成侧硬膜外腔。

- 后硬膜外腔的前界由硬脊膜组成，即此区域最厚处（图 2.3）。
- 后硬膜外腔是一个三角形的空间，在中矢状面椎板间区域最为宽敞（图 2.1~ 图 2.3）。它受到硬脊膜与椎板上缘的接近程度的上下限制（图 2.1，图 2.2，图 2.4）。
- LF 从椎板上缘的腹侧向下方椎板的顶部走行，因而形成硬膜外腔的后方及后外侧边界（图 2.2，图 2.3）。两条黄韧带相遇，一般在中线融合。

后硬膜外腔与脊柱病理学和脊柱内镜的关系

- 后硬膜外腔是硬膜外镇痛和硬膜外类固醇注射治疗性干预的常用途径（图 2.5）。
- 黄韧带肥厚是腰椎管狭窄症的常见病因。内镜下椎板切除术和黄韧带切除术需要（术者）掌握后硬膜外腔复杂的（解剖学）知识。

2.2.2 侧硬膜外腔

- 侧硬膜外腔位于椎间孔区，与后硬膜外腔和前硬膜外腔自由交通（图 2.2，图 2.4，图 2.6）。
- 硬脊膜形成硬膜外腔的内侧边界（图 2.7）。它也形成了传出神经根的硬脊膜神经鞘（硬膜鞘），硬膜鞘位于椎间孔的中半部（图 2.4，图 2.8）。
- 硬脊膜靠近椎弓根，因此椎间孔上方和下方的侧

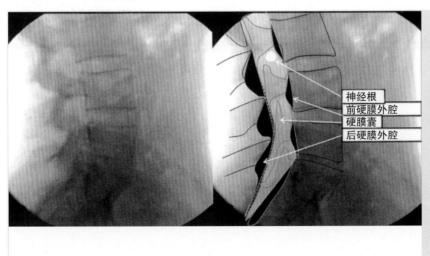

神经根
前硬膜外腔
硬膜囊
后硬膜外腔

图 2.1 侧视图：硬膜外腔（中矢状面）和硬膜囊（中矢状面）区域被绘制出来，因为它们代表大多数的后侧边界。考虑到硬膜外腔的循环特性，当矢状面侧向移动时，这些结构会更加向前。后硬膜外腔被分隔开来，因为硬脊膜与椎板上缘的椎管非常接近。较大的空间只在中线可见，当硬脊膜和黄韧带在旁中央汇合在一起时，空间（逐渐）消失。硬脊膜在椎间盘水平粘连，则在椎间盘间可见前硬膜外腔。硬脊膜比前硬膜外腔更加不明显，并与侧硬膜外腔相连。注意，从下面看，硬膜囊逐渐变小，更加向后

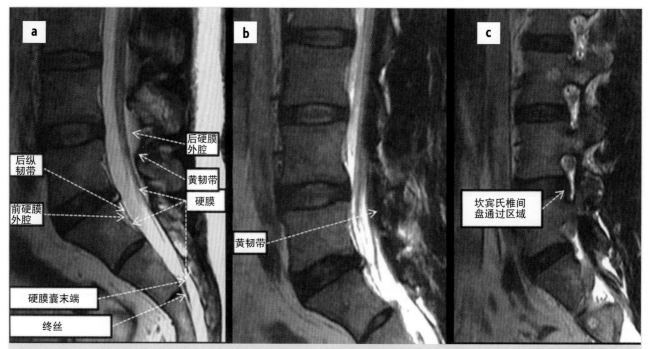

图2.2　从中矢状位到椎间孔的3个矢状位展示了后硬膜外腔向侧硬膜外腔的转变。（a）黄韧带缺乏，而硬膜外腔充足。（b）黄韧带增厚，硬膜外腔不再充足。（c）硬膜外脂肪环绕神经根。需要注意硬膜囊的末端是背侧的，而尾管没有分隔

硬膜外腔受到限制（潜在腔隙；图2.2，图2.4，图2.8）。

- 椎间孔的外侧缘不受限制，由筋膜和腰大肌构成。习惯上硬膜外腔止于椎间孔的最狭窄部。
- 侧硬膜外腔的内容物包括感觉和运动根、背根神经节（DRG）、静脉和动脉，以及脂肪（组织）。
- 背根神经节在硬膜外，通常位于高于椎间盘水平的椎弓根下方。

侧硬膜外腔与脊柱病理学和脊柱内镜的关系

- 了解侧硬膜外腔的解剖结构是脊柱内镜检查的关键。
- 在椎间盘造影和椎间盘内手术时需要穿过侧硬膜外腔。
- 神经孔是对接器械和进行椎间盘外干预的场所，如取出隔离的椎间盘、椎间孔成形术和侧隐窝减压术。
- 经椎间孔入路可行硬膜外腔镜检查。

2.2.3　前硬膜外腔

- 后纵韧带附着于硬脊膜和椎间盘（纤维）环（图2.3，图2.9）。

- 在椎间盘的上方和下方，后纵韧带靠近于硬脊膜，并远离椎体，形成了硬膜外腔（图2.1，图2.2）。
- 这个潜在的间隙主要见于L4~L5以下，因为硬膜囊倾向于向后移动。
- 从后纵韧带外侧延伸的筋膜使前硬膜外腔与其余的硬膜外腔隔开，并包含移位的椎间盘。
- 前硬膜外腔是由基底静脉和神经组成的神经血管间隙。
- 它也包含一些疼痛的产生源，包括后纵韧带及致敏/敏化（纤维）环。

前硬膜外腔与脊柱病理学和脊柱内镜的关系

- 这是椎间盘突出的常见部位。
- 当进入这个区域，切除突出的椎间盘时，复杂的解剖知识是必须掌握的。

2.2.4　尾端硬膜外腔

- 尾侧间隙的解剖对于了解硬膜外腔很重要，因为这是进入硬膜外腔的一种常见方法。
- 在L5以下，硬膜囊位于偏内侧和后方。随着它的下降，而逐渐变小。
- 最常终止于S2的上1/3，但硬膜囊终止可以高达

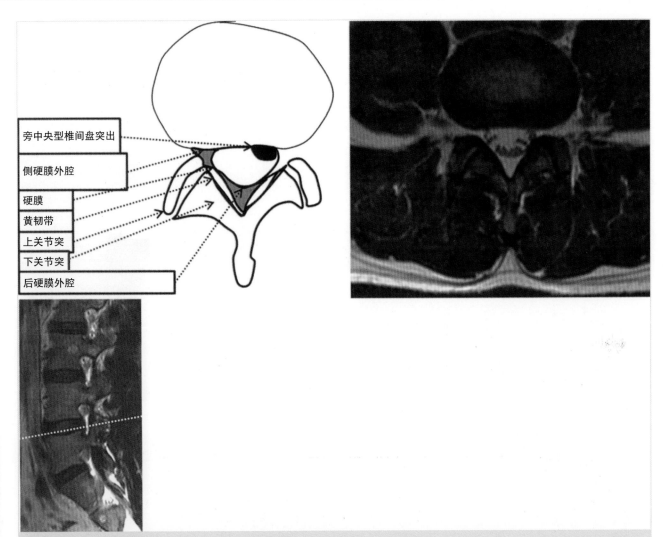

图 2.3　L4~L5 椎间盘水平 T2 轴向切割。随着椎板角度向后倾斜，完好地组成了中央后硬膜外腔，由此形成一个隐窝。隐窝被黄韧带所填充，硬膜外腔只是一个潜在的腔隙。在侧面，硬膜外腔内含有脂肪和血管，以及神经根出口在其稍上方。椎间盘区域就是 Kambin 三角。这提供了进入椎间盘和硬膜外腔的安全路径。这是椎间盘病变的常见部位，椎间盘移位可见于中央型、旁中央型、椎间孔和极外侧型椎间盘突出。椎间孔和极外侧型椎间盘突出易于行内镜检查，但在开放性外科手术中过程中有时具有挑战性。由于椎间盘与后纵韧带相连，后硬膜外腔消失。此区域对刺激非常敏感，而且用导管穿过很有挑战性

L5 或低至 S3。硬膜囊延伸至 S3 以下极为罕见，尽管在一项研究中，发现 0.3% 的患者 Tarlov 囊肿低于 S3 水平。

- 间隙均一且充满了脂肪和神经根，但不再有任何的间隔（图 2.10，图 2.11）。
- 重要的是要识别脊柱穿刺针、导丝或硬膜外腔造影剂的透视下外观（图 2.12，图 2.13）。
- 终丝在硬膜囊末端以下继续延伸，并直接附着在尾骨上（图 2.3）。
- 下方的两个骶骨节段通常无法在中线融合，这导致了骶尾部裂孔的形成，该裂孔被骶尾部浅韧带和深韧带所覆盖（图 2.10，图 2.11a，图 2.14）。

- 骶尾部背侧韧带是腰骶韧带的延续，并附着于尾骨下方。
- 骶尾部腹侧韧带是后纵韧带的延续，也附着在尾骨上。
- 最后一个骶骨节段腹侧直接连接到第一个尾骨节段，并形成骶尾关节。
- 骶尾部裂孔在老年人中可能会模糊不清。

2.3　透视解剖学

　　理解透视解剖学对一个脊柱内镜医生来说是关键。在经椎间孔入路中，针头、扩张器以及进入通

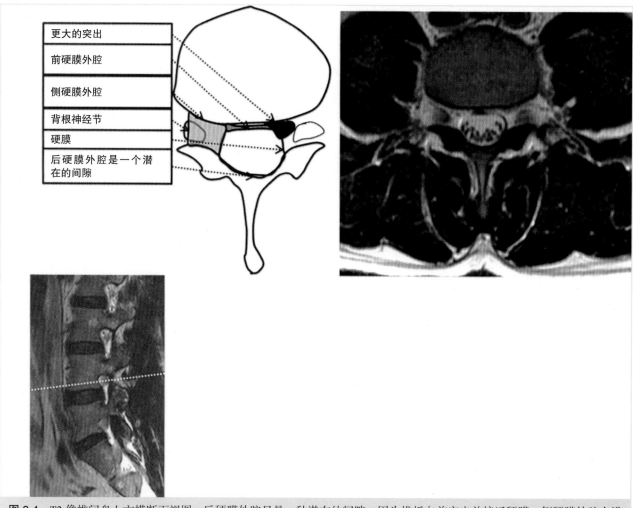

图2.4　T2像椎间盘上方横断面视图。后硬膜外腔只是一种潜在的间隙，因为椎板向前突出并接近硬膜。侧硬膜外腔在沿背根神经节走向时观察视角最佳。该间隙上下边界为椎弓根，内侧边界为硬膜，并与前、后硬膜外腔相连续。这个空间包含神经根、血管和脂肪。硬膜囊外侧边缘位于椎间孔中线内侧（如图所示，通常更内侧）和L5椎弓根以下。这个空间是横向开放的。它是椎间盘突出的重要部位，可通过特殊的内镜器械进入

图中标注：
更大的突出
前硬膜外腔
侧硬膜外腔
背根神经节
硬膜
后硬膜外腔是一个潜在的间隙

道在透视控制下放置进入椎间孔和硬膜外腔。这有时是具有挑战性的，特别是在L5~S1水平。在尾侧入路中，针穿过骶管裂孔进入S3水平。一项好的技术要将对患者和操作者的辐射剂量降到最低，同时提供最好的集中可视化。重点包括以下：

- 透视应采用脉冲模式。这可以减少辐射剂量，同时消除运动伪影。
- 应该尽可能把握精准的原则。这可使得辐射处于较低剂量，同时提高目标解剖区域的可视化。
- 图像增强器应尽可能靠近患者。这提供了一个更宽阔的术野，允许准直，同时减少对患者皮肤的辐射剂量。

- 为使器械与椎间盘适当对齐，手术的椎间盘空间应是四方形的，即将终板的前后边缘重叠。
- 理解硬膜外腔镜与骨、神经和硬膜外结构的解剖和关系有助于透视成像的解释（图2.15）。
- 对于前后（AP）位片，棘突应与椎弓根等距，以获得真实的AP视图。这对于了解仪器准确的中外侧定位非常重要（图2.6，图2.7，图2.16，图2.17）。
- 对于侧视图，椎体后缘应重叠，以获得真实的侧切面。这对于了解仪器的准确AP平面非常重要（图2.1，图2.18，图2.19）。

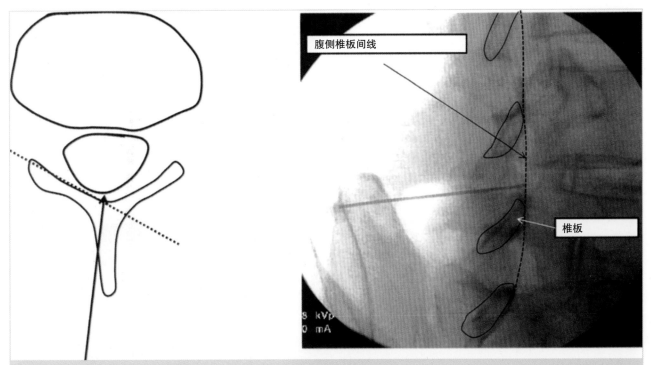

图 2.5　使用对侧斜位投照时，硬膜外腔的椎板间入路更容易，精度更高。腹侧椎板边缘可见，连接腹侧边缘的线是腹侧椎板间线。硬膜外腔位于或略超过该线

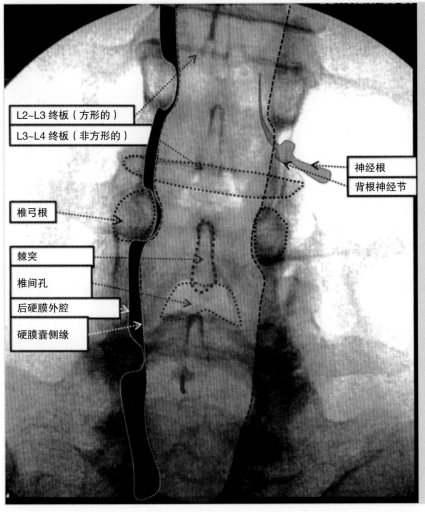

图 2.6　脊椎前后（AP）位片，硬膜囊和侧硬膜外腔位置重叠。值得注意的是，在神经根出口处硬膜囊向外扩张，有时硬膜套可能会进一步进入椎间孔。DRG可以有不同的位置，但通常位于硬膜外椎弓根下。同时注意习惯上椎间孔（中椎间孔）最狭窄的部分构成了硬膜外腔的外侧缘。硬膜外腔的外侧缘是最窄的孔（中孔）。请注意，这是一个真正的前后位片。最后，还要注意到硬膜囊在L5以下开始变小

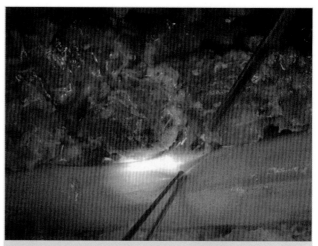

图2.8 L1~L5椎板切除术和去除骶骨近端的腰椎尸体解剖。在右侧L2~L3神经孔的硬膜外腔腹侧可以看到硬膜外腔镜的尖端

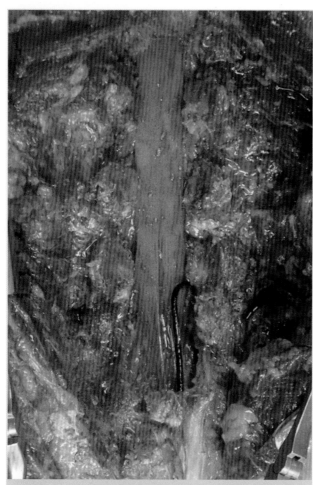

图2.7 L1~L5椎板切除术和去除骶骨近端的腰椎尸体解剖。在右侧L4~L5神经孔的硬膜外腔背侧可以看到硬膜外腔镜的尖端

该确认获得必要视图的可行性。

● 在斜位视图中，倾斜的角度应该基于突出的椎间盘的位置。因此，中央型突出需要更高程度的倾斜（从前后位片开始），而椎间孔和极外侧型突出可以允许更加直立（从前后位片开始倾斜较少）位置的角度。

● 插入物与中线的距离或与前后位的倾斜角可从术前影像中获得。

● 预先确定的倾斜度允许同轴进针，但应根据需要采用前后位图和侧视图来测算针的位置。

● 在术前影像中应仔细检查该路径。

● 在L5~S1处的髂嵴进一步决定了该水平入路的可行性。

● 对于对侧斜位视图，45°角被证明是预测硬膜外腔椎板间入路时腰椎硬膜外腔后缘最准确的角度。

● 患者摆好体位后，在为患者做准备和铺巾之前，应

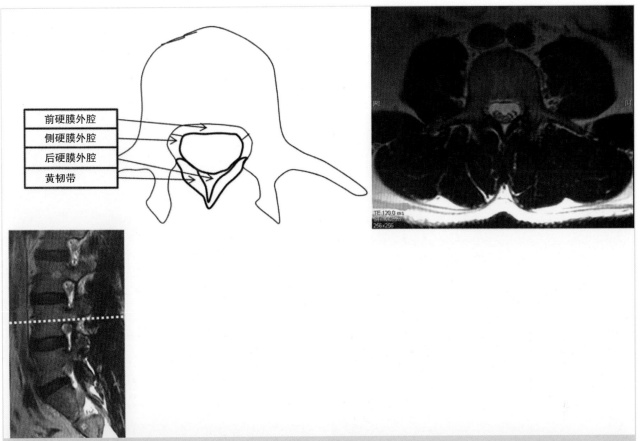

图 2.9　L3 椎弓根水平的轴切面。后硬膜外腔存在，它在椎板与硬脊膜连接部的下方变得模糊。前硬膜外腔最大，这是由于后纵韧带远离椎体向硬脊膜方向靠近，尤其是在 L4~L5 椎间盘下方。这里可能有一个孤立的椎间盘节段存在，但这并不是观察到的椎间盘突出的常见部位。基底静脉和神经位于后硬膜外腔，并（于此处）穿出椎体。侧硬膜外腔小且相对不重要，因为没有任何重要的结构

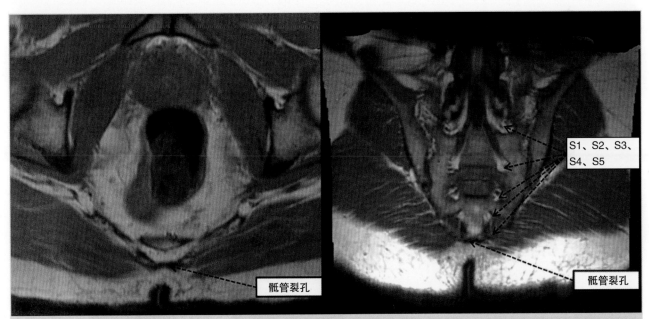

图 2.10　轴切面可见骶管裂孔和骶管。注意这里背侧无骨性结构。椎管内可见尾骨神经，尾骨在腹侧可见。冠状切面可见骶骨腹侧壁

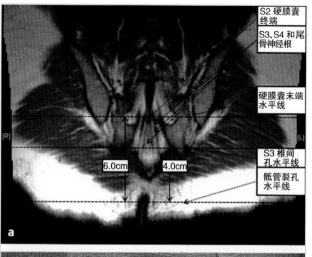

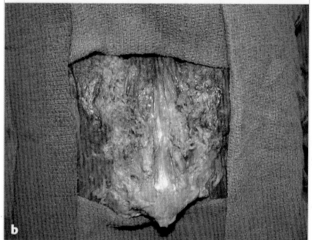

图2.11 （a）骶骨冠状切面显示骶管解剖。硬膜囊的末端可见，水平由相应的轴向切面确定。（b）骶骨裂孔的尸体解剖。切除骶骨背表面，可以看到硬膜外腔和骶神经根

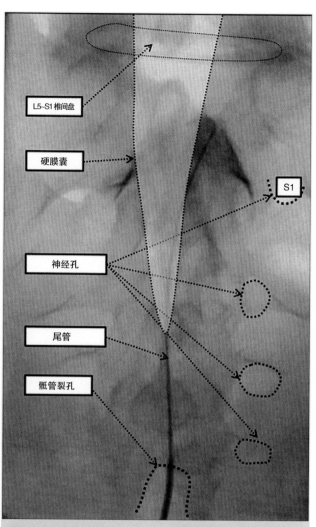

图2.12 当S4和S5不在中线融合时，形成骶管裂孔。在没有检查通道的情况下，针不能提高到超过S3以外。在大约1%的患者中，Tarlov囊肿的存在造成了无意进入硬脊膜的可能性

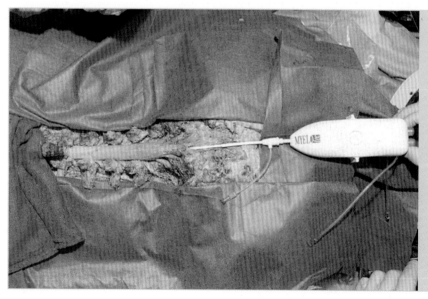

图2.13 去除椎板和骶骨背侧表面的腰骶椎尸体解剖图。可以看到鞘和硬膜外腔镜在背部从骶管裂孔进入。硬膜外腔镜可操控引导至腹侧硬膜外腔

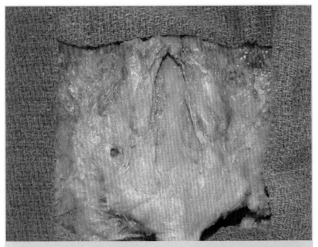

图 2.14 骶管裂孔的尸体解剖。打开骶尾骨韧带，可以看到骶硬膜外腔

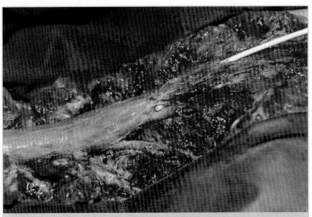

图 2.15 去除椎板、下关节面和骶骨背表面的腰骶椎尸体解剖。在本图中，硬膜外腔镜位于腹侧硬膜外腔中，在左侧 S1 神经根出口处。硬膜外腔镜的位置可以通过透视和显示器直视来确定

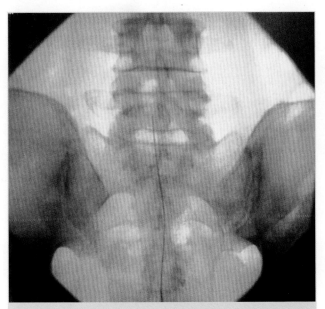

图 2.16 前后透视显示导丝通过硬膜外腔的骶管裂孔。一个扩张器和导丝穿过鞘管，且在硬膜外腔可见

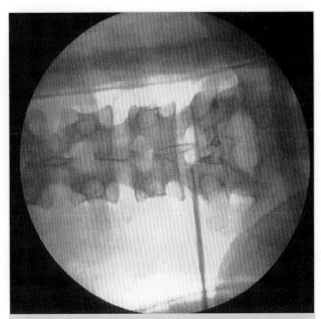

图 2.17 前后位透视显示经椎间孔入路在椎间孔硬膜外腔造影

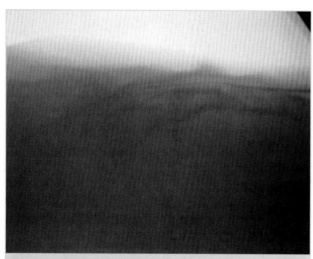

图 2.18 侧位透视显示脊髓针在硬膜外间隙穿过骶管裂孔。一根导丝通过脊柱穿刺针进入硬膜外腔

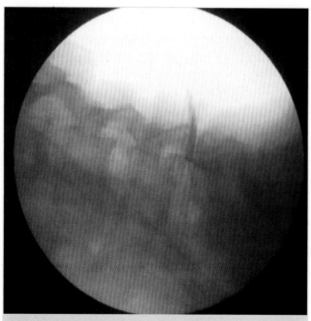

图 2.19 侧位透视显示经椎间孔入路在椎间孔。硬膜外腔造影

参考文献

[1] Cohen MS, Wall EJ, Kerber CW, Abitbol JJ, Garfin SR. The anatomy of the cauda equina on CT scans and MRI. J Bone Joint Surg Br. 1991; 73(3):381–384.

[2] Hogan QH. Lumbar epidural anatomy. A new look by cryomicrotome section. Anesthesiology. 1991; 75(5):767–775.

[3] Cohen MS, Wall EJ, Brown RA, Rydevik B, Garfin SR. 1990 AcroMed Award in basic science. Cauda equina anatomy. II: extrathecal nerve roots and dorsal root ganglia. Spine. 1990; 15(12):1248–1251.

[4] Binokay F, Akgul E, Bicakci K, Soyupak S, Aksungur E, Sertdemir Y. Determining the level of the dural sac tip: magnetic resonance imaging in an adult population. Acta Radiol. 2006; 47(4):397–400.

[5] Phongkitkarun S, Jaovisidha S, Dhanachai M. Determination of the thecal sac ending using magnetic resonance imaging: clinical applications in craniospinal irradiation. J Med Assoc Thai. 2004; 87(11):1368–1373.

[6] Senoglu N, Senoglu M, Ozkan F, Kesilmez C, Kızıldag B, Celik M. The level of termination of the dural sac by MRI and its clinical relevance in caudal epidural block in adults. Surg Radiol Anat. 2013; 35(7):579–584.

[7] Gill JS, Nagda JV, Aner MM, Keel JC, Simopoulos TT. Contralateral oblique view is superior to the lateral view for lumbar epidural access. Pain Med. 2015.

第 3 章　脊柱疼痛的病理生理学和疼痛通路

Radhika Grandhe，Jianguo Cheng

3.1　概述

　　脊柱疼痛或来源于脊柱结构的疼痛是最常见的慢性疼痛，终生患病率为 54%~80%。它对健康、经济和社会都有重大的影响。脊柱疼痛可由肌筋膜层、小关节、椎间盘、椎体或骶髂关节引起，也可由神经根或脊髓的压迫引起。在这一章中，我们将概述临床实践中常见的某些疾病的病理生理学。

3.2　脊柱退行性疾病

　　退行性改变可以发生在颈椎、胸椎、腰椎和脊柱的腰骶部，但最常见于中段颈部和下腰部区域。

● 椎体间的三关节复合体由一个椎间盘和两侧的两个小关节组成。这 3 种结构形成了"脊柱的功能单元"，一种结构的变化伴随着另一种结构的变化。椎间盘的变化通常先于其他结构的改变（图 3.1）。

● 椎间盘血管和水化的丢失导致髓核纤维化和环隙的形成。最终，在纤维环上会发生放射状和环形撕裂（图 3.2）。弯曲等机械应力可引起髓核沿径向撕裂而突出。突出的椎间盘可撞击外侧隐窝或

远外侧区的神经根，引起沿神经根分布的疼痛和无力（图 3.3）。突出的髓核释放的炎症介质也会导致疼痛。

● 椎间盘的渐进性变化会导致高度损失，损害椎间盘

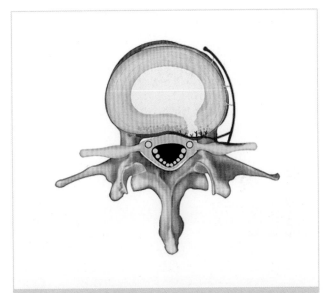

图 3.2　疼痛发生机制。L4~L5 椎间盘水平的俯视图。后外侧环状撕裂通过脊髓神经和灰色交通支产生疼痛信号。疼痛信号被传送到背根神经节

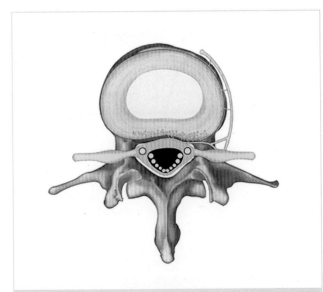

图 3.1　L4~L5 椎间盘水平的俯视图。椎间盘与 L4 传出神经根和 L5 横穿神经根的正常关系

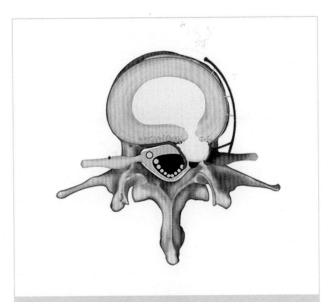

图 3.3　L4~L5 椎间盘水平的俯视图。可见一个未被包含的突出的髓核压迫 L4 传出神经根和 L5 横穿神经根

的缓冲能力，并改变功能单元中其他关节的生物力学应力。这导致小关节骨赘的形成，以及颈部椎骨钩突的肥大。

3.2.1 腰椎管狭窄

- 椎间盘高度的丢失、小关节肥大、黄韧带屈曲和骨赘生物侵犯中央椎管或神经孔，导致神经源性跛行、脊髓病或神经根病（图 3.4，图 3.5）。
- 神经源性跛行可归因于直接机械性压迫或直立姿势下静脉瘀血导致的间接血管功能不全。坐姿或前屈可以松弛黄韧带，打开椎管和侧隐窝，并允许足够的氧气输送（图 3.6）。

3.2.2 退行性腰椎滑脱症

- 椎间盘或小关节不对称退变可引起不同程度的不稳定，发生前屈或后翻，进而导致椎管狭窄或脊柱侧凸（图 3.7）。一旦脊柱滑脱，压力和畸形的不平衡会引起渐进性发展的不稳定改变。

3.2.3 盘源性腰痛／椎间盘源性疼痛

- 椎间盘内破裂（IDD）可引起脊柱轴性疼痛。IDD

包括纤维环的放射状撕裂，髓核的退化，伴随在椎间盘的外部轮廓没有明显改变，神经结构没有压迫的情况下，终板破坏后的椎间盘塌陷。

- 在正常的椎间盘内，由于椎间盘内压力过高，神经末梢被限制于纤维环外层的 2~3mm。随着退变加重，痛觉感受器神经纤维可能会向内延伸到髓核，而这种新的神经支配可能导致椎间盘源性疼痛。

3.2.4 小关节病

- 小关节或关节突关节是滑膜关节，可以允许脊柱的某些范围运动，并通过防止脊柱过度旋转来支持脊柱的稳定性。

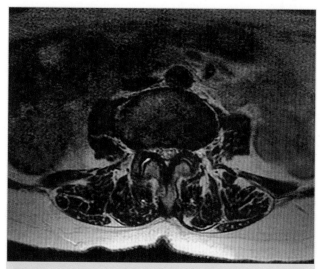

图 3.5 腰椎 L3~L4 的 T2 加权轴向磁共振成像显示由黄韧带肥大引起的严重的中央椎管和侧隐窝狭窄

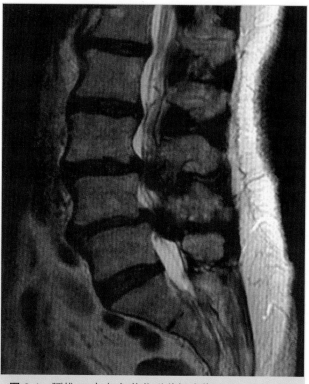

图 3.4 腰椎 T2 加权矢状位磁共振成像显示，由于黄韧带肥大和椎间盘突出，L3~L4 和 L4~L5 出现严重的中央椎管狭窄

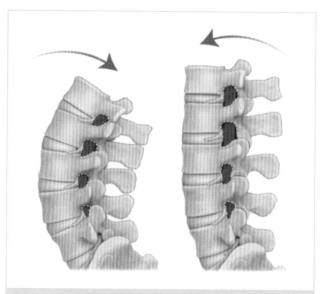

图 3.6 位置对神经孔的影响。伸展会导致孔狭窄，而屈曲会增加孔的大小

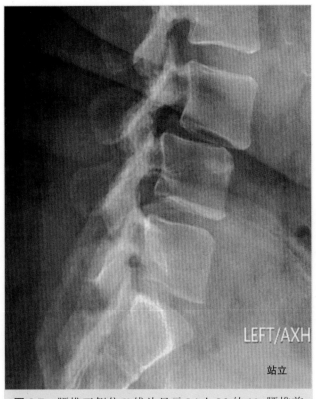

图 3.7 腰椎正侧位 X 线片显示 L4 上 L3 的 1° 腰椎前滑脱

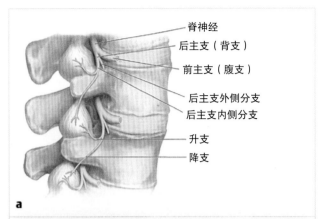

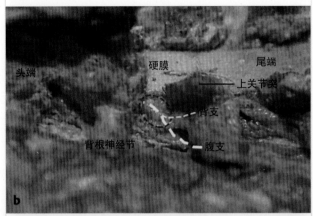

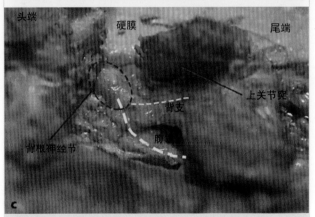

图 3.8 （a）腰椎关节突关节的神经支配。需要注意的是，每个主要的背支后分支分为外侧和内侧分支。内侧分支有一个上行分支，在相应的椎体水平支配关节突关节，还有一个下行分支，在该水平下支配关节。（b）尸体解剖 L4 和 L5 椎板切除术。背根神经节、背侧支和腹侧支与硬膜外腔和小关节的关系。（c）与硬膜外腔和小关节相关的背根神经节、背侧支和腹侧支的放大视图。粗的黄线显示的是腹侧支的路线，细的黄线显示的是背侧支的路线

- 由于大量的痛觉感受器神经支配，它们是重要的背部疼痛产生源。每个关节由两个内侧分支支配：一个来自其相应水平的背支，另一个来自其水平上（图 3.8）。
- 关节的炎症和关节炎改变，小关节积液 / 囊肿，肥大关节压迫神经根，钙化的乳突副韧带压迫内侧支，这些都是部分导致小关节源性疼痛的可能机制。

3.2.5 肌筋膜疼痛综合征

- 肌筋膜疼痛与姿势紊乱有关，如步态不平衡、疲劳和肌张力障碍，因为这些情况可导致椎骨旁伸肌或屈肌群张力不对称。特定肌肉群的重复压力可能是一个诱发因素。
- 其他原因包括椎体滑脱伴有疼痛的肌肉痉挛、内侧分支刺激引起的肌肉痉挛、情绪紧张，以及身体松弛。运动终板区可发生病理生理改变。增加乙酰胆碱释放导致持续的肌肉收缩和血管活性和神经活性物质的释放。中枢敏化与脊髓上抑制通路功能障碍也可能起作用。

3.2.6 骶髂关节痛

- 骶髂关节是位于骶骨和髂骨之间成对的动关节。这些关节对于躯干和下肢之间的机械载荷传递至

15

关重要，同时也涉及位置感觉。关节通常允许约 $2°\sim18°$ 的横向轴旋转。

- 疼痛可起源于多种关节结构，如滑膜、关节囊和多个支持肌（臀中肌、臀小肌、梨状肌和韧带），它们由腰骶丛和 S1、S2、S3 背支的复杂神经支配。
- 骶髂关节疼痛的常见原因包括关节炎、外伤、炎症、恶性肿瘤、骨折、韧带病、肌腱端病和脊柱关节病。

3.2.7　椎板切除术后综合征

- 椎板切除术后综合征的特征是复发性、持续性和慢性背痛，伴或不伴有手术治疗后对下肢放疗。
- 病因是多样的，不同的病因包括松动的椎间盘碎片，因增加的生物机械应力作用于邻近的关节复合体引起的邻椎病，假关节（形成），广泛融合导致的平背综合征，由小关节减压失败后引起的机械不稳定性，复发性或残余性椎间孔或中央（椎管）狭窄，假性脑膜膨出，粘连性蛛网膜炎。

3.3　非退化性脊柱疾病

- 脊柱或神经内容物原发性和转移性肿瘤。
- 骨髓炎、椎间盘炎和硬膜外脓肿。
- 非感染性疾病，如强直性脊柱炎和银屑病性关节炎。
- 发育性或先天性疾病，如 Scheuer-Mann 病。
- 代谢紊乱性（疾病），如佩吉特病。

3.4　牵涉痛

- 骨盆：子宫内膜异位症、前列腺炎。
- 肾脏疾病：输尿管结石、肾盂肾炎。
- 血管性疾病：腹主动脉瘤或夹层。
- 胃肠道疾病：胰腺炎、胆囊炎。
- 其他关节：骶髂关节、髋关节骨关节炎。

3.5　疼痛通路

　　脊柱的退行性和病理变化导致慢性疼痛的机制是复杂且多变的。在这里，我们简要回顾疼痛传递的解剖学通路，以及通过外周和中枢机制从急性痛觉向持续性疼痛过渡的共同通路。

3.5.1　解剖

- *初级传入神经元*：位于背根神经节（DRG）的有胞体。它们的外周通路包括检测疼痛刺激的痛觉感受器，中枢过程延伸到脊髓。Aδ 型和 C 型纤维参与痛觉的发生。A 型纤维介导急性局部疼痛，C 型纤维介导慢性弥漫性疼痛。Aδ 型和 C 型纤维在结构和功能上具有不同的受体蛋白，用于检测不同的疼痛模式。
- *脊髓*：初级传入神经的中央突起汇聚于脊髓的背角。背角分层成片层，每个片层接受来自特定类别的传入纤维的输入。值得注意的是，Ⅰ层和Ⅱ层一般接受有害刺激的输入，而Ⅲ层和Ⅳ层对无害的刺激有反应。Ⅴ层含有被称为"宽动态范围"的神经元，因为它们对有害和非有害躯体刺激的输入以及内脏的输入都有反应。这些细胞被认为是汇聚的感觉输入的集合器。
- *上行通路*：来自背角的第二级神经元投射到丘脑，然后通过脊髓皮层通路进入体感觉皮层。第二级神经元也有侧支投射到脑干的外侧核，侧支投射到多个区域，如边缘系统、杏仁核、扣带皮层、前额叶皮层和基底神经节。第一种通路解释了感觉辨别维度，第二种通路解释了疼痛的情感-动机维度。
- *下行通路*：这些通路起源于中脑导水管周围灰质和头端腹侧髓质神经元，投射至脊髓背角，介导脊髓突触传递的抑制或促进作用。参与这些下行调节系统的神经递质是内源性阿片、去甲肾上腺素和血清素。

3.5.2　疼痛的分子机制伤害性疼痛

- *痛觉感受器的激活*：一些离子通道和代谢感受器，如瞬时受体电位（TRP）通道、酸敏感离子通道（ASIC）、钾通道蛋白亚家族（KCNK 通道）和嘌呤感受器都参与了热、化学和机械有害刺激转化为电能的过程。脊柱上的有害刺激可能与组织损伤、炎症、退变和血供不足有关（图 3.9a）。
- *疼痛信号的传导*：感受器电位从痛觉感受器的位置传导到背角需要电压门控的钠和钾通道（图 3.9a、b）。电压门控钙通道使神经递质在神经系统的突触部位释放。
- *临床意义*：$Na_v1.7$ 钠通道功能缺失突变会导致先

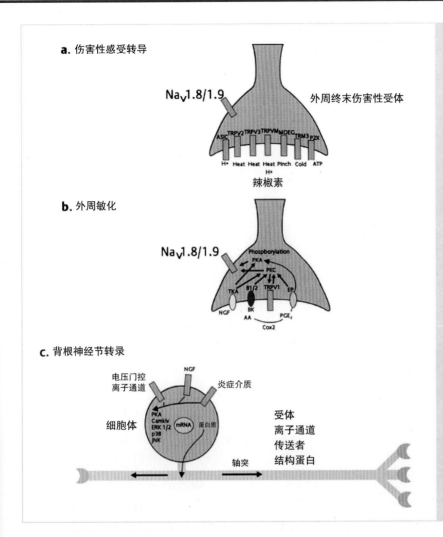

图 3.9 （a）有害刺激通过各自的受体传递。（b）电压门控钠通道在伤害性感受转导和外周敏化中发挥关键作用。（c）随着疼痛信号的持续传导，转录发生变化

天性疼痛脱敏。$Na_v1.7$ 的功能突变导致红斑性肢痛和阵发性剧痛。$Na_v1.8$ 是唯一能在低温下发挥作用的钠离子通道，负责在低温下的疼痛感知。钠通道是局部麻醉药和用于治疗疼痛的膜稳定剂的靶点。

- **钙通道**：这些通道在神经损伤后上调，对敏化的发展至关重要。Ziconotide 是一种肽毒素，可以阻断 N 型钙通道，用于慢性疼痛。广泛用于神经性疼痛的加巴喷丁类药物作用于钙通道的 2 亚型。

持续性疼痛

持续超过最初毒性刺激预期持续时间的疼痛称为持续性疼痛。外周和中枢神经系统的一些变化导致了慢性疼痛的发生。

外周敏化

组织损伤会诱发痛觉细胞和非神经细胞（如肥大细胞、巨噬细胞、血小板、角化细胞和成纤维细胞）

释放化学介质。这些因素在受伤部位的综合被恰当地称为"炎症汤"。这些介质作用于 Aδ 型和 C 型痛觉感受器的特定受体/通道上，并改变这些主要传入神经的转导和传导特性（图 3.9b）。TRPV1、TRPA1 和 ASIC 是炎症痛的一些靶向离子通道，导致它们的阈值降低，并增加它们对有害刺激的敏感性。还有自发性异位放电和对常规非伤害性和伤害性刺激的反应增强。随着时间的推移，转录变化会使疼痛信号持续存在（图 3.9c）。

中枢敏化

疼痛信号的传递在中枢神经系统内通过多种机制增强，如（图 3.9b，图 3.10）：

- **谷氨酸/NMDA 受体激活**：在强烈刺激或持续损伤时，激活的 Aδ 型和 C 型伤害感受器释放出包括谷氨酸、P 物质、降钙素基因相关肽（CGRP）和三磷腺苷（ATP）等多种神经递质，作用于背角Ⅰ、Ⅴ层的传出神经元。因此，使位于传出神经元的正

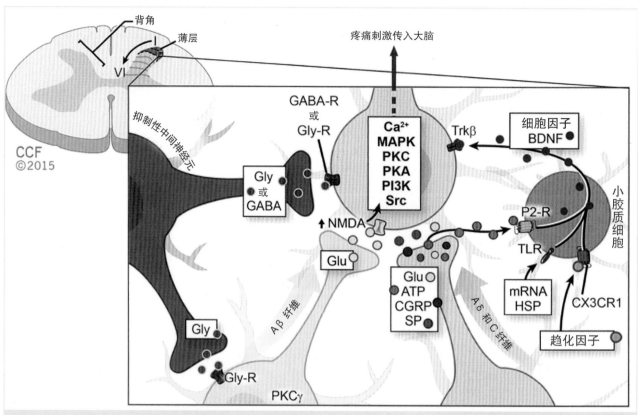

图 3.10 疼痛信号传导至大脑的分子机制

常沉默的 NMDA 谷氨酸受体变得活跃，增加细胞内钙离子浓度，激活大量钙依赖性信号通路和第二信使，包括有丝分裂原活化的蛋白激酶、蛋白激酶 C、蛋白激酶 A、磷脂酰肌醇 3- 激酶和 Src。这一连串的反应导致了传出神经元的兴奋性增加，从而加强了疼痛信号到大脑的传输。

- 紧张性抑制氨基丁酸能和甘氨酸能通路的丧失：正常情况下，抑制性中间神经元（蓝色）通过持续释放 γ- 氨基丁酸和 / 或甘氨酸，维持对 I 层传出神经元的紧张性抑制作用。这种抑制可以在损伤的情况下消失，导致 I 层传出神经元的抑制解除。此外，抑制的减少也使非伤害性感受器有髓的 Aβ 初级传入纤维参与疼痛传导回路，以至于正常下无害的刺激可以被视为是疼痛的。在一定程度上是通过 II 层内部兴奋性 PKCγ- 表达中间神经元的抑制解除而发生的。

- 通过嘌呤能和 Toll 样受体激活小胶质细胞：外周神经损伤促进 ATP 和趋化因子从痛觉感受器的中央末梢释放。ATP 和趋化因子通过激活小胶质细胞上的嘌呤能 P2-R 受体 CX3CR1 和 Toll 样受体来刺激小胶质细胞，从而释放脑源性神经营养因子（BDNF）。BDNF 通过激活 I 层传出神经元表达

的 Trkβ 受体，增强 I 层传出神经元的兴奋性，并都在对有害和无害刺激的反应中传递疼痛。而且，活化的小胶质细胞还释放大量的细胞因子，如肿瘤坏死因子 -α、白细胞介素 -1 和白细胞介素 -6 等其他因子，可以促进中枢的敏化。

参考文献

[1] Manchikanti L, Singh V, Datta S, Cohen SP, Hirsch JA, American Society of Interventional Pain Physicians. Comprehensive review of epidemiology, scope, and impact of spinal pain. Pain Physician. 2009; 12(4):E35–E70.

[2] Porensky P, Thomas NWM, Rea GL, Weinstein PR. Anatomy and pathophysiology of acquired spinal disorders. In: Benzel E, ed. Spine Surgery: Techniques, Complication Avoidance and Management. 3rd ed. Philadelphia, PA: Saunders; 2012:83-94.

[3] Cohen SP, Raja SN. Pathogenesis, diagnosis, and treatment of lumbar zygapophysial (facet) joint pain. Anesthesiology. 2007; 106(3):591–614.

[4] Pope J, Cheng J. Facet joint injections: cervical, lumbar and thoracic. In: Benzon H, Huntoon M and Narouze S, eds. Spinal Injections and Peripheral Nerve Blocks. 1st ed. Philadelphia, PA: Elsevier; 2010: 129-135.

[5] Basbaum AI, Bautista DM, Scherrer G, Julius D. Cellular and molecular mechanisms of pain. Cell. 2009; 139(2):267–284.

[6] Wainger GB, Brenner GJ. Mechanisms of chronic pain. In: Longnecker DE, Brown DL, Newman MF, Zapol WM, eds. Anesthesiology. 2nd ed. New York, NY: McGraw-Hill; 2012.

第 4 章　脊柱疼痛的解剖来源和临床表现

YiLi Zhou

4.1　概述

约 80% 的成年人在他们的生活中的某些节点经历过背痛。以下脊柱解剖结构可以引起急性和慢性背痛：

- 肌肉和韧带。
- 椎间盘。
- 神经根。
- 小关节。
- 椎体。
- 狭窄的椎管。
- 骶髂（SI）关节。
- 骶尾（SC）关节。
- 术后改变，如复发性椎间盘突出、硬膜外脓肿、粘连性蛛网膜炎和硬膜外瘢痕组织。

4.2　脊柱肌肉和韧带疼痛

4.2.1　肌肉和背部疼痛

脊柱被多层肌肉所覆盖（图 4.1）。腰椎区有胸腰筋膜、竖脊肌、棘肌、长尾肌、髂胫肌、腰方肌。扭转、不恰当地举起物体或过度拉伸背部肌肉都可能导致背部肌肉拉伤或撕裂，患者的下背部可能会有剧烈的疼痛。体格检查可发现背部肌肉的压痛和痉挛。

- 例如肌筋膜疼痛综合征和纤维肌痛症等疾病也可能引起脊柱肌肉疼痛、压痛和痉挛。
- 患有其他脊柱病变的患者，例如椎间盘突出、神经根病变、环状撕裂、关节突关节综合征、椎体骨折、肿瘤或背部手术失败综合征（FBSS）的患者，都可以表现为背部肌肉疼痛、压痛和痉挛。
- 临床医生在治疗背部肌肉疼痛的患者时，应尽量寻找可能潜在的病变。

4.2.2　韧带和背部疼痛

一些强壮的韧带，如前纵韧带、后纵韧带、黄韧带，以及棘间和棘上韧带，对维持脊柱的稳定性和灵活性至关重要。韧带的松弛、损伤、肥大和钙化可导致疼痛和不稳定。

- 在挥鞭伤时前纵韧带的损伤可导致颈椎不稳和疼痛。运动功能磁共振成像（MRI）可能有助于确定韧带损伤、异常运动和脊柱不稳定。
- 黄韧带骨化主要见于日本人群，但在白种人和黑人人群中也有罕见的病例报告。患者可能会有背部疼痛，受累脊柱节段活动范围的缩小，甚至瘫痪。
- 前纵韧带、后纵韧带、黄韧带、棘上韧带的松动均可导致脊柱滑脱。
- 后纵韧带和黄韧带肥厚可引起椎管狭窄。
- 临床上，很少有单独的韧带异常表现为单纯的疼痛来源。需要更多的研究来进一步确定脊柱韧带在背痛发病机制中的作用。

4.3　椎间盘疼痛

4.3.1　椎间盘解剖

腰椎间盘由纤维环和髓核组成（图 4.2）。纤维环由三维胶原纤维网络构成，环绕着胶质状的髓核。这种结构在相邻的椎体间提供了非常强的联结，可以允许椎体一定程度的活动。正常的髓核由蛋白多糖和胶原构成，充当轴向力的减震器，在脊柱屈曲、伸展、旋转和侧屈时充当半流体球。随着椎间盘的退化，椎间盘内部活细胞的数量减少。由酶介导的糖基化形成的胶原交联随着年龄的增长而减少。大的聚集蛋白聚糖和蛋白多糖分子的丢失减少了椎间盘的水合作用，改变了椎间盘的形状和体积。这可能会影响其有效吸收和分配载荷的能力，使组织更容易受到机械故障的影响。常见的椎间盘疾病包括急性椎间盘突出、环状撕裂和慢性退行性改变，如椎间盘脱水、高度降低和弥漫性椎间盘突出。

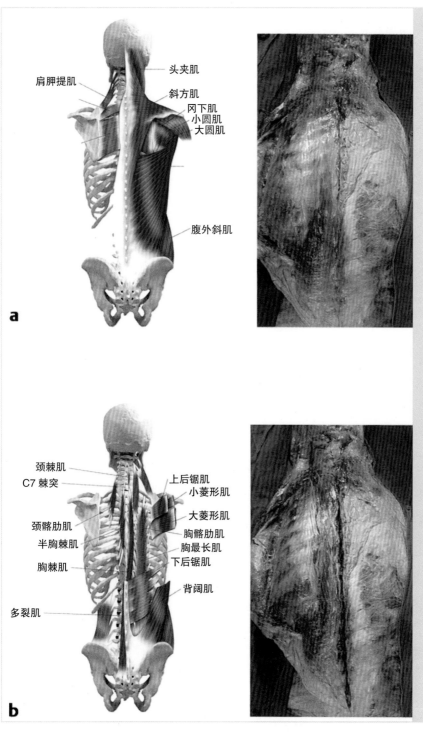

图 4.1 背部肌肉。(a)浅层肌肉：斜方肌、菱形肌、肩胛提肌、背阔肌。左图为示意图，右图为尸体解剖。(b)深层肌肉：竖脊肌和横突脊突肌。左图为示意图，右图为尸体解剖

4.3.2 急性椎间盘突出和腰椎神经根病

临床表现：

● 有搬重物、跌倒或自伤等事故史。

● 急性腰、腿痛发作。

● 神经根疼痛放射取决于椎间盘突出和神经根刺激的水平。L4 ~L5 椎间盘突出可引起 L4 神经根病（图4.3）。患者可能会有大腿前部和膝盖的疼痛。

L5~S1 椎间盘突出可诱发 L5 神经根病。患者可能有小腿前侧、足背内侧和大脚趾的疼痛。S1 神经根病的患者可能有小脚趾和足外侧的疼痛。

● 体格检查可发现腰椎和椎旁肌肉压痛，对受刺激神经根一侧的直腿抬高试验可能是阳性的。

● 如果有机械损伤和神经根功能丧失，神经检查可发现针刺感觉减弱以及由神经根支配的肌肉无力。

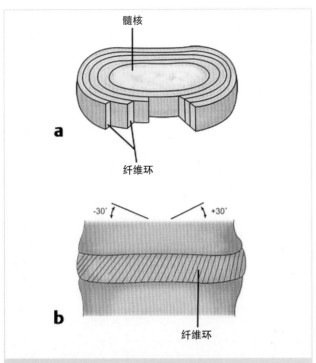

图 4.2 椎间盘解剖。（a）髓核位于中心，纤维环是同心的且位于外周。（b）椎间盘位于相邻的椎体之间。每层纤维环的方向相同，但相邻层纤维的方向有 30° 的差异

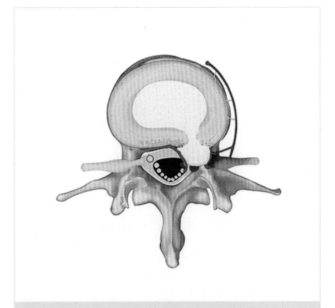

图 4.3 椎间盘突出。俯视图：L4~L5 椎间盘水平。可见一非内含性髓核突出压迫外侧 L4 传出神经根和穿过的 L5 神经

4.3.3 环状撕裂和椎间盘源性疼痛

椎间盘由髓核和纤维环组成（图 4.2 ）。无论椎间盘是否存在退行性改变，极端的外部压力或剪切力都可导致纤维环破裂或椎间盘的环状撕裂。环状撕裂有不同的类型，包括放射状（径向）撕裂和环状撕裂。椎间盘源性腰痛的发病机制可能与腰椎间盘突出引起的腰椎神经根痛不同。因环状撕裂引起的腰痛患者的神经根无直接受压或缺血（图 4.4 ）。

环状撕裂引起椎间盘源性疼痛的机制尚不清楚。然而，对椎间盘撕裂疼痛敏感的神经末梢表达的增加，由泄漏的物质，如磷脂酶 A2，炎症介质浓度的增加和 IL-1β、IL-6、PGE2、一氧化氮，单核细胞化学引诱物蛋白 1（MCP-1）等导致的硬膜外炎症，基本成纤维细胞生长因子，转化生长因子都参与了椎间盘源性疼痛的发病机制。

环状撕裂引起腰椎间盘源性疼痛的临床特点

- 创伤的病史，以及患者痛苦如灼烧或疼痛的主诉。
- 轴向背痛，神经根症状较少。
- 久坐不耐：患者久坐一段时间后可能会感到疼痛加剧。

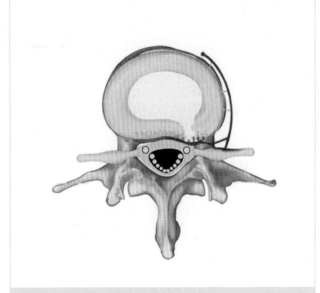

图 4.4 环状撕裂疼痛产生机制。俯视图：L4~L5 椎间盘水平。后外侧环状撕裂通过窦椎神经和灰交通支产生疼痛信号。疼痛信号传导至背根神经节

- 腰椎压痛和肌肉痉挛。直腿抬高试验可能为阴性。
- 没有神经缺损。
- MRI 可在椎间盘后部发现一个高信号区域（图 4.5 ），其灵敏度和特异性约为 50%。
- 椎间盘源性疼痛伴环状撕裂必须行椎间盘造影术才能够明确诊断（图 4.6 ），当注射造影剂时，确认阳性的环状撕裂并伴有一致的疼痛。

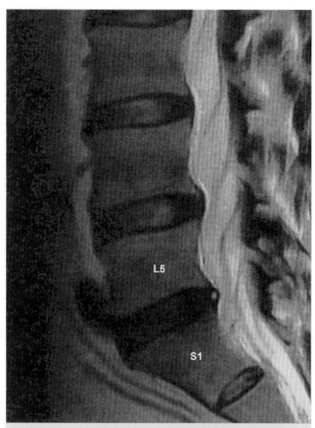

图 4.5 T2 加权像上 L5~S1 椎间盘后部的高信号区域

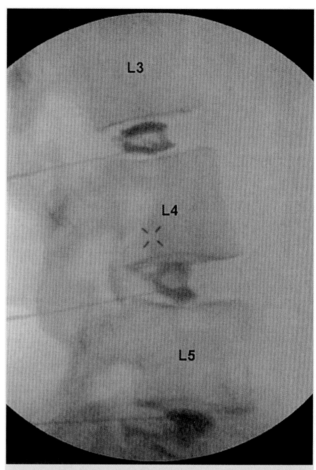

图 4.6 腰椎间盘造影的 X 线片。L4~L5 和 L5~S1 椎间盘均有造影剂泄漏，提示环状撕裂

4.3.4 腰椎间盘的慢性退行性改变

退行性腰椎间盘病变，如腰椎间盘高度降低、腰椎间盘脱水和弥漫性腰椎间盘突出在老年人群中很常见。70 岁以上的正常人几乎 100% 都有一定程度的退行性改变。图 4.7 显示典型的老年人腰椎 MRI 表现为弥漫性退行性病变，包括腰椎间盘脱水、膨出和高度下降。然而，不到 30% 的老年人有下腰痛，这意味着有 70% 或更多的可能性这些退行性改变并不直接引起疼痛。在下腰痛、椎间盘脱水、椎间盘高度降低和弥漫性环形突起的患者中，通常还有脊柱的其他变化可引起疼痛。目前尚不清楚这些退行性改变是否单独引起疼痛。当患者出现这种弥漫性退行性改变引起的疼痛时，有时很难通过解剖来定位疼痛的来源。

4.4 来源于腰椎小关节的疼痛

小关节或关节突关节是两个相邻椎体关节突之间的一组滑膜关节（图 4.8）。每一对小关节的生物

力学功能是引导和限制脊柱运动节段的移动。腰椎小关节的功能是保护运动节段不受前剪切力、过度旋转和屈曲的影响。退行性改变、骨关节炎、脱位、骨折、损伤，以及由创伤和手术引起的不稳定可破坏腰椎小关节的功能，并引起慢性腰痛或因腰椎小关节综合征引起的疼痛。据报道，腰小关节综合征占慢性腰痛的 30% 以上。

小关节综合征的临床特点

- 有些患者可能有受伤史，比如车祸史。当没有外伤史时，骨关节炎引起的小关节综合征可能起病缓慢，疼痛以轴向为主，没有神经根症状。
- 患者可能有腰椎小关节压痛。腰椎侧旋和伸展（小关节负重试验）会加重疼痛。
- 如果疼痛单纯来自关节突关节，患者应无神经缺陷，如感觉丧失或下肢无力，直腿抬高试验应为阴性。

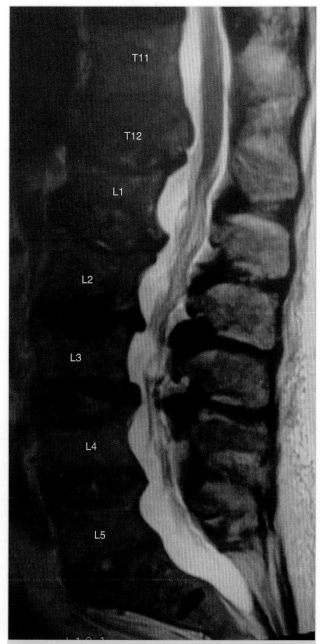

图 4.7　腰椎退行性改变。74 岁患者腰椎的 T2 加权 MRI。腰椎和胸椎弥漫性退行性改变。在 T12 和 L1 椎体有多发性慢性压缩性骨折（T12）。所有腰椎间盘颜色较深且呈脱水状态。在 T12~L1、L1~L2、L2~L3、L3~L4 和 L4~L5 可见多节段椎间盘膨出和骨赘生成。在 L2~L3、L3~L4、L4~L5 水平有中度至重度椎管狭窄，在 T12~L1、L1~L2 有轻度椎管狭窄

- MRI 和 CT 对小关节综合征有很高的假阳性率。在老年患者中，90% 以上的 MRI/CT 表现为小关节肥大或骨关节炎。然而，只有不到 30% 的老年患者有腰痛。
- 小关节综合征的诊断不应基于 MRI 或 CT 表现。相

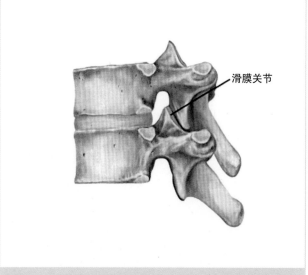

图 4.8　小关节。两个相邻椎体关节突之间的滑膜关节

反，小关节综合征应在内侧分支阻滞后疼痛减轻 50% 以上才可最终确诊。

4.5　椎体来源的疼痛

椎体常见的病理改变包括压缩性骨折、原发性或转移性肿瘤和骨髓炎。

4.5.1　椎体压缩性骨折

椎体压缩性骨折是指椎体的塌陷（图 4.9）。它可能是由外伤或椎体弱化引起的。这种椎体弱化通常是由于骨质疏松症、原发性或转移性肿瘤以及感染引起。椎体骨折最常见的原因是骨质疏松症。在世界范围内，骨质疏松症每年造成超过 890 万例骨折，即每 3s 就会发生一次骨质疏松性骨折。

临床表现

- 创伤引起的急性压缩性骨折通常使患者非常痛苦。患者可能会形容他们的疼痛是锐痛和刺痛。骨折的椎体可有重度压痛和严重的肌肉痉挛。
- 骨质疏松引起的压缩性骨折患者可有或无急性疼痛。目前尚不清楚骨质疏松性压缩性骨折疼痛所占的百分比。
- 除了疼痛之外，椎体骨折还会导致高度下降、脊柱后凸增加、畸形、无法活动、住院时间延长，甚至引起肺功能下降。严重时还会影响日常生活活动，

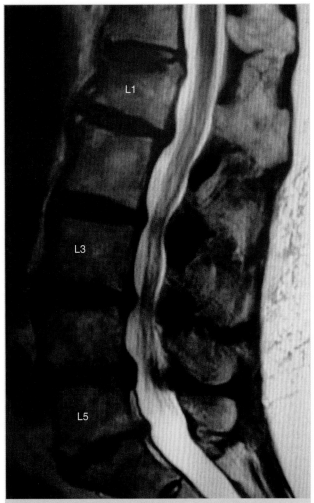

图 4.9 急性 L1 压缩性骨折。T2 加权 MRI 显示急性 L1 压缩性骨折伴轻度水肿和后凸

导致自尊丧失、身体形象扭曲以及抑郁。

- 压缩性骨折可通过 X 线片、CT 或 MRI 确诊。MRI 对鉴别新、旧骨折最有帮助。新骨折可出现水肿，T2 加权像信号增强（图 4.9），T1 加权像信号减弱。

- 由于许多慢性甚至急性压缩性骨折并不引起疼痛，临床医生应该意识到，MRI 发现的慢性甚至急性压缩性骨折或许未必是疼痛的来源。

4.5.2　原发或转移性肿瘤

血管瘤

　　血管瘤是椎体最常见的良性原发肿瘤。在 MRI 研究中，高达 26.9% 的患者可能发现这种疾病，女性（30%）比男性（23%）更常见。据报道，在 0.9%~1.2% 的患者中，血管瘤可引起背痛。血管瘤的临床表现如下：

- 大多数椎体血管瘤患者是无症状的，不需要治疗。

- 0.9%~1.2% 的血管瘤患者可能有严重的机械性背痛。体力消耗、椎体塌陷和侵入神经管是引起疼痛的一些典型原因。当血管瘤扩展至椎管或神经孔时，可发生神经根痛。

- 体格检查可发现受累椎体的压痛。

- MRI 和活检是诊断的"金标准"（图 4.10）。

- 采用椎体成形术或后凸成形术可减轻疼痛。

脊柱转移瘤

- 5%~10% 的癌症患者可能发展为脊柱转移。腰痛是脊柱转移瘤患者最常见的症状。

- 转移性脊柱肿瘤患者有两种不同类型的背痛：肿瘤相关的和机械性的。

- 肿瘤相关的疼痛通常发生在夜间或清晨。疼痛随着白天的活动而减轻。这种疼痛可能是由于炎症介质或肿瘤拉伸了椎体的骨膜，并对低剂量类固醇的使用产生了反应。

- 机械性疼痛可能是脊柱结构异常的结果，如病理性压缩性骨折。这种疼痛与运动有关，可能会因坐、站或做任何增加脊柱轴向负荷的活动而加重。

- 神经根病变可发生在神经根受到压迫、转移性肿瘤浸润或化学刺激时。颈椎或腰椎神经根病变可分别引起上肢或下肢的疼痛或无力。在胸椎，神经根病变表现为节段性的带状疼痛。

- 脊髓受压或直接浸润可导致脊髓病。患者可出现进行性无力、低于脊髓压迫水平的痛温觉消失、反射亢进、巴宾斯基征阳性以及肠道和膀胱功能失控。

- MRI 是脊柱转移最敏感和最特异的成像方式。肿瘤在 T1 加权像上表现为低信号，在 T2 加权像上表现为相当于骨髓的高信号。

椎体骨髓炎

- 椎体骨髓炎比较少见，占所有骨感染的 2%~4%。

- 与椎体骨髓炎相关的最常见致病菌是金黄色葡萄球菌。

- 一般症状包括背部疼痛、肌肉痉挛、发热、感染部位肿胀、夜间盗汗，有时难以从站立姿势转变为坐姿。

- 椎体骨髓炎的发病往往很轻微。由于症状的隐匿性，对该病的正确诊断通常延迟 6~12 周。

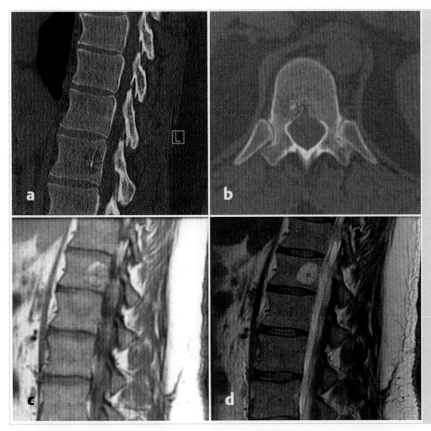

图 4.10　血管瘤。（a）胸椎矢状位和（b）轴位 CT 扫描分别显示骨小梁增生和血管瘤的"圆点"征。（c）血管瘤的 T1 加权和（d）T2 加权矢状位磁共振显示高信号

- 椎体骨髓炎可侵袭邻近的椎间盘，引起椎间盘炎。大约 40% 的晚期椎体骨髓炎患者可能会经历某些类型的神经功能缺陷，包括脊髓病，这使患者面临瘫痪的危险。
- 实验室检查可发现 C- 反应蛋白、白细胞（WBC）和血沉（ESR）升高，提示体内有炎症。
- MRI 高度敏感；在 T1 加权像上表现为低信号损伤，用钆进行增强（图 4.11）。

4.6　椎管狭窄和疼痛

　　椎管的异常狭窄可导致椎管狭窄症。它可能发生在脊柱的任何区域，常见于腰椎和颈椎。椎管狭窄可能是先天性的、创伤性的或退行性的。退行性改变，如慢性椎间盘膨出、骨赘生长、韧带和小关节肥厚，这些是老年人椎管狭窄最常见的原因（图 4.7）。椎管狭窄与疼痛的关系尚不清楚。疼痛与狭窄的严重程度不呈比例。神经根的直接撞击、缺血或炎症介质（如肿瘤坏死因子）的增加都与椎管狭窄疼痛的发病机制有关。

4.6.1　椎管狭窄的分型

- *轻度狭窄：* 椎管狭窄小于 25%。
- *中度狭窄：* 椎管狭窄 25%~50%。
- *重度椎管狭窄：* 椎管狭窄超过 50%。

4.6.2　腰椎管狭窄症的临床特点

- 间歇性神经源性跛行是慢性腰椎管狭窄症的典型表现。
- 其特征是腰背部和四肢疼痛、无力和麻木，并伴有感觉异常。长时间站立、行走或脊柱伸展都可能加重症状。坐位、仰卧位或弯曲旋转可以缓解症状。
- 体格检查可能完全阴性，腰椎无压痛，直腿抬高试验阴性，无下肢无力症状。

4.7　骶髂关节痛

　　骶髂关节是在骶骨和髂骨关节面之间形成的成对的 C 形或 L 形关节。坚固的前、后、骨间骶髂关节韧带、骶结节韧带和骶棘韧带将关节固定在一起，活动范围非常有限（图 4.12）。骶髂关节炎或一个

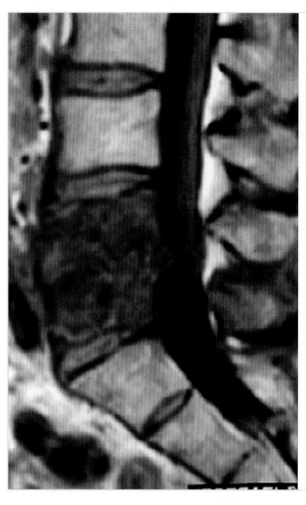

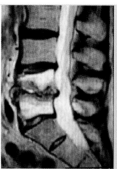

图 4.11　骨髓炎。（a）一名 68 岁男子在患慢性下肢感染菌血症几个月后出现严重的、持续的背部疼痛。矢状面 T1 加权像 MRI 显示累及 L4~L5 的椎间盘炎和骨髓炎。（b）矢状面 T2 加权像 MRI 显示骨受累导致 L4 病理性骨折

或两个骶髂关节的炎症以及骶髂关节功能障碍均可导致慢性疼痛。

骶髂关节痛的临床特点

- 患者可主诉凹陷周围或髂后上棘周围轻度至中度的疼痛。
- 当坐起站立时或在爬楼梯时将膝盖抬向胸部方向时，疼痛可能会加重。
- 疼痛可放射至臀部、大腿、髋部和腹股沟，但很少发生在膝关节以下。
- 体格检查可发现骶髂关节区有阳性压痛。
- 诊断骶髂关节功能障碍和疼痛有许多诱发性和非诱发性的动作。然而，在诊断骶髂关节功能障碍方面，没有一个单一的测试是非常可靠的。
- 目前诊断骶髂关节疼痛的"金标准"是在 CT 或透视引导下连续两次骶髂关节局部麻醉注射，疼痛减轻超过 75%，即可诊断。

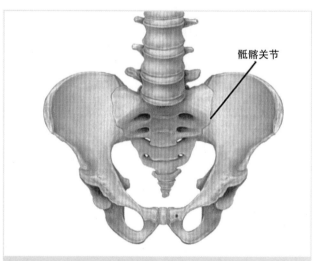

骶髂关节

图 4.12　骶髂关节。在骶骨和髂骨关节面之间形成成对的 C 形或 L 形关节

4.8　骶尾关节痛（尾骨痛）

骶尾关节是位于骶骨顶端的卵形表面和尾骨基部之间的双节关节。尾骨由 3~5 节椎骨组成，

其中一些可能融合在一起。尾骨通过骶骨联合或者作为一个真正的滑膜关节连接骶骨，同时也连接臀大肌、尾骨肌和尾骨韧带。骶尾关节可轻微活动。Postacchini 和 Massobrio 描述了尾骨的 4 种朝向：

- Ⅰ型：尾骨向前弯曲，其顶点朝向下和尾侧。
- Ⅱ型：尾骨向前明显突出。
- Ⅲ型：尾骨明显前倾。
- Ⅳ型：骶髂关节部尾骨半脱位。

尾骨痛的常见原因包括以下：

- 因坠落而产生突然的撞击。
- 妇女的分娩压力。
- 久坐或周围韧带和肌肉的反复损伤，以及进行骑自行车、滑板等休闲活动。
- 特发性。
- 骶尾部畸胎瘤或尾骨附近的其他肿瘤。

尾骨痛的临床表现

- 尾骨痛是很罕见的。然而，肥胖者和女性患尾骨痛的风险更高。
- 患者通常有坠落和尾骨损伤的病史。
- 疼痛主要发生在尾骨、下骶骨、骶髂关节区，有时在大腿后部。
- 对骶尾关节区域施加压力的活动，如久坐、骑自行车和骑马，会增加尾骨痛。有时患者从坐位转为站位时可能会感到疼痛加重。
- 体格检查可发现骶尾关节有重度压痛。
- 向骶尾关节注射局麻药有助于诊断。如果疼痛与尾骨相关，症状会立即缓解。
- 动态（坐 / 站）X 线或 MRI 检查可显示患者坐位时尾骨是否脱位。

4.9　椎板切除术后综合征疼痛

　　椎板切除术后综合征（也称为 FBSS：腰椎手术失败综合征）是指一种以背部手术后持续的背腿部疼痛为特征的疾病。据估计，美国每年大约有 60 万例脊柱手术的案例。背部手术的成功率为 60%~70%，30%~40% 的患者在背部手术后仍有疼痛。术后疼痛可能比术前更严重。通常，对于一些特定的 FBSS 的患者，很难明确定位疼痛的来源。对于诊疗医生而言，鉴别疼痛来源以提供有效的治疗是非常重要的。

　　腰椎手术失败综合征的常见病理改变包括：

- 复发性或持续性椎间盘突出。
- 术后感染。
- 神经损伤。
- 粘连性蛛网膜炎。
- 术后硬膜外纤维化。

4.9.1　复发性或持续性椎间盘突出

- 腰椎手术失败综合征最常见的原因是在最初手术的同一节段椎间盘突出的复发。
- 尽管椎间盘切除术是指切除椎间盘，但手术本身并不能切除整个椎间盘。最完整的椎间盘手术切除仍可能会遗留 30%~40% 的椎间盘。经皮椎间盘切除术可能遗留更多的椎间盘组织。
- 以复发性背痛和神经根痛为主要表现。
- 手术后患者可能会有一段无痛间歇期。同样的神经根痛可在或短或长的时间后复发。
- MRI 有助于发现复发性椎间盘突出。T1 加权像可以显示复发性椎间盘突出周围的纤维化，以及硬膜外瘢痕弥漫性纤维化。

4.9.2　术后感染

- 术后感染如硬膜外脓肿 0%~12% 患者被报道过。
- 手术过程的复杂性和手术时间的增加，以及金属植入物的使用都可能增加感染的风险。其他因素如糖尿病、肥胖、营养不良、吸烟、既往感染、类风湿性关节炎、免疫缺陷等都可能增加术后感染的风险。
- 任何术后疼痛加重和体温升高的患者都必须排除硬膜外脓肿的可能。
- 白细胞和血沉可升高。
- 体格检查可发现脊柱有重度压痛，甚至有感染性引流液漏出。
- 早期诊断和治疗硬膜外脓肿是避免可能发生的灾难性后果的关键。如果感染没有得到及时的诊断和治疗，可能会导致患者瘫痪。此外，局限性感染可能会播散并引起严重的脑膜炎，会导致患者死亡。
- MRI 可发现硬膜外隙边缘纤维化的病变。

4.9.3　神经损伤

- 手术前，椎间盘、骨赘对神经根的慢性压迫以及随后的局部缺血可以导致神经根损伤。
- 手术中，撕裂、烧灼和牵引也会损伤神经根并导致慢性疼痛。
- 手术后，瘢痕组织和椎弓根螺钉和钉棒的不适当放置可导致神经根的进一步损伤。
- 理论上，所有腰椎手术失败综合征患者都可能存在一定程度的神经损伤或破坏。据报道，57% 的病例在手术前的同一水平出现了病变。
- 神经根的持续性疼痛，或由特定神经根支配的肌肉麻木或无力，可能提示神经根损伤的可能。然而，临床上对神经根损伤的明确诊断较为困难。
- 目前的 MRI/CT 检查没有足够高的清晰度来显示神经根的损伤。MRI/CT 最多可发现一些病变，如椎间盘突出、骨赘、瘢痕组织或神经根旁的椎弓根螺钉。
- 肌电图 / 神经传导速度的研究主要测试大纤维的功能，对传导痛觉的小纤维的病变和功能损伤的检测不是很敏感。
- 选择性神经根阻滞后疼痛完全缓解可能提示疼痛是由于手术过程中特定神经阻滞的功能障碍造成的。

4.9.4　粘连性蛛网膜炎

　　蛛网膜炎的表现为脑膜和蛛网膜下腔的炎症。Fitt 和 Stevens 使用高分辨率 MRI 研究了 129 例硬膜外腰椎间盘手术后至少 1 年有症状的患者。他们报道了 20% 的粘连性蛛网膜炎的病例，在排除了进行油基脊髓造影的患者后，这一数字下降到了 3%。其中 88% 为弥漫性，12% 为局灶性。现在很清楚的是，尽管术前的油基脊髓造影是导致粘连性蛛网膜炎的主要原因，但硬膜外腰椎间盘手术或腰椎椎板切除术而不直接进入鞘内间隙也可能导致粘连性蛛网膜炎，而不只取决于某些脊髓造影剂的使用。

粘连性蛛网膜炎的临床表现

- 蛛网膜炎没有一致的症状模式；它经常影响支配腿部和下背部的神经。慢性衰弱性疼痛是最常见的。

- 脊髓受累和神经根损伤可导致麻木和刺痛。
- 如果脊髓下部受到影响，肠道、膀胱和性功能也会受到影响。
- 粘连性蛛网膜炎可通过 MRI 或脊髓造影来最终确诊。

4.9.5　术后硬膜外纤维化（瘢痕形成）

- 硬膜外瘢痕可使硬脊膜和神经根与周围结构相粘连。当瘢痕评分增加时，复发性疼痛的可能性增加。
- 硬膜外瘢痕的主要临床表现是持续性或复发性腰痛和神经根痛。
- 广泛硬膜外瘢痕的患者比硬膜外瘢痕较少的患者更有可能发生复发性神经根疼痛。
- 硬膜外瘢痕在 T2 加权 MRI 上的信号强度往往比椎间盘或纤维环的更高。如果 MRI 在注射钆后 30min 内进行，则 T1 脂肪饱和加权图像上硬膜外瘢痕会持续且强烈地增强，而椎间盘通常不会增强或只有外周纤维化。

4.10　非特定结构性疼痛

　　传统上，临床医生接受训练诊断腰痛，同时试图识别定位疼痛的解剖学来源，如突出的椎间盘、受刺激的神经根或骨折的椎体。然而，大多数情况下，解剖来源往往无法清楚地确定。最近，越来越多的证据表明，背痛不仅仅是机械性的或是由于解剖的异常导致的，而且也可以由脊柱的生化异常引起。许多神经肽和炎症介质，如 TNF、神经生长因子、IL-1β、IL-6、降钙素基因相关肽、离子化钙结合接头分子 -1 和胶质纤维酸性蛋白都可能参与背部疼痛的发病机制。不仅椎间盘突出会释放 TNF，而且在椎间盘撕裂（环状撕裂）的情况下，小关节突关节和椎管狭窄也会释放 TNF。除了引起疼痛和炎症，TNF 也可能导致椎间盘退变。这也很好地解释了为什么手术切除椎间盘突出或融合了多个椎体仍无法减轻疼痛，甚至会加剧疼痛，从而导致腰椎手术失败综合征，而治疗的目的在于减少炎症介质的释放。如通过非甾体类抗炎药物、类固醇注射或硬膜外肿瘤坏死因子抑制剂的应用，可能会缓解背部疼痛。

　　医生应该努力尝试鉴别解剖和化学的异常，同时试图做出一个明确的诊断并制订背部疼痛的治疗方案。

参考文献

[1] Shuang F, Hou SX, Zhu JL, et al. Establishment of a rat model of lumbar facet joint osteoarthritis using intraarticular injection of urinary plasminogen activator. Sci Rep. 2015; 5:9828.

[2] Moen A, Schistad EI, Rygh LJ, Røe C, Gjerstad J. Role of IL1A rs1800587, IL1B rs1143627 and IL1RN rs2234677 genotype regarding development of chronic lumbar radicular pain; a prospective one-year study. PLoS ONE. 2014; 9(9):e107301.

[3] Yang H, Liu H, Li Z, et al. Low back pain associated with lumbar disc herniation:role of moderately degenerative disc and annulus fibrous tears. Int J Clin Exp Med. 2015; 8(2):1634–1644.

[4] Dewar C. Diagnosis and treatment of vertebral compression fractures. Radiol Technol. 2015; 86(3):301–320, quiz 321–323.

[5] Barzin M, Maleki I. Incidence of vertebral hemangioma on spinal magnetic resonance imaging in Northern Iran. Pak J Biol Sci. 2009; 12(6):542–544.

[6] Jones JO, Bruel BM, Vattam SR. Management of painful vertebral hemangiomas with kyphoplasty: a report of two cases and a literature review. Pain Physician. 2009; 12(4):E297–E303.

[7] Ohtori S, Miyagi M, Eguchi Y, et al. Epidural administration of spinal nerves with the tumor necrosis factor-alpha inhibitor, etanercept, compared with dexamethasone for treatment of sciatica in patients with lumbar spinal stenosis: a prospective randomized study. Spine. 2012; 37(6):439–444.

[8] Laux CJ, Osterhoff G, Werner CM. Sacroiliac joint pain - diagnostic algorithm and therapeutic approaches [in German]. Praxis (Bern 1994). 2015; 104 (1):33–39.

[9] Postacchini F, Massobrio M. Idiopathic coccygodynia. Analysis of fifty-one operative cases and a radiographic study of the normal coccyx. J Bone Joint Surg Am. 1983; 65(8):1116–1124.

[10] Lirette LS, Chaiban G, Tolba R, Eissa H. Coccydynia: an overview of the anatomy, etiology, and treatment of coccyx pain. Ochsner J. 2014; 14(1):84–87.

[11] Teixeira MJ, Yeng LT, Garcia OG, Fonoff ET, Paiva WS, Araujo JO. Failed back surgery pain syndrome: therapeutic approach descriptive study in 56 patients. Rev Assoc Med Bras. 2011; 57(3):282–287.

[12] Fitt GJ, Stevens JM. Postoperative arachnoiditis diagnosed by high resolution fast spin-echo MRI of the lumbar spine. Neuroradiology. 1995; 37 (2):139–145.

[13] Ross JS, Robertson JT, Frederickson RC, et al. ADCON-L European Study Group. Association between peridural scar and recurrent radicular pain after lumbar discectomy: magnetic resonance evaluation. Neurosurgery. 1996; 38(4):855–861, discussion 861–863.

[14] Stemper BD, Yoganandan N, Pintar FA, Rao RD. Anterior longitudinal ligament injuries in whiplash may lead to cervical instability. Med Eng Phys. 2006; 28 (6):515–524.

[15] Wang YF, Chen PY, Chang W, et al. Clinical significance of tumor necrosis factor–α inhibitors in the treatment of sciatica: a systematic review and metaanalysis. PLoS ONE. 2014; 9(7):e103147.

第 5 章　脊柱相关疼痛的诊断研究和影像学表现形式

Carlos J. Roldan, Billy K. Huh

概述

有几种诊断性影像学技术可以帮助识别引起背部疼痛的结构异常。X 线检查，最常见和成本最低的成像形式，通常率先使用。然后，基于 X 线检查的结果，更复杂的影像研究可以被用来更准确地评估解剖学病变的来源和程度，并制订适当的治疗计划。常规影像学检查并不是评估背部疼痛的必要条件，但如果患者出现大便或膀胱失禁，或是神经功能进行性丧失，应立即进行影像学检查。与施行侵

入性手术一样，对影像学图片的解读依赖于坚实的解剖学基础（图 5.1）。在本章中，我们将讨论对于脊柱相关疼痛患者最常用的诊断和影像学检查，包括 X 线检查、C 臂透视、超声、计算机断层扫描（CT）、脊髓造影、磁共振成像（MRI）、肌电图（EMG）、神经传导研究、椎间盘造影和核医学。

X 线检查

X 线片可以提供脊柱骨骼结构的细节，并用于排除由不稳定、骨折或肿瘤引起的背部疼痛。X 线

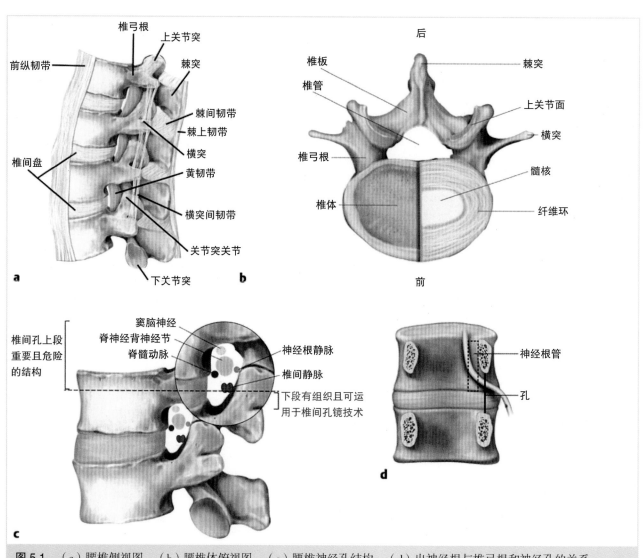

图 5.1　（a）腰椎侧视图。（b）腰椎体俯视图。（c）腰椎神经孔结构。（d）出神经根与椎弓根和神经孔的关系

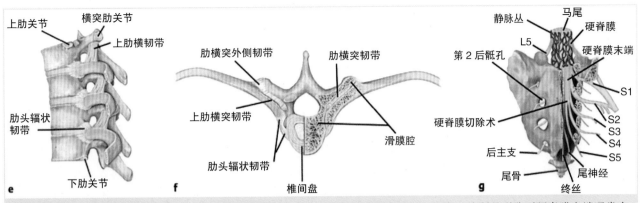

图 5.1（续）　（e）胸椎侧视图。（f）胸椎体俯视图。（g）出骶骨的骶脊神经。注意，从骶骨裂孔到硬脊膜末端通常有一定距离。这个距离是可变的，因此，当骶尾韧带穿孔时，应进行造影透视以确定位置

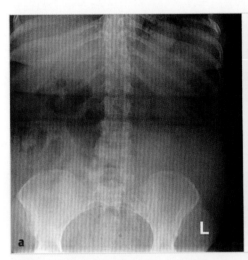

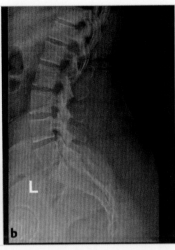

图 5.2　X 线片显示骨骼细节，但椎间盘和神经根等软组织无法清晰显示。（a）正位（AP）图和（b）侧位图

片显示了良好的骨质细节，但软组织如椎间盘和神经根显示较差（图 5.2）。因此，这就是 X 线片不能用于诊断腰椎间盘突出或其他神经撞击的原因。

优势

- 非侵入性。
- 低成本。
- 可及性强。
- 能够发现椎骨和椎间盘大体的骨骼异常，如退行性改变、骨质疏松或感染。
- 有助于评估脊柱的序列和曲率、骨骼的稳定性，以及一些先天性的缺陷和肿瘤。

劣势

- 仅限于单一视图。
- 非特异性和有限的软组织细节。
- 反复使用会造成辐射累积。
- 难以解释及高频的假阳性发现。

C 臂透视

C 臂透视是脊柱内镜和脊柱手术中最常用的成像技术。

优势

- 便携式，便于脊柱注射操作。
- 实时反馈。
- 多平面关联。

劣势

- 仅限于二维解剖图像。
- 不能用于治疗复杂病例或是存在畸形的情况。
- 重复使用可能导致患者和医务工作者受到严重的辐射暴露。

超声

超声近来被应用于腰椎和硬膜外麻醉。在脊柱

31

手术前，超声脊柱检查可以确定手术的脊柱节段水平和最佳进针点。如果患者有造影剂或透视的禁忌证，超声是小关节和椎板间硬膜外类固醇注射很好的替代法。对于腰椎内侧分支阻滞，在训练有素的操作者手中，针的放置精度在62%~95%之间。超声还可以降低腰椎穿刺和硬膜外置管失败或创伤的风险（图5.3）。

优势

- 价廉且便携。
- 无辐射或已知的累积效应。
- 实时进针可视化。
- 对脊柱关节炎和肌腱疾病是良好的影像学技术。
- 提高安全性，缩短手术时间。
- 其他手术，如胸椎旁阻滞，使之简化且并发症发生率低。

劣势

- 操作者依赖性。超声解剖学不同于传统的二维成像

技术。
- 狭窄的成像窗口。
- 成像受到深度增加和超声伪影的限制。
- 无法检测血管内注射和注射剂的扩散。
- 在许多介入和诊断中仍未证明的最大潜力。
- 需要更多的研究来验证腰骶手术的安全性和有效性。

计算机断层扫描（CT）

CT可以提供骨骼、软组织、肌肉、器官、肿瘤和其他脊柱病变的详细图像。用计算机把图像重新格式化成脊柱的横截面。因此，CT能够显示出由椎间盘突出或椎管狭窄等特殊情况引起的背痛来源。螺旋CT更准确更快捷，同时减少辐射暴露。静脉造影剂可以更好地显示软组织结构和血管（图5.4）。

优势

- 出色的横断面图像是无法凭借普通图片获取的。
- 多平面重建可以通过三维重建来显示骨骼和软

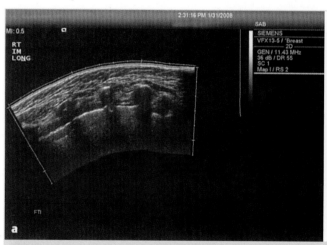
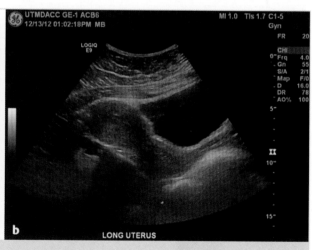

图5.3 （a）脊柱和（b）骨盆超声图像

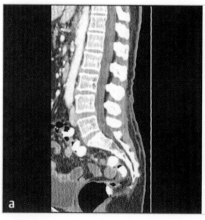
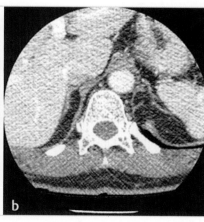

图5.4 （a，b）无造影剂脊柱CT显示的软组织图像

组织。

- 对于存在退行性异常如骨赘形成、关节突肥大、关节软骨变薄、关节真空现象或关节囊钙化的小关节来说是一种很好的评估技术。
- 对于评估疑似的椎间盘炎、椎体骨髓炎、序列异常、骨折、椎间盘突出或椎管狭窄来说是一种很好的补充形式。

虽然 CT 是最广泛使用的诊断成像技术，但它对患者同样也有一些缺点。

劣势

- 比 X 线辐射暴露更高。
- 扫描过程中，患者必须静躺在轮床上。
- 静脉注射造影剂可增加慢性肾功能衰竭、糖尿病、充血性心力衰竭、高龄、低血压和贫血患者发生肾病的风险。
- 图像伪影明显发生于金属部件，包括手术夹。

脊髓造影

脊髓造影时需向鞘内腔注射造影剂，然后进行 X 线或 CT 扫描。当结合骨髓造影时，CT 可以提供神经根解剖的详细信息，如神经撞击（图 5.5）。与 MRI 相比，CT 脊髓造影的应用已经减少，但它通常用于 MRI 结果不明确或效果不理想的患者。

优势

- 可在 X 线或是 CT 扫描下完成的灵活性。
- 因金属放置导致 MRI 影像失真检测椎间盘突出的一种替代方法。

劣势

- 侵入性更强。在鞘内注射造影剂。
- 诊断缺乏特异性。
- 局限性包括无法直视神经根鞘末端外侧神经根的卡压和远外侧椎间盘突出。

磁共振成像（MRI）

MRI 是诊断脊柱疾病的金标准。使用强大的磁场来排列体内氢原子的原子核，并引入脉冲无线电频率来诱导自旋质子进入更高的能量状态。磁场的变化和这些原子释放的能量被扫描仪检测到，并通过计算机处理提供详细的图像。静脉造影剂可用于增强软组织和血管的显像。它能更好地显示脊髓、韧带、椎间盘、血管和其他软组织。最近的进展，如脂肪抑制，可以直接显示与轴向关节炎症相关的特征。新的特征可以提供代谢、功能和生理信息，与之相关的解剖图像的标准方法。这些技术包括扩散、灌注、同相和反相序列。其应用较少，通常用于肿瘤成像（图 5.6）。

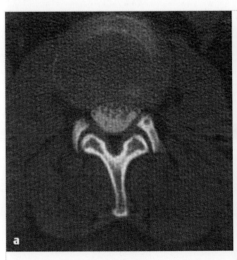
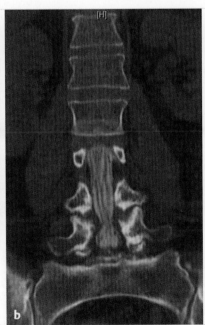
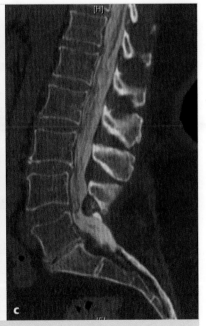

图 5.5　CT 脊髓造影：（a）轴位，（b）冠状位，（c）矢状位

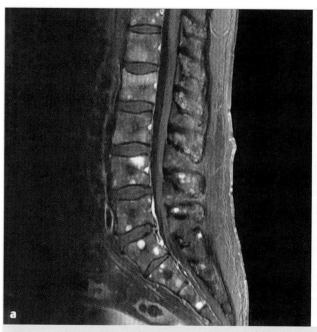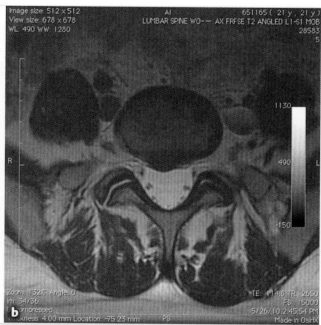

图 5.6 （a，b）脊柱 MRI 显示软组织和骨骼病变细节

优势

- 不涉及电离辐射的使用。
- 用于显示软组织结构，如韧带、软骨以及器官。
- 对所有脊髓和椎间盘病变敏感，包括脊髓和脊髓神经根的狭窄和受压。
- 可显示软组织炎症和骨内炎症病变。
- 扩散张量成像技术可检测由椎间盘突出或骨赘导致的慢性压迫过程中脊髓的退行性改变。

劣势

- 核磁共振扫描仪非常昂贵。
- 对比剂过敏反应。
- 患者需要在管状结构通道中静止躺 25~45min，而这会引起患者的幽闭恐惧症。
- 可能导致心脏起搏器、鞘内泵、脊髓刺激器和其他植入设备故障或可能因过热而导致组织损伤。
- 可能引起一些金属设备，如人工关节、脊柱硬件、大脑中的某些金属夹和其他硬件的移动或漂移。
- 对脊髓炎症的检测灵敏度有限。
- 外侧腰椎管狭窄患者的影像学表现与症状相关性差。

肌电图（EMG）和神经传导研究

肌电图可测量肌肉在放松和收缩时的电活动。

神经传导研究测量神经发送电信号的功能好坏和速度。肌电图可以评估神经根的电活动，有时推荐用于腰痛患者。对神经根的长期压迫会导致受神经支配肌肉的自发性收缩。神经的压迫也会减缓沿该神经的电传导。肌电图有时也有助于区分神经退行性变（神经病变）和神经根压迫（神经根病变）。

该测试包括将小探针插入肌肉，因此，患者会感到有些不适，但没有重大风险。然而，这些试验在确定哪条神经受压方面并不是十分可靠。

肌电图有助于：

- 发现肌肉组织、神经或神经肌肉连接处的病理变化。
- 评估无力、瘫痪或肌肉痉挛的原因。

椎间盘造影

虽然 MRI 和 CT 可以提供有关椎间盘病理的详细信息，但椎间盘造影可以用于诊断，有时也可以用于治疗。它包括将一根针插入椎间盘，并在椎间盘的中心注入造影剂。通过注射造影剂，当受影响的椎间盘内部压力增加时，疼痛可能再次出现（图 5.7）。

优势

- 一个良好的椎间盘病变的诊断和确诊试验。
- 一项能够提供有关椎间盘完整性的实时信息的动

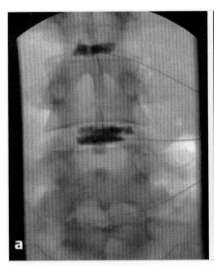
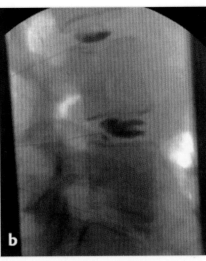

图 5.7 椎间盘造影成像：（a）前后位（正）视图和（b）侧视图

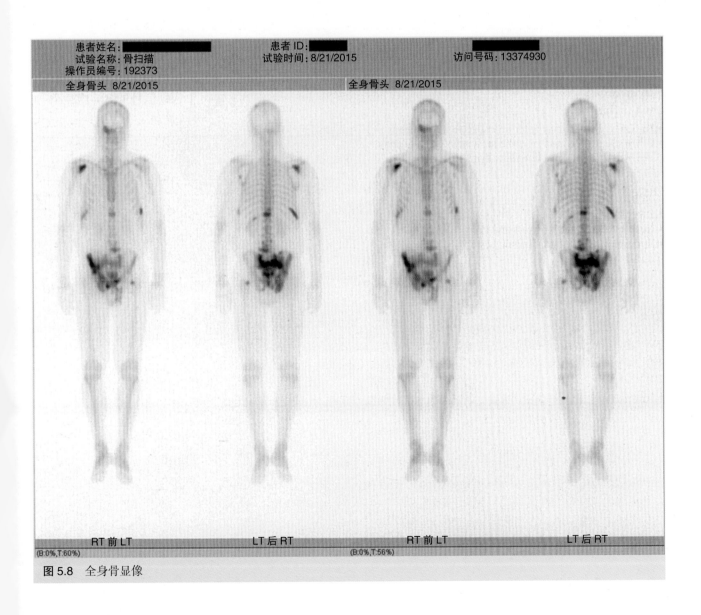

图 5.8 全身骨显像

态测试。

劣势

- 由于其侵袭性，存在感染和神经损伤的固有风险。
- 需要 CT 或 X 线检查协助确认椎间盘的完整性。
- 需要患者自诉疼痛，因此容易出现假阳性。

核医学

骨扫描是最常用的核扫描试验，用于检测骨异常，包括骨癌或骨转移瘤、炎症、骨折和感染，这些在传统 X 线图像中可能看不到。它通过绘制新骨形成或骨转换过程中羟基磷灰石晶体中放射性化合物的分布图来检测生化变化，这在骨转移、脊柱肿瘤、骨折、梗死、感染和代谢性骨疾病中很常见。

骨扫描是通过向静脉注射少量放射性标记物来完成的。3h 后，将患者置于扫描仪中，放射性标记物将集中在任何有高骨转换的区域。

单光子发射计算机断层扫描是另一种核医学技术，它可以提供三维图像，可以显著增强对病变的检测（图5.8）。

优势

- 非侵入性。
- 一个良好的未怀疑骨骼病变的扫描成像检查。
- 当使用镓 –67 时，它是评估感染性脊柱炎最有效的放射性示踪剂。

劣势

- 昂贵。
- 限于专科中心和特定的病变。

- 对程序技术没有帮助。
- 需要专业阅片者。

参考文献

[1] Plastaras C, McCormick Z, Macron D, et al. Adverse events associated with fluoroscopically guided zygapophyseal joint injections. Pain Physician. 2014; 17 (4):297–304.

[2] Provenzano DA, Narouze S. Sonographically guided lumbar spine procedures. J Ultrasound Med. 2013; 32(7):1109–1116.

[3] Shaikh F, Brzezinski J, Alexander S, et al. Ultrasound imaging for lumbar punctures and epidural catheterisations: systematic review and meta-analysis. BMJ. 2013; 346:f1720.

[4] Chin KJ, Ramlogan R, Arzola C, Singh M, Chan V. The utility of ultrasound imaging in predicting ease of performance of spinal anesthesia in an orthopedic patient population. Reg Anesth Pain Med. 2013; 38(1):34–38.

[5] Bondár A, Szucs S, Iohom G. Thoracic paravertebral blockade. Med Ultrasound. 2010; 12(3):223–227.

[6] Soh E, Karmakar MK. Assessment of the spine with CT and MRI prior to interspinous/interlaminar spinal procedures: a pictorial review. Br J Radiol. 2013; 86(1026):20130066.

[7] Tepel M, Aspelin P, Lameire N. Contrast-induced nephropathy: a clinical and evidence-based approach. Circulation. 2006; 113(14):1799–1806.

[8] Sąsiadek MJ, Bladowska J. Imaging of degenerative spine disease—the state of the art. Adv Clin Exp Med. 2012; 21(2):133–142.

[9] Maksymowych WP. MRI and X-ray in axial spondyloarthritis: the relationship between inflammatory and structural changes. Arthritis Res Ther. 2012; 14 (2):207.

[10] Kuittinen P, Sipola P, Aalto TJ, et al. Correlation of lateral stenosis in MRI with symptoms, walking capacity and EMG findings in patients with surgically confirmed lateral lumbar spinal canal stenosis. BMC Musculoskelet Disord. 2014; 15:247.

[11] WebMD. Electromyogram (EMG) and nerve conduction studies. Available online at: http://www.webmd.com/brain/electromyogram-emg-and-nerveconduction-studies.

[12] Humphreys SC, Eck JC, Hodges SD. Neuroimaging in low back pain. Am Fam Physician. 2002; 65(11):2299–2306.

第6章　硬膜外腔镜设备

Günter Schütze

6.1　概述

美国食品和药品监督管理局（FDA）对脊柱内镜系统用于临床诊断和治疗神经轴痛综合征的技术要求进行了规范。大量内镜器械，包括硬膜内镜的必要工具，分别根据FDA 510（k）程序和国家特定或欧洲医疗产品许可法规获得许可。例如：可导向、灵活的Karl Storz 2.8mm外径内镜，有效长度为70cm或40cm，配备工作通道，自1992年以来已获得510（k）许可证；Myelotec内镜（Myeloscope）在1996年获得了一个许可证（K960194）；Racz导管（K954584）在1996年也获得了一个许可证。

脊柱内镜复杂的内镜诊断和治疗系统受益于最新技术，如高清内镜、数字色素内镜（FICE或SPIES）、图像增强内镜（NBI或i-SCAN）、芯片尖端技术、自荧光技术和光谱学技术。例如，在新型柔性可摄录内镜中，图像信息的收集和传输是通过内镜顶端的图像传感器的尖端芯片技术实现的。

除了配备数字内镜系统、透视组件（X线图像转换器或C臂）、输入系统和复杂的综合硬膜外腔镜 – 超声 – 激光系统外，还应配备无菌显微外科设备和微创器械，用于执行脊柱内镜和显微外科内镜操作。

无论计划何种侵入性干预，脊柱内镜（硬膜外腔镜）检查都必须在麻醉医生的监护下，在适当的手术室（OR）以绝对无菌的条件下进行。住院患者和门诊患者在脊柱内镜的卫生要求上没有区别。在进行手消毒的同时，必须佩戴无菌手套、无菌工作服、口罩和无菌帽，使用无菌铺巾和一次性使用的无菌材料（光导、激光、图像转换器等的遮盖物）。可重复使用的内镜的准备（消毒和灭菌）已经制定了高标准，必须满足。

使用透视组件（X线图像转换器或C臂）进行脊柱检查内镜检查的一个基本前提是遵守有关防止辐射损伤的相关条例。在使用激光时，遵守国家建立的激光操作规程以防止激光并发症是至关重要的。

6.2　内镜下脊柱诊断设备

硬膜外腔镜诊断的复杂性要求同时进行联合观察和完整的记录，这可以通过高质量的信息和通信技术加以实现，包括高质量的数字视频技术。

通过开发远程医疗的技术可能性，可以优化和进一步发展硬膜外腔镜诊断和治疗。考虑到介入性疼痛治疗师在未来可以将远程医疗作为确保疼痛诊疗质量的重要工具，为介入性疼痛治疗的国际远程医疗网络制定结构性建议将是一个有价值的目标。

6.2.1　硬膜外腔镜

1993年出版的《使用柔性内镜进行硬膜外腔经

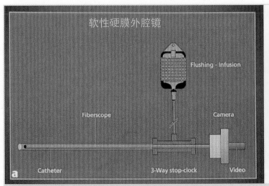
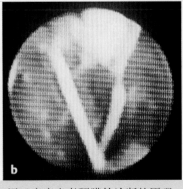
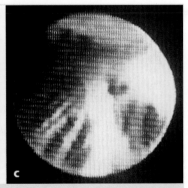

图 6.1　（a）说明经皮软性硬膜外腔镜（1994年）用于疼痛患者硬膜外诊断的原理。（b，c）用经皮软性硬膜外腔镜观察硬膜外腔粘连和纤维病变情况（1990年）

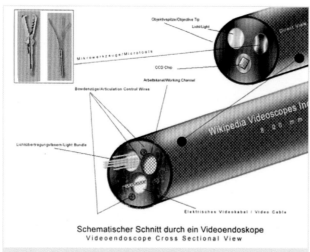

图6.2　现代内镜尖端示意图

皮探查》中，Schütze 和 Kurtze 描述了第一个应用于临床的柔性硬膜外腔镜。疼痛综合征患者硬膜外腔神经轴区的第一张黑白内镜图像就是使用这种经皮柔性内镜系统进行拍摄的（图6.1）。

在目前可用的柔性硬膜外腔镜中，光学透镜将图像从硬膜外腔传送到位于内镜末端的摄像机。直到最近，整个椎管的探查，从骶骨到颈椎区域，只需要通过配备光纤技术（一种使用有序玻璃纤维束进行图像传输的技术）的柔性外膜镜便可实现。现在国际市场上的一些硬膜外腔镜都配备了微型电荷耦合器件（CCD）芯片或互补金属氧化物半导体（CMOS）芯片，集成到内镜的尖端，图像信息在那里转换成视频信号，通过细电缆到达监视器。根据其性能可区分两种不同类型的传感器技术（光纤和芯片）。光纤内镜的图像质量不等于高像素数 CCD 或 CMOS 传感器的图像质量。一般来说，CCD 芯片内镜在光学图像质量上优于光纤（玻璃纤维）内镜和 CMOS 芯片内镜。图像质量取决于视频传感器、光学镜头系统、亮度和图像监视器的组合。

在一些内镜中，外部光线投射器已经被集成到内镜尖端甚至手柄中的发光二极管（LED）照明器所取代。在后者中，光线从手柄通过内置的玻璃纤维传导到尖端。仪器尖端内置的 LED 照明非常均匀（图6.2）。诚然，外部氙灯投影仪的亮度还没有 LED 可匹配。

由于内镜的技术质量、内镜长度、可重复使用性、外径、工作通道、灵活性、图像质量、易修复性等方面的不同，大多数内镜无法满足脊柱内镜的高技

术要求。

技术报告

柔性硬膜外腔镜是一种复杂而精密的医学技术仪器，由塑料、金属、玻璃等多种材料以不透水的方式粘接而成。

硬膜外腔镜的功能特性

为满足临床使用脊柱内镜的各种认证的要求，硬膜外腔镜（可弯曲、可重复使用的内镜）应满足以下这些重要功能特性：

- 外径、有效长度、工作通道。
  - 通常椎管矢状径为 15~20mm，外径应在 2.4~3.8mm 之间，有效长度为 90cm，工作通道直径为 0.9~1.5mm。
- 材料的可操作性、柔韧性和强度，以及激光保护。
  - 通过一种特殊的轴结构方法，可以实现扭矩的直接传递，从而使硬膜外腔的解剖边界内的硬膜外腔镜具有更好的可操作性。硬膜外腔镜应具有一定的硬度和屈曲强度，便于脊柱导航。为了保证硬膜外腔镜不受激光辐射，可在工作通道的远端应该安装一个陶瓷尖端。
- 图像质量和图像捕获。
  - 在硬膜外腔镜的目镜处，可通过小型摄像机进行图像捕捉。该光学系统分为两部分：一部分将图像信息传递给研究人员的眼睛，另一部分将图像信息在摄像机前转换成视频信号。
  - 硬膜外腔镜尖端是通过图像传感器（尖端的芯片）捕捉图像的，并将图像分解成电子信号光栅。与传统的光纤镜相比，这种芯片技术产生了明亮的、逼真的图像质量，并显著改善了对比度。一个集成的 LED 照明器也为神经轴区提供了更好的照明条件。
- 可重复使用、清洗、消毒、灭菌。
  - 对手术器械或器械系统的清洗、消毒、灭菌，原则上应按照经过认证的程序进行，确保操作结果的可追溯性，不危及患者、操作人员或第三方的安全与健康。

一些现有的硬膜外腔镜无法达到这些高标准、高质量的要求，所以不适合作为脊柱内镜予以使用。

硬膜外腔镜的选择

以下是我们疼痛门诊用于诊断和治疗神经轴性疼痛综合征的硬膜外腔镜（EDS）系统的选择：

- Karl Storz 硬膜外腔镜（Karl Storz，G. Schütze 之后）
  - 这是继 G. Schütze 之后的首款柔性硬膜外腔镜，外径 2.8 mm，有效长度为 40cm 或 70cm，工作通道直径 1.2 mm。远端可向上导向至 120°，向下导向至 170°。
- Karl Storz 柔 性 硬 膜 外 腔 镜（FLEX-X）（图 6.3）。
  - 工作通道的远端为陶瓷针尖，防止激光辐射。
  - 内镜的目镜与摄像系统相连。
  - 将内镜影像传送到 3 个不同彩色芯片上的数码三摄系统，并在临床上进行实践验证。因此，颜色、对比度和分辨率都可以直接在相机头部进行优化

（图 6.4）。

- Richard Wolf BOA 视觉柔性内镜。
  - 用于脊柱内镜的 BOA 视觉内镜，有效长度为 68cm，轴直径为 8.7Fr，最重要的是，内镜尖端有一个优秀的图像传感器。斜向无创圆柱形不锈钢尖端的外径为 6.6Fr（图 6.5）。最大柔性为 270°。使用合适的辅助仪器和激光光纤，也可进行上 / 下偏斜。
  - BOA 视觉内镜图像传感器系统是目前最先进的，图像质量非常好，对比度非常高。不需要手动对焦和调白。
  - 集成 LED 技术，使神经轴区照明更加均匀和明亮。
  - 内镜具有非常高的轴刚度，这对引入鞘和经过骶骨节段具有重要意义。
- Myelotec 柔性光纤内镜。
  - 主要在美国使用的外径为 0.9mm、1.2mm、

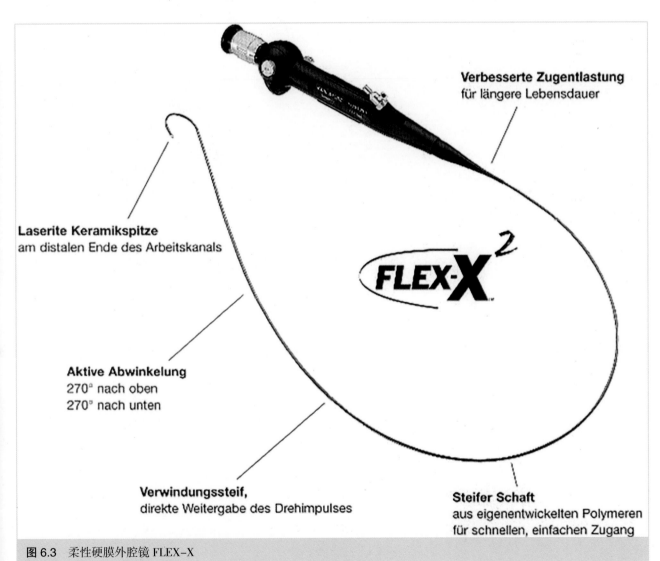

图 6.3 柔性硬膜外腔镜 FLEX-X

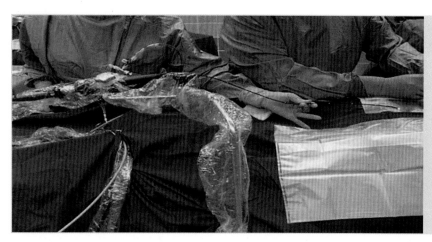

图 6.4　Karl Storz 无菌柔性硬膜外腔镜 FLEX-X2 在临床中的应用

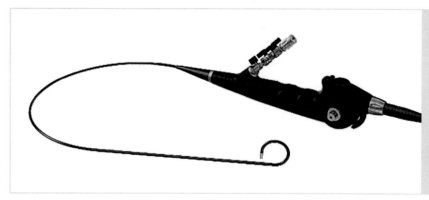

图 6.5　柔性单通道传感器内镜（输尿管肾镜）

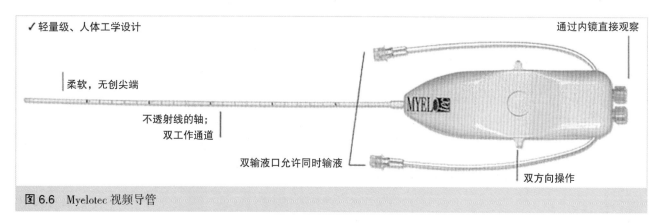

✓ 轻量级、人体工学设计

通过内镜直接观察

柔软，无创尖端

不透射线的轴；双工作通道

双输液口允许同时输液

双方向操作

图 6.6　Myelotec 视频导管

1.3mm，可借助可操控的、视频支持的 2.7mm 或 3.0mm 视频引导导管进行放置。该导管包含两个工作通道（图 6.6）。3000E 内镜：直径 0.9mm；1 万像素的光纤束；大约放大 40 倍（取决于目镜耦合器和视频系统）；70°视野；0°视角；一个 32mm 洗眼杯；有效长度为 85mm。它可以与通用的摄像系统一起使用（图 6.7）。

○ Kawanishi 等报道，从 1996 年开始，他们通过骶管裂孔引入直径 0.9mm 的 Myelotec 硬膜外腔镜来研究腰椎硬膜外腔。作者指出，这些硬膜外腔镜仍有一些问题需要解决，但他们仍认为这是非常有前途的诊断工具。

● Karl Storz Flex-XC 柔性内镜。

○ 这种新型柔性内镜（11278 vs Video-Flex-X SPIES）有效长度为 70cm，外径为 8.4Fr(2.8mm)。该柔性内镜在直径 3.6Fr（1.2mm）的工作通道的远端配备了一个 CMOS 芯片和一个陶瓷衬垫。内镜在任意方向的最大偏斜度为 270°，并具有自动聚焦和照明功能。通过 SPIES 光谱，即使是最精细的组织结构也可以通过过滤掉可见光谱的深红色部分来成像。通过白光与 SPIES 模式图像同时呈现，术中可在监护仪上直接对比组织结构，

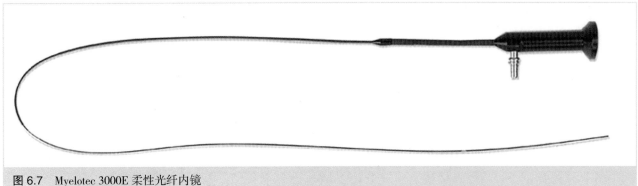

图 6.7　Myelotec 3000E 柔性光纤内镜

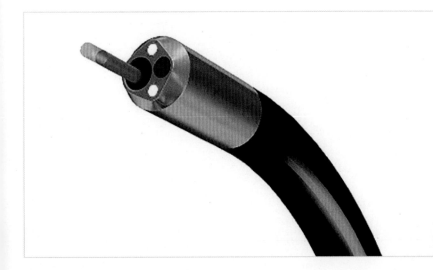

图 6.8　最薄的、灵活的单通道传感器内镜，无创，斜形不锈钢远端尖端，并拥有 3.6Fr 工作和输注通道

方便内镜诊断（图 6.8）。

6.2.2　摄像机和视频技术与设备

尖端芯片

在内镜的尖端，集成了微型 CCD 或 CMOS 芯片作为图像传感器。图像信息在图像传感器中转换成视频信号，并通过一根细玻璃纤维传输到监视器。CCD 芯片技术可采集和分析大于 100 万像素 / 幅的图像，从而在第一代高分辨率视频内镜中获得更好的分辨率。然而，到目前为止，芯片尖端内镜使用的是固定聚焦光学，它只能最佳地呈现一个特定距离的物体。如果物体位于不同的距离，图像就会失去清晰度。

高清内镜

高清晰度电视（HDTV）最近被引入到内镜中，其高清图像的质量超过了以前的相位交替线（PAL）传输。这种新型微型内镜彩色芯片可以收集和分析每个视频图像超过 100 万像素的视频，并可以在标准高清电视上播放，每个视频图像最多可播放 1080 行。目前可用的高清内镜系统可以达到 1400×1080 像素的分辨率。

Karl Storz Image 1 摄像机

最常用的 Image 1 数码摄像机是用于 PAL 和 NTSC 彩色系统的。但是，随着新型数字硬膜外腔镜 3 芯片 Image 1 摄像机与数字图像处理器（集成图像处理模块［IPM］）的引入，我们可以显著改善硬膜外腔镜诊断图像的质量。图像以 16∶9 格式传输，分辨率为 1080 像素，支持 200 万个图像点的全高清图像。对于医疗应用，需要尽可能高的图像分辨率。Image 1 是一种视频摄像系统，CCD 传感器的光学模拟图像在传感器后面直接转换为数字形式。这样做的优点是图像数据总是以数字形式存在，并且在整个相机系统中具有最高的分辨率。另外对于噪声的敏感性不高（如高频手术），而且该摄像机和处理系统还带来了数字图像优化的优势。这是一个在所有 Karl Storz 视频系统中都可用的功能，从标准模型到数字 IPM 模型都可以。

Karl Storz Tricam 3D

随着 Tricam 3D 内镜下可视化的应用，Karl Storz 展示了一个三维三芯片内镜视频系统，该系统可用于 PAL 和 NTSC 颜色系统。模块化结构提供了集成中央控制、数据处理和转换以及远程医疗的可能性。由于 Karl Storz 的所有摄像机头都使用一个摄像机控制单元（CCU），操作人员可以使用每个 Image 1 摄像机头进行所有的内镜下操作，而不仅仅是对于脊柱区域。此外，所有新的 Image 1 产品都与现有的 Image 1 系统完全兼容。

通过光学近焦变焦（高达 2 倍）和数字内镜过滤，Image 1 摄像机在所有硬膜外腔镜都可以自动实现图像优化。在无菌手术室的使用是很容易的，通过按钮操作所有的相机功能。

Image 1 摄像机系统除了可以输出模拟信号外，还可以不受限制地输出数字信号，如数字视频（DV）和串行数字接口（SDI），使高分辨率、逼真的数字图像成为可能。

Richard Wolf Endocam Logic HD

BOA 可视柔性内镜（Richard Wolf）包含一个传感器单元，与目前的 Endocam Logic HD 摄像机平台一起工作，该平台由 Endocam Logic HD 控制器、手持遥控器、8G USB 闪存、CAN-BUS 终端、3m 可锁定 HDMI/DVI-D 电缆、网线和 DVD 许可证组成。

新的 Endocam Logic HD 是 Richard Wolf 在相机系统方面的最新技术之一。该相机由新一代数码相机头、智能 LED 光源、导光器、显示器和高度发达的芯片尖端技术组成。

具有对话功能的仪器的重要参数显示在监视器上。这个对话功能也允许光源自动调节，无须操作者做进一步的调整。Endocam Logic HD 拥有大量可快速选择已经过测试的临床应用文件，菜单易于导航。医生也能够自己指定大量的设置，并定义自己的喜好。

在我们的疼痛手术室中，SDI 是信号传输、图像记录和显示的首选方法。这项技术使得新的符合人体工程学的薄膜晶体管（TFT）液晶显示器能够提供真实的、精彩的视频序列。对于一个明亮的内镜图像来说，辐射率为 26in。推荐使用 Richard Wolf

的 G2 高亮度液晶显示器（HB LCD）。

显微内镜

新的内镜技术，如高清内镜、数字色素内镜（结合 FICE 或 SPIES）、图像增强、显微内镜（结合 NBI 或 i-SCAN）、芯片尖端技术以及自荧光和光谱技术的应用正在迅速发展。

推荐用于显微内镜的系统是高清视频内镜。这些仪器配备了特殊的颜色编码特性（称为色素内镜）。

> 与 i-SCAN 技术相结合，高分辨率（HD⁺）内镜技术使黏膜表面的细节更加清晰可见，从而大大提高了脊柱内镜诊断水平。

- 共聚焦显微内镜。
  - 共聚焦显微内镜（Confocal Laser Endoomicroscopy，CLE）是一种特殊的医学内镜研究技术。在内镜下的 CLE 检查中，细胞、血管和结缔组织结构可以通过激光支持的共聚焦荧光技术在高分辨率（1000 倍放大）下清晰分辨。

CLE 系统可作为通过内镜工作通道插入的手持设备，或作为集成到内镜远端的小型系统。在内镜图像中，黏膜可以各种颜色的荧光呈现。
- 共聚焦氩气激光成像原理如下：
  - 使用荧光染料后，共聚焦（显微内镜）氩气激光以 488nm（蓝色激光）的波长照射样品。获得的 1012×1012 像素的内镜图像可以在内镜中的微型扫描仪上进行分析和评价。组织仍然完好无损。
  - 在内镜检查中，可以记录很多组织学图像，可以更准确地评估组织。
  - 放大倍数很高，甚至可以看到血管中的单个血球。
  - 正常、无炎症的组织通常表现为低背景荧光，通常不足以在内镜下产生足够强的信号。因此，荧光染料（荧光素钠）必须在内镜检查前几秒应用。

虚拟色素内镜

使用虚拟色素内镜，可以在内镜检查中对组织进行组织学分析将 CLE 与标准活检结果进行比较。然而，CLE 对正确诊断具有较高的敏感性和特异性。使用这项技术，组织取样可以更有针对性，必要时活检的总数可以减少。

自发荧光和光谱学

与正常组织相比，许多病理过程如炎症、缺血和发育不良表现出独特的荧光行为。荧光原理诊断的基础是认识到特定波长（400~500nm）的光不仅会在组织中被吸收和反射，而且还会在天然或引入的荧光团（如5-氨基乙酰丙酸）中产生自身荧光。

> 显微内镜提供了内镜检查组织的放大图像，并允许在内镜检查期间进行组织学评估，即体内细胞水平的诊断，这被称为光学活检。

光滤波图像增强技术：NBI、i-SCAN、FICE、SPIES

在虚拟色素内镜中，通过用滤光片（NBI）调制入射光或通过基于软件的反射光后续处理（i-SCAN，FICE，或SPIES）产生各种颜色光谱，并通过这一过程产生黏膜的单个成分，如其表面或血管结构，从而更清晰地表现出来。NBI、i-SCAN、FICE和SPIES是一种光过滤系统，可以改变反射光的波长范围，从而增强图像中的血管和各种组织结构。

NBI（窄带成像；Olympus，Tokyo，Japan）是最早期的虚拟色素内镜成像技术，其基于窄带入射光，且只有两个波长，415nm（蓝光）和540nm（绿光）。NBI是一种强调血管和黏膜结构光学轮廓的技术。

i-SCAN是一种基于软件的图像增强技术，在内镜成像技术中被归类为数字对比方法。这项技术（Pentax Medical，Tokyo，Japan）是基于一种集成的软件工具，在表面细化功能的帮助下放大表面，虚拟色素内镜技术通过额外应用特定的颜色过滤器而成为可能。

FICE（柔性光谱成像彩色增强；Fuji Film，Tokyo，Japan）和SPIES（专业图像增强系统；Karl Storz）是计算机支持的虚拟色素内镜系统。SPIES CLARA和CHROMA系统通过均匀照明和对比度增强（LED技术）改善了内镜中细节的表现。在保持自然着色的同时，表面结构清晰成像［通过互补金属氧化物半导体（CMOS）技术］。

6.2.3 文件设备

对于OR数据的记录和传输，我们使用AIDA 2.0（高级图像和数据采集2.0；Karl Storz），一个模块化系统。诊断或治疗干预的图像、视频和音频数据直接从无菌手术室（OR）通过触摸屏、脚踏开关或摄像机前键记录和保存。

该系统与手术室的活动和需求相适应，并逐步提供所需的功能，从患者数据的记录到定义数据的使用。内镜检查的文件包括：

- 患者识别和检查指征。
- 检查人员及其助手的身份证明。
- 内镜类型及仪器记录。
- 检查和干预过程的时间记录。

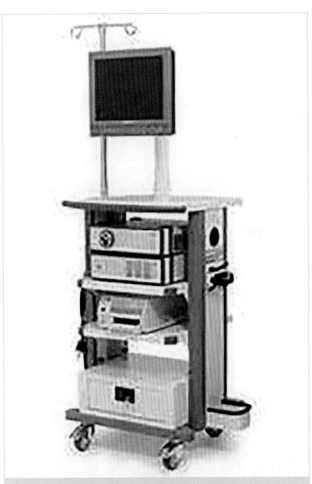

图6.9 脊柱内镜视频塔RIWOmobil设备车。RIWOmobil设备车作为一类医疗器械，是市面上为数不多的推车之一，具有运行安全保证的模型验证，所有旋转臂组合都经过了负载能力和倾斜安全测试。在所有RIWOmobil设备车版本中，监视器的位置可以根据手术室团队的要求进行调整

- 内镜诊断与治疗。
- 按ICD（国际疾病分类）和OPS（操作和程序手册，OPS是国际医学程序分类英文版的改编）进行编码。
- 报告内镜下图像资料的发现（图6.9）。

脊髓内镜世界倡议的共识委员会于2006年在奥地利格拉茨商定，文件数据应包括以下内容：硬膜外腔镜类型（单纯诊断或治疗）；后续治疗（激光、射频或机械粘连松解）；仪器类型；注入灌洗液的体积；手术的时长；副作用和并发症。

基于专有的预制模板，在最短的时间内生成侵袭－介入手术的全面报告。我们使用的AIDA系统（Karl Storz）由数据库支持的应用软件和相应的Windows操作系统硬件平台组成。患者可以将硬膜外腔镜检查的数据存储在AIDA数据库中，刻录到CD/DVD上，或以医学数字成像和通信（DICOM3）格式和／或国际卫生7级（HL7）格式转移到另一个系统［PACS（图片存档和通信系统）、RIS（放射信息系统）和KIS（KARE信息服务）］。有了这些系统，诊断或治疗操作的完整数据可以直接从无菌的硬膜外腔镜区域记录下来。

6.2.4　内镜设备的循环使用

可重复使用的硬膜外腔镜在使用前需经过准备、手工清洗消毒（或机械清洗消毒）、检查维护、包装、灭菌、储存等步骤。

应检查其内镜器械配备和硬膜外腔镜循环使用所实施的国家卫生指导是否符合当前相应的国际标准和安全要求。

内镜进入组织或神经轴区空间时，必须无条件保持无菌状态。为确保这一点，硬膜外腔镜必须经过清洗和消毒后的特殊消毒程序。能承受相应温度的内镜或内镜部件或附件应进行高压灭菌。不耐热硬膜外腔镜或其中某部分必须至少进行等离子消毒。

目视检查

柔性内镜，作为与周围环境封闭的封装系统，只能进行目视检查。建议对硬膜外腔镜进行目视检查以验证其是否有缺损，特别是导管鞘和光学系统部分（图6.10）。

渗漏试验

渗漏测试的目的是在准备过程中识别并排除损坏的硬膜外腔镜。在将内镜放入自动内镜再处理装置之前，必须按照制造商的说明进行渗漏试验。将内镜放置在水浴中，并在内镜内部引入一个轻微的超压。在损坏的情况下，气泡逸出损坏点。

内镜的清洗、消毒、灭菌和维修
清洁和消毒

硬膜外腔镜是一种非常复杂的专用仪器，是最难准备的医疗仪器之一。

对于可重复使用的柔性硬膜外腔镜的处理，有适用于各个国家现行卫生处方和建议的说明书［《药品产品法》（MPG），BGBl. Nr. 657/1996 idgF］。基本临床指导包括：

- 内镜检查后应立即进行硬膜外腔镜的检查，防止有机物在内镜上干燥。
- 硬膜外腔镜使用后应立即用一次性抹布清洗外部污垢。
- 检查完成后，对硬膜外腔镜进行机械清洗（如刷洗、工作通道冲洗），去除大的污物，确保各管道通畅。

机械清洗后，对硬膜外腔镜进行机器清洗和化

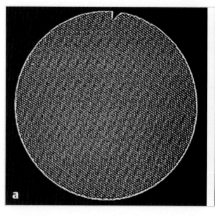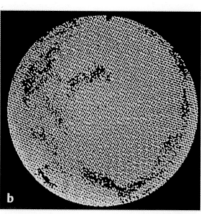

图6.10　图像管道。（a）纤维束完好无损。图像管道是100%完整的。（b）纤维束多次使用后的状况。图像管道损坏

学热消毒。可拆卸部件（如阀门和保护帽）应分别消毒。

推荐在消毒前先在机器内进行预清洗和透明渗漏测试。有单室和多室自动清洗消毒机。机器化学热消毒是最先进的。在能够保证消毒过程时间、温度、化学和力学的基础上，优先进行机器清洗和消毒。

应用消毒清洗机，在60℃左右用含醛的消毒介质冲洗内镜。这种自动化程序只能用于内镜，可以完全浸泡在消毒溶液中，并可以承受所需的温度。目前只有使用特定乙醛仪器消毒介质的程序才算合规的消毒程序。但请注意，这些流程并不算是灭菌。

在这种处理方式下，冲洗后，消毒介质在规定的最小接触时间内停留在狭窄的通道中并且没有气泡产生。

如果没有经过可靠且符合规范的硬膜外腔镜清洗和消毒，就不可能成功完成灭菌的流程（图6.11）。在执行硬膜外腔镜的重复使用流程时，可

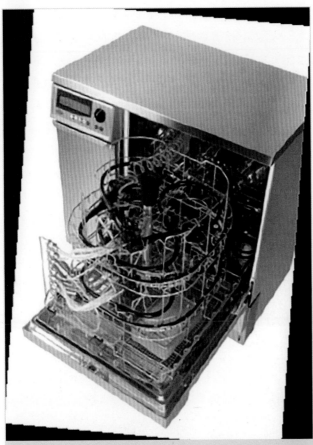

图6.11 ETD3自动清洗/消毒器（Olympus，东京，日本）。随着对防水内镜的应用，可以实现硬膜外腔镜的自动清洗和消毒。事先，需要对硬膜外腔镜设备进行适当的拆卸，必要时还需要进行人工预清洗，因为如果不进行适当的拆卸，就无法进行处理

能会出现以下问题：

- 在机器清洗和消毒前，人工预清洗不足。
- 用于外部清洗和机械清洗的清洗介质的成分与最终消毒介质的活性物质不相容（清洗剂有或无抑菌作用）。
- 清洗介质冲洗不足。

灭菌

在硬膜外腔镜理想的灭菌情况下，所有的微生物及其孢子都将被杀死，所有的病毒、质粒和DNA片段将被摧毁。与消毒的技术限度相比，灭菌要求杀死或灭活细菌呈对数级以上；因此，在灭菌过程中，这些单位必须减少到6~10个，也就是说，在100万个细菌形成单位中最多只能存活1个。因此，将硬膜外腔镜置于含醛杀孢液中并不被认为是一种灭菌方法。

蒸汽不适用于所有类型的灭菌，尤其不适用于由各种材料组合而成的现代仪器。根据瑞士－NOSO CJD（Creutzfeldt-Jakob病）特别工作组的指导方案，在内镜手术中朊病毒传播的风险既没有得到批准，也没有得到量化。根据Balmelli的说法，即使9个国家已经发表了指导建议，但到目前为止国际上还没有达成一致的灭菌流程，一方面需要与可弯曲、可重复使用的内镜材料兼容，另一方面又要证明对消灭朊病毒的有效性。并且，包装材料也必须符合各自的灭菌程序和遵守相应严格的无菌物品包装流程。此外，欧洲和美国的数量众多的灭菌指南也需要无条件遵守。

环氧乙烷灭菌

环氧乙烷可用于医疗器械和材料的灭菌。然而，只有在传统的蒸汽或热空气对要灭菌的物品因热敏性原因无法使用时，才使用这种方法。

环氧乙烷是一种反应性易燃气体，与空气形成爆炸性混合物。因此，在使用时，它与惰性气体混合。环氧乙烷是一种呼吸道刺激物，对细胞质具有毒性，也是一种致癌物。它渗透性良好，可被许多材料吸收；因此，排气时间从4h至2周是必要的。灭菌温度为50~60℃。环氧乙烷气体与所有类型的蛋白分子、细胞、病毒和细胞成分结合，不可逆地使它们失活。此外，足够高浓度的环氧乙烷本身就能灭活细菌和

病毒。

然而，环氧乙烷杀菌的排气时间长，限制了它的实际应用。处理环氧乙烷的风险和长时间的排气是有硬膜外腔镜灭菌时需要考虑的问题。

在我们自己的疼痛诊所，并没有开展环氧乙烷灭菌，取而代之的是使用等离子体灭菌。

等离子体灭菌

等离子体灭菌对于大多数不耐热医疗仪器和器具是有用的。等离子体灭菌是基于过氧化氢在低压下的高频激发，由此产生所谓的过氧化氢等离子体进行灭菌。这是一种相对较低温度的灭菌过程，主要是为对热和湿度敏感的仪器和材料开发的。对我们来说，使用等离子体灭菌对于高灵敏度硬膜外腔镜的灭菌处理是一种重要的进步。

等离子体灭菌对朊病毒无效。与传统的灭菌工艺不同，等离子体灭菌具有巨大的优势，因为它不需要使用放射性、高温或有毒化学物质。等离子体灭菌不留下任何危害健康的残留物，节能环保。等离子体灭菌是在45~50℃下干燥灭菌，无有毒残留，允许硬膜外腔镜快速重复使用（图6.12）。

> 通过双氧水结合高频（等离子体灭菌）的作用，以实现硬膜外腔镜的无菌状态。

在等离子体灭菌中，将待灭菌的内镜用品包装在容器中，放入灭菌室。将真空室抽成真空，浓度高达60%的过氧化氢被蒸发到真空中。

所有H_2O_2接触到的表面都可被灭菌。然后，等离子体室的气体被抽出，去除大部分H_2O_2。作为清洁步骤，其余的气体被高频电压激发成等离子体。在这种等离子体中产生了独特的H_2O_2，最终重新结合形成水（H_2O）和氧（O_2）。在我们的疼痛门诊中，对于可弯曲、可重复使用的硬膜外腔镜，等离子体灭菌技术的优势已经体现得很明确了（图6.13）。

运输和存储

对于柔性内镜及其配套仪器的安全储存、运输和灭菌，许多厂家都提供了智能解决方案。在中心站Sterisafe DURO A3（Richard Wolf）或Sterrad（高级灭菌产品）塑料容器用于灭菌和检测柔性内镜（Sterrad兼容39405 AS，Karl Storz）气体情况及过氧化氢灭菌情况，或塑料容器用于灭菌和储存高清晰度（HD）摄像头（Sterrad和Sterrad兼容39301 HCTS，Karl Storz），也可用蒸汽、气体和过氧化氢灭菌。

为保证H_2O_2对包装材料的良好渗透，应采用无纤维素包装。遗憾的是，在等离子体灭菌过程中，由于与H_2O_2的相互作用，纸和纸板不能使用。

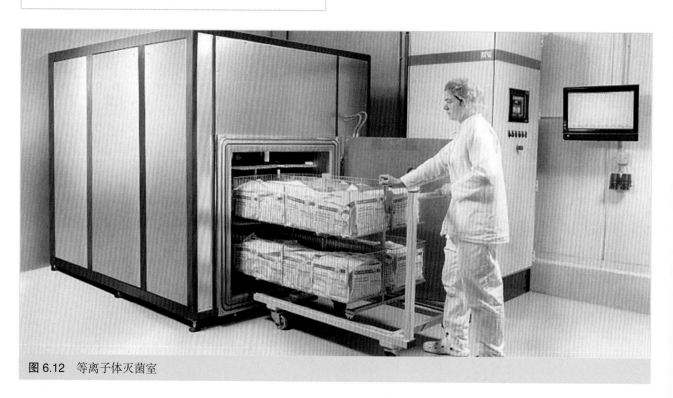

图6.12 等离子体灭菌室

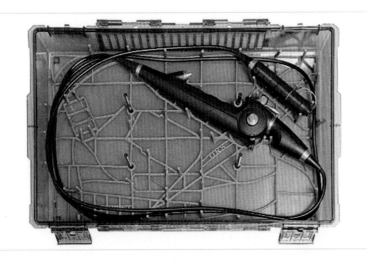

图 6.13　Sterisafe DURO A3 容器，用于将要灭菌的物品引入灭菌室

内镜维修

即使是最小心的操作，可重复使用的硬膜外腔镜也会经历多次更换和磨损过程。经验表明，内镜在医院频繁使用的技术寿命为 3 年。

根据 Bader 等的说法，在硬膜外腔镜的处理过程中，与清洁和消毒介质的潜在相互作用可能会引发内镜材料出现问题，如塑料穿透、黏合连接处溶解和金属的腐蚀。

在硬膜外腔镜中，酒精、氨基酸和氨基酸衍生物与塑料和黏合处相互作用后，这些塑料和黏合处也可以通过消毒介质穿透。

- 根据我们自己 2006 年关于 Karl Storz 硬膜外腔镜缺陷的损坏报告，由于硬膜镜渗漏、光学纤维束或护套损坏、图像清晰度降低等原因，硬膜外腔镜在送到厂家维修前可使用 16.4 次。
- 由于内镜技术的优化，包括脊柱导航和内镜技术的改进，截至 2014 年，内镜可使用 21 次，然后返回制造商进行维修。

6.3　监控和导航设备

对于内镜检查腰椎、胸椎和颈椎椎管的区域，可以使用合适的软性镜，包括使用显微外科器械进行干预，是一个重要的前提。为了达到相应的神经轴切面，可以使用长度为 40cm、70cm 和 90cm 不同外径（ODs）的柔性硬膜外腔镜。

作为无 C 臂辅助定位和判断内镜在椎管中位置的粗略估计，外部标记可位于硬膜外腔镜远端（Karl Storz）间隔约 5cm。

6.3.1　X 线图像增强器（C 臂）或透视机

为了评估内镜在椎管中的位置和进行内镜检查，建议在后正中及侧位进行透视。使用 X 线图像增强器（C 臂）进行内镜导航有利于内镜操作。

> **临床笔记**
>
> 通过使用 X 线图像增强器（C 臂），可以安全且无须迟疑地将内镜、导丝、导管、电极和显微外科器械放置在腹侧或背侧硬膜外位置。

在透视检查中，可捕获从身体通过且未被吸收的 X 线，并借助图像增强电视系统以图像或视频的形式呈现在显示器上。诊断图像的质量首先取决于 X 线设备的效率、记录技术和图像增强电视系统的特性。整个图像生成系统与图像增强电视系统的记录参数和分辨率的协调是获得足够的图像质量和可接受的辐射暴露的先决条件（图 6.14）。

现代数字图像增强器通过对接收到的 X 线进行最优化的增强，从而最大限度地减少所使用的辐射剂量。在 X 线图像转换技术的帮助下，医师可以在监视器上连续观察椎管内事件的功能序列。对于图像记录，可以提供各种文档。所有患者特定的数据也会被记录。磁光驱动器可以实现无胶片的归档。X 线图像增强器系统具有视频输出和 CD 驱动器，图像可在其上以个人计算机特有的标记图像格式（TIF）输出。

> **临床笔记**
>
> 脊柱内镜检查初期的放射学支持
> - C 臂技术，通过侧位 X 线透视以引导内镜尖端的进入，

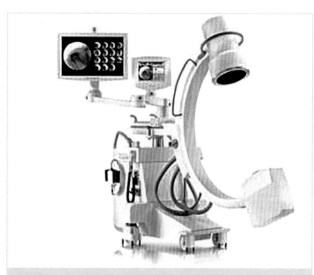

图 6.14　C 臂图像增强器［Ziehm exposure CB7-D，具有 MSA（最大不透明序列）、RSA（X 线立体摄影分析）和 DSA（数字减影血管造影）功能的 C 臂机，可数字存储 999 张双显示器图像；分辨率:1.2 线 / mm; 23cm HQ（高质量）-BV（图像增强器；索尼打印机；小型版式 23cm HQ-BVb）］

在存在解剖 - 生理变异而使的内镜插入困难时为成功插入提供了极大的帮助。

- C 臂技术可以指导内镜或显微外科器械需要改变多少方向，或显示移动到目标区域所需要的可替代路径。

C 臂和造影剂

硬膜外的病理结构通常很难仅用传统的放射学技术来观察。但这些传统的放射学技术与脊柱内镜相结合（硬膜外造影或脊髓造影）的使用已经取得了一些成功。

在这种技术中，X 线造影剂应用于神经轴区间隙（硬膜外鞘内间隙），同时可以获得 X 线图像（C 臂图像增强器）和 / 或视频序列（硬膜外造影或脊髓造影）。在硬膜外造影的帮助下，可以获得关于硬膜外腔或神经轴区实际病变情况的额外重要信息。

使用放射学技术（C 臂 + 造影剂）联合硬膜外腔镜技术可以：

- 得到硬膜外腔镜或显微外科器械高度的定位、位于腹侧或背侧的定位。
- 在硬膜外腔镜检查前、中、后进行额外的放射学诊断（硬膜外造影或脊髓造影）。
- 检查导管的位置和验证是否导管位置放置错误。
- 检查硬膜外介入治疗的结果。

建议在每次硬膜外腔镜检查前进行硬膜外造影，无论是导管插入骶骨或是鞘内。从而使得研究者会有一个直观的关于椎管病理解剖学的大致了解。无水造影剂碘帕醇（200M 和 250M）每毫升含有 408.2mg 或 510.3mg 碘。碘原子吸收 X 线，在图像上产生特殊的不透光效果。

不同体积（根据情况从 1~15mL 不等）的造影剂注射至颈椎、胸椎、腰椎或骶部进行评估。注射量不应超过 3.75g 碘（15mL Solutrast250）。在文献中报道了一种特殊的脑病和横纹肌溶解的并发症，由应用碘曲伦（一种与 Solutrast 类似的含碘造影剂）引起。X 线造影剂通过硬膜损伤处进入腔内。

由于内镜下进入骶裂孔或骶管的解剖学变异和患者病理解剖的特殊性，硬膜外腔镜临床干预的技术可行性也可以通过硬膜外造影的实际发现得到比较准确的评估。

6.3.2　脊柱超声和硬膜外腔镜（SONO-EDS）

今天超声波的使用是日常医疗检查的一部分。超声诊断已经在麻醉学及重症监护和急诊医学的亚专业中确立了自己的地位。超声在疼痛医学领域的重要性也在稳步上升。

目前可用的可操作的硬膜外腔镜确实提供了椎管内部结构的内镜视图；然而，在内镜下确定可能的病理结构和邻近结构的大小或进行面积测量是很困难的。

为了优化硬膜外腔镜的检查，2000 年 Schütze 将微侵袭腔内超声（血管内超声 [IVUS]）集成到硬膜外腔镜技术中，创建了 SONO-EDS（图 6.15）。

Schütze 首次报道了对背部手术失败综合征（FBSS，又称背部失败综合征，FBS）患者的临床硬膜外超声检查（SONO-EDS）。

超声探头和 vision 5 -64 F/X 导管（IVUS 成像导管）放置在硬膜外腔的硬膜外腔镜工作通道上。超声探头在超声转换器上产生，超声图像可在 360° 方向上获取并与超声探头轴线垂直，发出的超声进入神经轴空间，对周围组织产生不同的声波影响。硬膜外腔的组织密度和含水量，以及光束角度、相

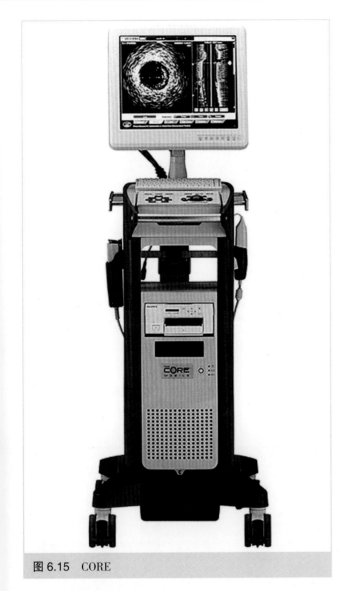

图 6.15　CORE

应解剖结构的轴位情况或探头对神经轴组织的压力
都会对检查结果造成不同的影响。

> **临床笔记**
>
> 硬膜的超声图像特别好，因此，当对神经轴进行
> 检查时，可起到导航的作用。

超声支持的硬膜外腔镜（SONO-EDS）的优
点是：

1. 利用活体内镜图像之外的解剖结构信息，拓宽和
   优化内镜图像信息。
2. 通过图中图（内镜 - 超声）的图像表现可改善脊
   柱图像信息及导航情况。
3. 通过彩色腔内超声图像提供病理结构的虚拟组织
   学信息。
4. 结构尺寸的确定和面积的测量。

5. 防止脊柱硬膜意外损伤。

6.3.3　监测重要机能、脑功能和硬膜外压、容量

重要机能

在开始脊髓内镜检查之前必须完成的患者准备
工作包括完成静脉通路、盐水输注、测量血压、心
电图和氧饱和度（SaO_2）。对于脊柱内镜，在手术
情况下给予患者所需的镇痛镇静，并可使患者在术
后极短的时间内复苏。在使用麻醉（止痛镇静）时，
必须提供设备以监测患者的重要功能，并在出现并
发症时及时处理。

大脑功能（EEG）

在脊髓内镜下，为了优化手术患者的安全性和
诊疗质量，在镇痛镇静过程中监测患者的脑活动是
有必要的。我们推荐 Danmeter 大脑状态监测仪（CSM，
Danmeter A/S，Odense C，Denmark）。

患者的脑电图曲线是由前额和乳突电极之间记
录的信号得到的。脑电图信号频率随着患者意识程
度的变化而变化，CSM 会不断分析这些变化，并以
此为基础计算出大脑状态指数（CSI）。利用 CSI 可
以判断患者的意识程度。CSM（大脑状态监测仪）
可为患者提供安全保障，并优化内镜支持的疼痛刺
激试验的评估（图 6.16）。

> - 通过 CSM 在进行内镜检查时连续监测大脑活动，可
>   以对内镜支持的疼痛刺激试验进行评估。
> - CSI 测量范围为 0~100。0 表示平坦的脑电图，100
>   表示清醒状态下的脑电图活动；在充分麻醉的情况
>   下，CSI 值为 40~60。

硬膜外压力

对于直接压力的测量，可以使用硬膜外探头。
也可以通过集成的传感器系统安装硬膜外压力监测，
以持续监测压力。

每一次硬膜外压力测量的一个基本问题是，测
量的地方是否也是最高压力的地方。

根据我们的经验，在硬膜外腔镜检查中使用
输液泵进行硬膜外输液时，压力不应超过 60mmHg
（1mmHg=133.322Pa）。通过谨慎的硬膜外注射可

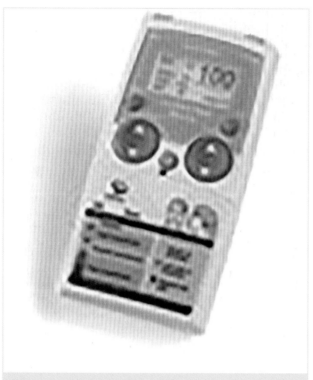

图 6.16 大脑状态监测仪（CSM）

使压力控制在 50~70mmHg 之间；用 10mL 注射器快速注射，压力可达 300mmHg。

临床笔记

- 根据硬膜外 NaCl 溶液体积可容纳量和硬膜外腔的神经轴病理解剖情况，我们的患者接受硬膜外腔镜检查时测量的硬膜外压力值在 22~85mmHg 之间。
- 根据我们的经验，在硬膜外腔镜检查时，采用容量控制的 0.9% NaCl 输注对脊髓压力的影响是无害的。

硬膜外温生理盐水输注

硬膜外腔镜检查的先决条件是通过硬膜外腔镜工作通道进行连续或按要求的生理盐水输注。为避免硬膜外 NaCl 冷输液 [在手术室（OR）温度下] 对脊髓造成不必要的刺激，硬膜外输液温度应加热至体温。

诚然，使用传统的液体加热系统，在 OR 温度的基础上，在加热装置和硬膜外腔镜连接之间液体会很快冷却。这个问题可以通过主动加热内镜连接的患者通路来解决，例如，使用 HOTLINE 2 加热系统（Smith Medical International Ltd，Kent，UK）（图 6.17）。因此，可以在无压力流速 50~4250mL/h（或 0.8~71mL/min）的常温（37℃）下注射 NaCl 溶液。

选择合适的硬膜外输注系统的标准不仅包括输注速度和输注时间，还包括剂量的准确性。

根据要求，系统可以从以下几种类型中选择：

- *重力输注*：手动定向硬膜外输注系统。无菌氯化钠输液基于输液瓶或输液袋与患者之间的静压差而行。如果对注射速率和剂量精度要求较低，建议使用这种类型的系统。根据我们的经验，重力输注对硬膜外腔镜检查几乎没有帮助。

- *泵支持的注射*：在这些系统中，注射是通过泵进行的，可以通过容积注射系统或使用注射器泵。这种输注方式确保了最高的剂量准确性以及恒定的输注速率。但由于在脊髓内镜检查时，输注速率必须不断调整，以适应神经轴区实际的病理解剖情况，因此使用这种方法也存在一些问题。这种硬膜外输注系统更适合硬膜外镇痛治疗（EAT）。

- *加压输注*：加压输注保证硬膜外容量快速更换。通过压力，无论是手动或压力袖，输注速率可以在硬膜外腔镜检查时根据要求进行调整。压力可以通过压力注入袖带保持恒定，不需要像手动系统一样的加泵。提供可重复使用的压力输液袖以及供单个患者使用的袖（图 6.18）。

- *压力输液袖*：使用袖的手动压力输液系统可在硬

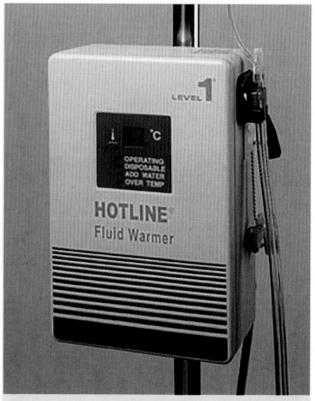

图 6.17 HOTLINE 血液和液体加热器以常规流量传递常温液体

膜外 NaCl 输液时进行快速手动调节控制，非常适合于硬膜外腔镜检查。可重复使用的袖以及单个患者使用的袖均可用。压力输液袖是手工制作的，可控制精度和质量（图 6.19）。

> **临床笔记**
>
> 　　对于硬膜外腔镜，我们主要使用无菌 0.9% NaCl 冲洗溶液。为了避免对患者脊髓的刺激，我们使用液体加热器（Medium-Temp III, Stryker, Kalamazoo, MI）将溶液加热至 37.5℃。
>
> 　　无菌生理 NaCl 冲洗溶液滴速过快可引起患者疼痛，尤其是在接受检查的胸或颈椎区域和椎管狭窄区域。降低滴速可以消除急性疼痛。
>
> 　　我们平均使用 85mL 无菌生理盐水进行硬膜外腔镜检查。这明显低于最大注入体积 200mL（2006 年格拉茨国际共识推荐量）。根据我们的临床经验，常温无菌 0.9%Nacl 溶液的足量应用只有在有必要创建一个开放的内镜视野时才可使用。

6.3.4　脊髓神经导航设备

近年来，脊髓神经导航，无须重复 X 线检查就能显示脊柱解剖结构，在脊柱手术中已变得很常见。脊髓神经导航是通过计算机辅助将患者图像数据转移到脊柱手术部位的技术。

脊髓神经导航是脊髓内镜成功诊断和治疗神经轴性疼痛综合征不可或缺的先决条件。

硬膜外腔镜超声成像放射成像系统

通过使用这个复杂的系统，脊柱内镜的最高技术先决条件得到了满足。内镜、超声和放射设备（EDS-SONO-RO）的紧密交织实质上扩大和优化了脊柱内镜在诊断和治疗神经轴痛综合征方面的应用可能性。

通过持续、有目标地使用该系统，可以成功实现脊柱导航。然而，这需要加倍的努力、必要的教育和丰富的经验。

如果需要，X 线造影剂可以在定向 X 线图像转换技术下，通过经皮注射、骶部注入、硬膜外放置导管或硬膜外腔镜本身，应用于硬膜外腔进行硬膜外造影或脊髓造影。

C 臂技术在支持整个脊柱的脊髓神经导航方面的作用是很突出的。尤其在使用导航确定内镜在胸和颈椎区域的高度时特别有用。

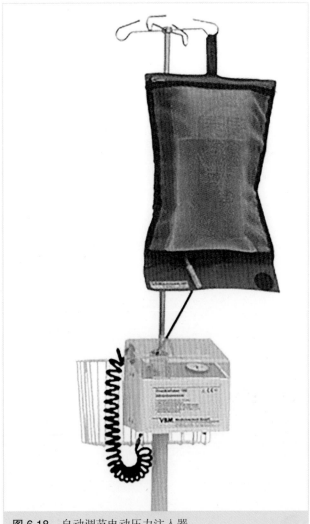

图 6.18　自动调节电动压力注入器

在整个内镜图像中，内镜视野之外的神经轴结构（如脑脊液或硬膜）不能被硬膜外腔镜捕获，可以由 X 线图像转换器（C 臂）同时引入。

因此，除硬膜外腔镜外还需要是配备现代 Cathscanner 成像系统（及其光谱分析方法）的超声探头，它可以与 EndoSonic 或 Volcano IVUS 系统连接。该技术提供了一种自动测量工具来简化图像的解析，并使用预定义的颜色编码来显示目标区域的组织成分，如在硬膜或硬膜外腔内。

利用已建立的超声命名法，可以分析和描述来自硬膜外腔镜检查时附加的实时超声信息。自动追踪与快速计算的超声检测，使可靠的超声诊断成为可能。高对比度分辨率保证了超声切片图像中精细组织结构的可靠表现。Cathscanner 技术实时呈现神经轴组织的位置，且超声切片厚度仅为 1mm。

为了获得有用且高效的脊柱导航并保证患者拥

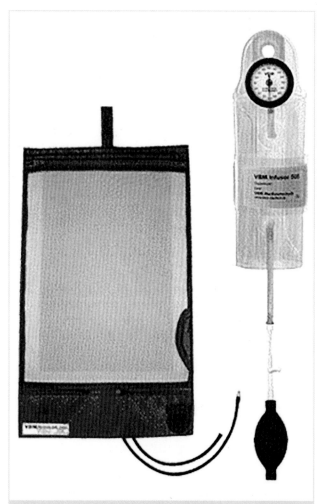

图 6.19　VBM Infusor 500/1000，一种透明的压力输液袖，用于快速灌注给药和输液

有较高的安全系数，最佳的先决条件是同时使用 C 臂技术和内镜超声成像形成所谓的图中图模式来控制硬膜外输注。

除了脊柱导航，复合 EDS-SONO-RO 系统还可用于：

- 骶部进入硬膜外腔的技术支持。
- 神经轴病理解剖结构的附加影像。
- 导管、电极和显微外科器械位置的验证。

6.4　内镜治疗介入设备

对大多数患者来说，介入硬膜外疼痛治疗的指征是一个尚未解决的、有争议的问题。神经轴性疼痛综合征，即使是神经根受累，也经常伴有疼痛，表现为伤害性、神经痛性或混合性疼痛。

在合适的仪器的帮助下，可以进行内镜下的干预，如活检、粘连松解、瘢痕组织切除、抽回冲洗液或脑脊液、脂肪瘤切除、止血、异物摘除和脓肿引流。这些内镜支持的治疗干预的必要工具将在第 8 章中介绍。

我们认为脊柱内镜早期诊断和治疗神经轴性疼痛综合征是作为智能化、合理化、跨学科疼痛管理计划的一部分，正如硬膜外腔镜联合 CT 及 MRI 是诊断和监测疼痛疗法的其中一部分工具。

6.4.1　激光

在疼痛医学中，利用激光技术增加了硬膜外腔镜手术的可能性。激光（即通过辐射的受激发射来进行光放大）在医学上有很多用途，如止血、肿瘤狭窄的再通或破坏血管壁的沉积物。

关于在医学中使用的 1064nm 钕：钇铝石榴石（Nd：YAG）、1320nm Nd：YAG 和 940nm 二极管激光器，已有足够的初步研究、前瞻性研究和前瞻性随机研究。2002 年，Ruetten 等报道了 47 例患者，在硬膜外腔镜下采用 Ho：YAG 激光发现硬膜外粘连。在随访调查中，在随访调查中，没有患者在曾经粘连的部位出现病理迹象。在硬膜外腔镜下激光治疗后也没有发生任何水肿或粘连。根据作者的观点，Ho：YAG 激光（2100nm）在硬膜外腔的合理使用是安全的。

基于其在水中的物理特性，二极管激光器和 Ho：YAG 激光器适合用于高灵敏的神经轴结构（图 6.20）。

二极管激光器

二极管激光器的波长为 980nm，功率范围从 1~25W 可选，对组织的穿透深度取决于波长，在红外范围内最重要的是取决于组织的含水量。穿透深度一般规定为几毫米。

二极管激光束穿透组织，在任何程度上都不会被血红蛋白、黑色素或水吸收。二极管激光器采用模块化结构。它的激光束原则上可以直接用于医学。二极管激光器的指示与 Nd：YAG 激光器的指示相同，主要是凝固和汽化组织。

预防规定和激光操作规程。

6.4.2 射频治疗

内镜支持的射频治疗（RFT）为介入治疗提供了更广泛的可能性，以缓解或消除慢性背痛。

在最初的射频热消融方法中，在连续的射频消融应用过程中，汽化物周围的组织被强烈加热，虽然减轻了疼痛，但有可能会导致对单个疼痛纤维的长期损伤。为了避免对患者造成额外的意外伤害，在20世纪90年代末，人们发明了脉冲RFT，对周围的组织只加热一点点。

脉冲RFT（通过多功能电极传递）的适应证是任何来源的脊柱任何区域的疼痛、神经根疼痛和其他神经性疼痛综合征。

多功能电极用于输送脉冲RFT治疗腰椎和骶椎脊柱疼痛以及骨盆区域和腿部疼痛的推荐标准通路是经皮、对侧L3~L4高度旁正中入路。

对于背外侧硬膜外电极放置，推荐使用柔性多功能pasha电极（OMT GmbH, Frittlingen, Germany）。有了这个电极，可以进行任意频率的神经刺激。

为了在微创疼痛治疗框架内将脉冲RFT应用于神经通路，我们开发了PATRONA高频发生器（OMT GmbH, Frittlingen, Germany）。

除了从可用的程序中为患者选择合适的脉冲RFT程序外，通过在电极连接时关闭损伤程序，可以确保最高的患者安全性。模拟数据的记录取决于仪器的存储容量。

通过内置在PATRONA发生器中的程序多样性，可以优化硬膜外脉冲RFT与内镜下放置的PASHA多功能电极的应用。PASHA多功能电极与PATRONA发生器的结合提供了一种安全的疼痛治疗方法（图6.21）。

> **临床笔记**
>
> - 为了能够准确地产生相应的电场，我们将多功能电极置于内镜控制下，精确地置于硬膜外的骶骨通路上，以减轻患者所经历的疼痛。
> - 电极通过外径3.5mm的硬膜外腔镜工作通道插入至硬膜外终点。
> - 平行于内镜放置电极也可以起作用（图6.22）。

> **临床笔记**
>
> 对于硬膜外粘连松解、瘢痕组织切除或止血，我们使用二极管激光。通过硬膜外腔镜的工作通道，在硬膜外腔镜下将320μm的光导纤维引入硬膜外腔。在良好的内镜监控下，二极管激光器可以安全操作和使用。较硬的激光光纤只能通过灵活的内镜尖端进行精细导航。在激光引导光束的帮助下，可以实现精准的消融而不发生出血。在精细的光学控制和连续灌注0.9%NaCl溶液条件下激活二极管激光器。

根据我们的经验，激光功率范围从5~8W是足够的。二极管激光的使用，例如，止血，狭窄治疗，或黄韧带成形术是可行的。根据病理解剖结果和位置，内镜下可切除与疼痛相关的硬膜外瘢痕组织。内镜下激光的使用也使硬膜外腔背侧和腹侧的粘连松解成为可能。

神经根区域与疼痛相关的粘连，如内镜尖端通过扭转和摆动无法移动的粘连，可以相对容易地用激光去除。我们的硬膜外激光治疗经验很好，这在文献中得到证实。

神经根紧邻区域的粘连或纤维化应该要避开。如果发生感觉异常，就必须停止激光操作。预防激光并发症的重要因素是外科医生的知识和经验，以及出色的内镜观察和操作。硬膜外激光治疗的并发症包括意外损伤神经轴结构、出血、纤维蛋白斑块增生导致再次出现狭窄，器械灼伤和内镜通道内存在易燃气体和有毒烟雾。必须遵守国家实施的事故

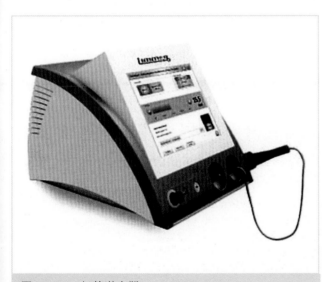

图6.20 二极管激光器

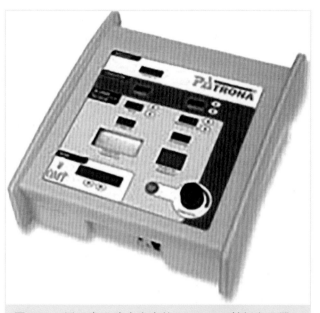

图 6.21　用于介入治疗疼痛的 PATRONA 射频发生器，具有硬膜外脉冲射频应用的特点

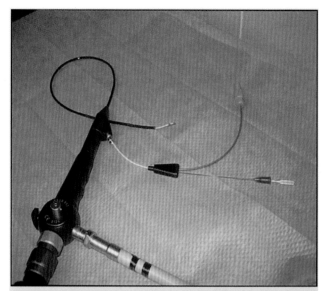

图 6.22　硬膜外腔镜下 PASHA 多功能电极

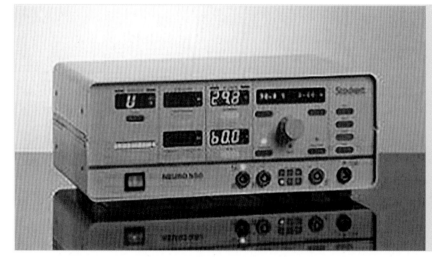

图 6.23　Thermolesion generator Neuro N50

在硬膜外脉冲 RFT 中，施加 500kHz 的短（20ms）有效功率脉冲后，随后会发生 480ms 的暂停。计算机控制的仪器（Neuro N50, Radimed Gesellschaft zur Medizintechnik mbH，Bochum，Germany；0.1~0.7W）所允许的最高温度是 42℃；当电压低于 0.8V 时，可以产生患者可感知的刺激（图 6.23）。

Neuro N50 的温度控制程序也使可控损伤技术成为可能。所有功能序列都由 Neuro N50 监督，为患者提供最大的安全性并给予操作者最大的信心。每个操作的文件，所有设置和序列，可以打印在外部打印机或交付到 PC。

R-ResAblator 硬膜外腔镜

Raffaelli 和 Righetti 报道了他们使用的高频硬膜外腔镜，即所谓的 R-ResAblator 硬膜外腔镜。这种内镜支持的射频治疗减少了患者 90% 的疼痛。作者发现射频硬膜外腔镜手术比传统的硬膜外腔镜手术或常规手术有更好的疗效。

参考文献

[1] Commission for Hospital Hygiene and Infection Prevention

(KRINKO), Federal Institute for Drugs and Medical Devices (BfArM). Hygiene requirements for the reprocessing of medical devices. Recommendation of the Commission for Hospital Hygiene and Infection Prevention (KRINKO) at the Robert Koch Institute (RKI) and the Federal Institute for Drugs and Medical Devices (BfArM). [in German]. Bundesgesundheitsblatt Gesundheitsforschung Gesundheitsschutz. 2012; 55(10):1244–1310.

[2] Rey JW, Kiesslich R, Hoffman A. New aspects of modern endoscopy. World J Gastrointest Endosc. 2014; 6(8):334–344.

[3] Schütze G. Epiduroscopy—Spinal Endoscopy. New York, NY: Springer-Verlag; 2008.

[4] Schütze G, Kurtze H. Percutaneous investigation of the epidural space using a flexible endoscope: A contribution to epiduroscopy. Reg Anesth Pain Med. 1993; 18:24.

[5] Schütze G, Kurtze H. Direct observation of the epidural space with a flexible catheter-secured epiduroscopic unit. Reg Anesth Pain Med. 1994; 19 (2):85–89.

[6] Shutse G, Kurtse G, Grol O, Enns E. Endoscopic method for the diagnosis and treatment of spinal pain syndromes. [in Russian]. Anesteziol Reanimatol. 1996; 4(4):62–64.

[7] Saberski LR. (1996) Spinal endoscopy: current concepts. In: Winnie AP, Waldman SD, Dannemiller Memorial Education Foundation, eds. Interventional Pain Management. Philadelphia, PA: WB Saunders Company; 2006:137–149.

[8] Schütze G. Epiduroskopie. Ein praxisorientierter Leitfaden zur epiduroskopischen Diagnostik und Therapie rückenmarksnaher Schmerzsyndrome. Lengerich, Germany: Pabst Science Publishers; 2006.

[9] Balmelli C, Iffenecker A, Pittet D, Ruef C. Risk of prion transmission in epiduroscopy: current status of cleaning und disinfection of flexible endoscopes in Europe and recommendations of the Swiss-NOSO-CJD Task Force for Switzerland. [in German] Swiss-NOSO-CJD-Task Force 2003;10(4):25–32.

[10] Kawanishi M, Kawase H, Kumagaya K. Equipment for epiduroscopy and its clinical applications. [in Japanese]. Masui. 2006; 55(9):1112–1117.

[11] Becker V, Vercauteren T, von Weyhern CH, Prinz C, Schmid RM, Meining A. High-resolution miniprobe-based confocal microscopy in combination with video mosaicing (with video). Gastrointest Endosc. 2007; 66(5):1001–1007.

[12] Bader L, Blumenstock G, Birkner B, et al. HYGEA (Hygiene in gastroenterology endoscope reprocessing): Study on quality of reprocessing flexible endoscopes in hospitals and in the practice setting. [in German]. Z Gastroenterol. 2002; 40(3):157–170.

[13] Hoffman A, Sar F, Goetz M, et al. High definition colonoscopy combined with i-Scan is superior in the detection of colorectal neoplasias compared with standard video colonoscopy: a prospective randomized controlled trial. Endoscopy. 2010; 42(10):827–833.

[14] Kiesslich R, Burg J, Vieth M, et al. Confocal laser endoscopy for diagnosing intraepithelial neoplasias and colorectal cancer in vivo. Gastroenterology. 2004; 127(3):706–713.

[15] Kiesslich R, Neurath MF, Jung M. Endomicroscopy: Is the endoscopist the pathologist of the future? [in German]. Gastroenterology. 2007; 2(2):87–92.

[16] Kiesslich R, Götz M, Neurath MF, Galle PR. Endomicroscopy—technology with a future. [in German]. Internist (Berl). 2006; 47(1):8–17.

[17] Ruetten S, Meyer O, Godolias G. Application of holmium:YAG laser in epiduroscopy: extended practicabilities in the treatment of chronic back pain syndrome. J Clin Laser Med Surg. 2002; 20(4):203–206.

[18] Hancock S, Bowman E, Prabakaran J, et al. Use of i-Scan endoscopic image enhancement technology in clinical practice to assist in diagnostic and therapeutic endoscopy: a case series and review of the literature. Diagn Ther Endosc. 2012; 2012:193570.

[19] Beltrutti D, Groen GJ, Saberski L, Sandner-Kiesling A, Schütze G, Weber G. Epiduroscopy: consensus decision March, 2006. Pain Clinic. 2007; 19 (2):47–50.

[20] Kern-Wächter E. On the situation of continuing education for endoscopy service. [in German]. Endo-Praxis. 2009; 25(4):22–30.

[21] Kovaleva J, Peters FT, van der Mei HC, Degener JE. Transmission of infection by flexible gastrointestinal endoscopy and bronchoscopy. Clin Microbiol Rev. 2013; 26(2):231–254.

[22] Beekes M, Lemmer K, Thomzig A, Joncic M, Tintelnot K, Mielke M. Fast, broadrange disinfection of bacteria, fungi, viruses and prions. J Gen Virol. 2010; 91 (Pt 2):580–589.

[23] Hilger C.. Flexible endoscopes: load characteristics and demand parameters [in German]. mt-Medizintechnik. 2003; 123(5):182–190.

[24] Mizuno J, Gauss T, Suzuki M, Hayashida M, Arita H, Hanaoka K. Encephalopathy and rhabdomyolysis induced by iotrolan during epiduroscopy. Can J Anaesth. 2007; 54(1):49–53.

[25] McLeod A, Roche A, Fennelly M. Case series: Ultrasonography may assist epidural insertion in scoliosis patients. Can J Anaesth. 2005; 52(7):717–720.

[26] Schütze G. Interventionelles Schmerzmanagement—Bildgestützte Verfahren zur Diagnostik und Therapie rückenmarksnaher Schmerzsyndrome-Spinale Endoskopie, pharmakologische und elektrische Neuromodulation. Bremen, Germany: UNI-MED Verlag AG; 2011.

[27] Ruetten S, Meyer O, Godolias G. Endoscopic surgery of the lumbar epidural space (epiduroscopy): results of therapeutic intervention in 93 patients. Minim Invasive Neurosurg. 2003; 46(1):1–4.

[28] Raffaeli W, Righetti D. Surgical radio-frequency epiduroscopy technique (RResAblator) and FBSS treatment: preliminary evaluations. Acta Neurochir Suppl (Wien). 2005; 92:121–125.

第 7 章　硬膜外腔镜手术工具

Günter Schütze

7.1　概述

脊柱内镜可用于诊断和治疗神经性疼痛综合征。它的临床使用要求，由各个国家的医疗产品法规管理，如在美国是由食品和药品监督管理局（FDA）管理。内镜的大量相关配套工具，都要经过美国、欧盟或其他国家特定的医疗产品的许可。在欧盟，医疗产品上的 CE 标志表明该产品满足在欧洲贸易区销售的所有法律要求，并在世界范围内得到认可。

美国国内或国际医疗指南是为了让最常用的椎管内疾病诊断方法和疼痛干预措施得到更好的应用。特别有利于神经调节侵入性手术的应用。在这种情况下，离开针对明确个案的技术推荐层面，给经验丰富的医生提供决策高度和行动方向是很重要的。

本章包含系统性总结的建议，在疼痛医学领域，解决特殊的椎管内诊治问题（见第 6 章）。

硬膜外腔镜（EDS）检查之前至少应在手术室（OR）准备好以下材料（图 7.1）：

- 局部麻醉药物。
- 对比剂。
- 安瓿盐水。
- 注射器。
- 针。
- 手术刀。
- 手术缝合线。
- 导入器套件（导针、J 形安全导丝、扩张器和鞘管）。
- 导管（硬膜外导管、Caud–A–Kath、球囊导管、超声导管）。
- 电极 [脊髓刺激电极（SCS）和多功能电极]。
- 激光光纤。
- 弹性显微外科器械。
- 液体加热装置（输入到硬膜外）。
- 装运组织样本和拭子的容器。
- 绷带材料。

经皮脊柱内镜只能通过特殊的弹性内镜器械和辅助器械从患者的尾侧入口进入硬膜外腔。

7.2　进入硬膜外腔的器械

为了经皮通过骶尾骨韧带进入硬膜外腔，需要一套特殊的器械或导入器。我们推荐由导针、J 形安全导丝（Seldinger 导丝）、扩张器和鞘管组成的

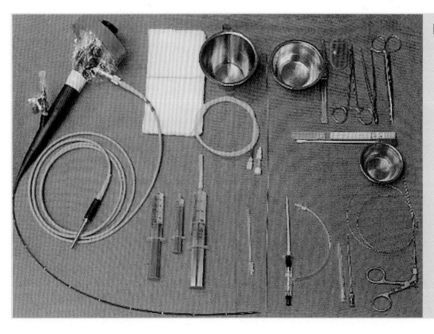

图 7.1　脊柱内镜的常用辅助工具

器械套件。通过这套仪器和 Seldinger 技术可以获得经皮穿刺通路。Seldinger 技术是瑞典放射学家 Sven-Ivar Seldinger 在 1953 年发明的一种用于静脉穿刺导入血管造影导管的方法。J 形安全导丝（Seldinger 导丝）在这个过程中起着特殊的作用。

7.2.1　手术刀

按照现行的临床卫生要求，准备骶骨切口或穿刺区域。局部麻醉生效后，用普通手术刀在距肛门约 4cm 处的骶管裂孔指定区域切开皮肤并到达骨面（图 7.2）。

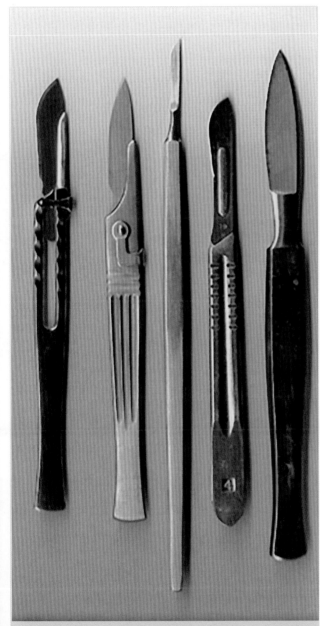

图 7.2　不同厂家生产的外科手术刀和刀片

7.2.2　导针（穿刺针）

用一个尖端呈三角形斜面的导针，在骶管裂孔处以大约 45° 角度穿透外膜。穿过骶尾韧带，回抽无异常后，将导丝（Seldinger 导丝）通过漏斗形开口安全置入。

7.2.3　Tuohy 针

对于进入骶管解剖通路有难度的患者，推荐使用更结实的 14 号 Tuohy 针来代替导针。Tuohy 针的尖端相对较钝，尖端角度约 20° 。使用这种针，可以在骶管中对导丝、导管或电极进行无创性的定位或引导。附在 Tuohy 针上的针芯不但可防止组织进入，而且能增加穿刺的稳定性。针的管壁较薄，可容纳导丝进入，再沿导丝置入大直径的导管。导针上的厘米刻度可以帮助我们判断 Tuohy 针的穿刺深度。14 号和 16 号 Tuohy 针可以用于针长为 9.2cm、11.4cm 和 15.2cm 的脊髓刺激电极的置入。15 号针可用的针长分别为 9.3cm 和 11.4cm（图 7.3）。

7.2.4　导丝

通过置入骶管的导针或 Tuohy 针，可将导丝（J 形安全导丝）置入骶管适当深度。Seldinger 导丝由一根紧密缠绕的螺旋钢丝构成。导丝尖端呈 J 形向后弯曲，以避免在进入骶管后刺破周围组织。将较长的导丝套在圆形弯曲的塑料套内，可以提高导向功能。

通常在 J 形安全导丝（Seldinger 导丝）置入 50cm 深度时进行 C 臂正侧位透视，可以帮助辨别和跟踪其在骶管内的位置。

7.2.5　鞘管导入

鞘管的大小必须与内镜相匹配，并适应患者的解剖条件（图 7.4）。

尺寸为 9~12 号的带有塑料护套的扩张器，有的带有侧孔（PVB，Smiths Medical，Kirchseeon，Germany），可经皮沿导丝置入骶管一小段距离。选择恰当的扩张器和鞘管是顺利穿透骶孔外皮肤和骶管盖膜的先决条件（表 7.1）。

检查导入器的确切位置后，取出扩张器和导丝。将塑料护套留在原位，以确保为硬膜外腔镜引入硬膜外腔时提供相对安全、无创、持久的入口，并可

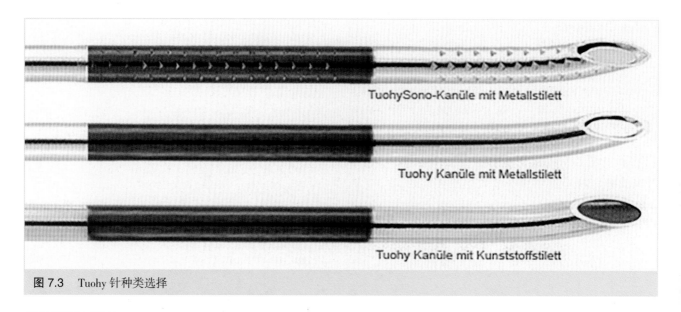

TuohySono-Kanüle mit Metallstilett

Tuohy Kanüle mit Metallstilett

Tuohy Kanüle mit Kunststoffstilett

图 7.3　Tuohy 针种类选择

表 7.1　经骶入路进入硬膜外腔技术的穿刺工具可选的尺寸

鞘管		内镜		导丝		导针		
内径 /mm	外径 /mm	直径 /mm	直径 /Fr	外径 /mm	长度 /cm	外径 /mm	标准	长度 /cm
2.4	3.1	2.3	7.0	0.96	50	1.4	17	70
2.8	3.4	2.7	8.0	0.96	50	1.4	17	70
3.1	3.7	3.0	9.0	0.96	50	1.4	17	70

资料来源：德国亚琛，Medizintechnik，KG Vygon GmbH & Co.。

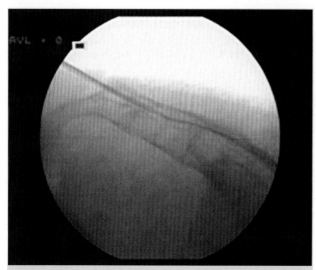

图 7.4　Seldinger 导丝（J 形安全导丝）穿过导引鞘置入骶管

以防止对器械的剪切。

　　根据 Seldinger 技术经皮进入骶管的基本器械组包括（图 7.5）：

- 穿刺针：直径 1.3mm × 63.5mm（18 号）。
- 导丝：70cm，直径 0.89mm。
- 辅助导入的弹性 J 形安全导丝。

- 带扩张器和锁扣的 6~12 号导引套件。

7.2.6　导引套件

　　"Break-Away" Introducath Desilet 套件（Vygon GmbH & Co. KG，Aachen，Germany）可用于经皮向骶管内置入柔性内镜。这套导引套件包含导针、J 形安全导丝、扩张器（20cm）和一个透视下不显影的可拆卸分离的鞘管（14cm）。通过经皮放置的相应大外壳，无菌的硬膜外腔镜可以通过监视器在视觉控制下小心地进入硬膜外腔。在完成脊柱内镜检查后，拉开握柄，鞘管可以被分离移除。

　　第一个按照 Seldinger 技术用于经皮骶管进入硬膜外腔镜的导入套件，包括一次性 9 号扩张器和鞘管、穿刺针和导丝。有一个单独的孔作为硬膜外腔镜的入口，也可以当作灌洗的通道。

临床笔记

- 有时需要特殊的导航来完成经骶管裂孔进入硬膜外腔的操作，必要时也需要使用合适大小的扩张器和鞘

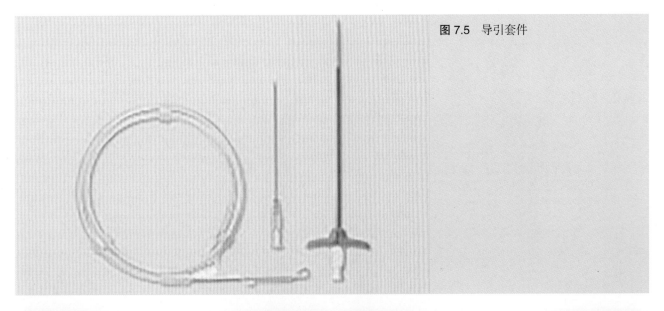

图 7.5　导引套件

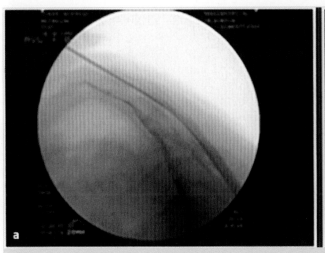
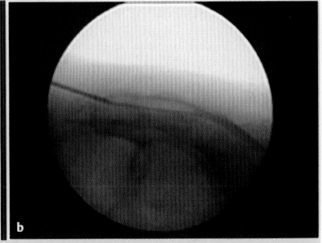

图 7.6　（a）骶管中的导丝（双弯曲，直径 0.97mm，长度 45cm）。（b）骶管内的 Tuohy 针和导丝

（9 号、10 号、11 号或 12 号）。为了保护与内镜平行放置于硬膜外的器械，最好使用比内镜大一号的鞘套。

● 在使用经皮骶骨入路技术之前，必须仔细观察从硬膜囊下端到骶管裂孔的距离，因为这个距离是非常个体化的。它可以达到 16mm（图 7.6）。

7.3　显微外科器械

除数字内镜摄像系统和透视设备（C 臂）外，硬膜外腔镜手术还需要一套对应的无菌显微手术器械。这套器械需要保留在手术室硬膜外腔镜设备的完整清单中，请参见"7.1 概述"中的清单。

7.3.1　抓钳

在硬膜外腔镜下有许多规格的抓钳可用于获取目标组织样本。应该根据要提取的组织类型和数量以及将要进行手术的神经区域来指导选择抓钳。在内镜下去除组织的同时，可以借助显微外科钳进行硬膜外机械性粘连的松解，或硬膜外纤维瘢痕组织的复位或切除。

为了提取椎管内组织进行组织学检查，所选的显微手术钳可以通过硬膜外腔镜的工作通道进入硬膜外腔。

根据所使用的硬膜外腔镜和需要移除的组织，可提供不同长度和直径的弹性显微外科钳。可供选择的抓钳如下：

● 椭圆形弹性抓钳，有效长度可达 160cm，外径至少

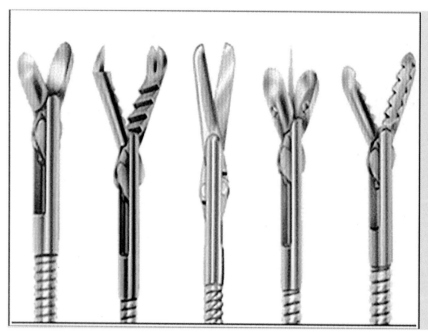

图 7.7 柔性显微外科抓钳最常见的末端

为 0.8mm。

- 弹性抓钳，鳄鱼嘴，长度可达 160cm，外径 1.0mm。

对于有效长度较短的硬膜外腔镜，弹性显微手术钳的选择包括（图 7.7）：

- 可活动钳口的弹性钳（外径 0.8mm，长度 60cm）；同样的钳子，长度为 100cm。
- 可活动钳口的弹性钳（外径 1.0mm，长度 60cm）；同样的钳子，长度为 100cm。

弹性钳基本都是通过线缆来张口和关闭的。应选择头端圆钝的钳子，否则工作通道有可能在使用中被尖锐的部分损坏（图 7.8~图 7.10）。

如果没有足够的内镜视野，就应该放弃有风险的显微外科操作，尤其是对于在胸椎和颈椎区域的椎管，以保证患者的安全。在炎症时期，对神经根区域的活检和松解时也应特别注意观察。可通过硬膜外超声导航或内镜显微镜检查来进一步保证安全性（见第 8 章）。

> **临床笔记**
> - 由于神经结构比较脆弱，在显微外科钳移除特定组织时，用内镜仔细观察是至关重要的，可以确保血管、硬脊膜或神经结构免于损伤。
> - 如果活检损伤了血管，必要时可以用激光光纤（二极管激光）通过内镜的工作通道进行凝固止血。
> - 使用显微外科器械进行硬膜外松解或活检，尤其在颈椎管必须特别小心谨慎。

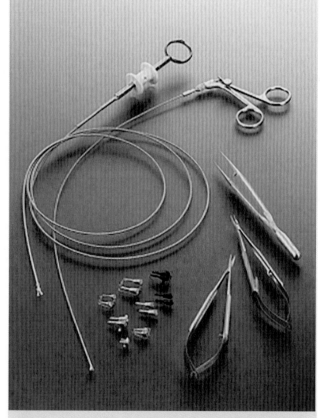

图 7.8 长度分别为 60cm 和 160cm 的可伸缩的显微手术抓钳

7.3.2 激光光纤

通过硬膜外腔镜的工作通道，光纤可以在内镜下进入硬膜外腔。

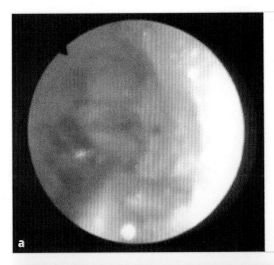
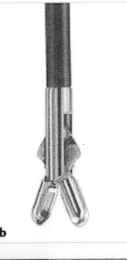

图 7.9　显微外科器械。（a）硬膜外膜外腔张口的抓钳。（b）打开抓钳

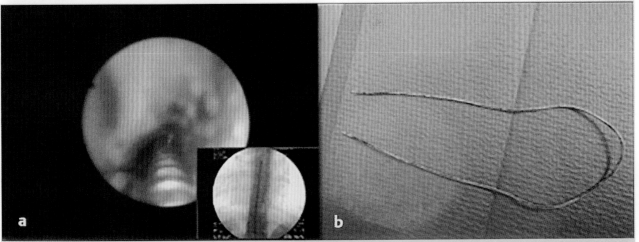

图 7.10　（a）经内镜用显微外科抓钳从胸椎硬膜外腔取出的导管（Picture-in-Picture 技术）。（b）内镜取出的异物（断裂的硬膜外导管）

前向发射光纤是微创内镜干预的标准配件。光纤可选择的直径分别为 200μm、300μm、400μm 和 600μm。长 3m 的光纤为用户提供了最大的灵活性和独特的曲率半径，并通过改进的导光芯和周围的保护层扩大了光的承载能力。

基于其在水中的物理性质，二极管激光和钬激光也适用；钬：钇铝石榴石（Nd: YAG）激光可以用于高敏感的神经结构。二极管激光（DIOLAS，Limmer laser GmbH，Berlin，Germany）的波长为 980nm。

二极管激光，包括已知的钬：钇铝石榴石（Nd: YAG）激光，也可以用于所有病症，主要用于组织的凝结和汽化。Rütten 等强调，在硬膜外腔适当使用 Ho: YAG 激光（波长 2100 nm）是安全的。

二极管激光器的裸光纤只有在良好的内镜监控下才能用于止血、松解，甚至瘢痕组织切除（图

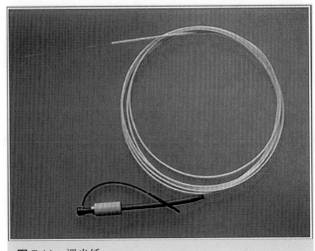

图 7.11　裸光纤

7.11）。在硬膜外腔的解剖边界内，只有通过可操纵的内镜尖端才能使用相对坚硬的激光光纤导航。在激光引导光束的帮助下，可以实现无出血的精确

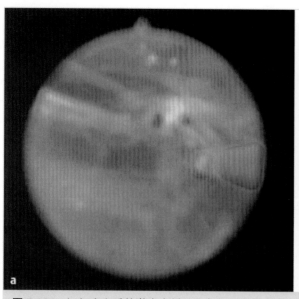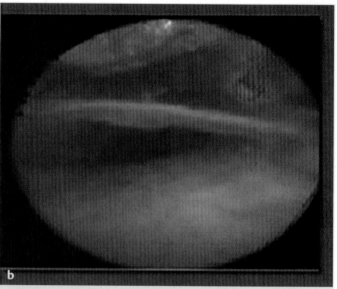

图 7.12　（a）止血后的激光光纤（蓝色）和引导光束（红色）。（b）激光引导光束（红色），可见血管穿过硬膜外腔

消融。

> **临床笔记**
>
> - 据报道，激光的穿透深度一般为几毫米，主要取决于组织的含水量。
> - 激光应在仔细的内镜监视下，控制硬膜外生理盐水输注后再激活。
> - 根据我们的经验，激光功率范围为 5~8W 就足够了。
> - 只有在清晰的内镜视野下，才可以用激光处理与疼痛或出血有关的神经结构。神经根区域应尽量避免激光照射。
> - 出现极轻微的感觉异常时，应立即停止激光治疗。
> - 应无条件遵守国家激光操作规范和事故预防方案（图7.12）。

7.4　硬膜外腔镜设备

7.4.1　导管

内镜辅助下椎管内治疗的主要适应证是硬膜外镇痛置管（EAT）、粘连松解、硬膜外积液清除、靶向药物应用以及获得涂片。

在内镜视野下，通过硬膜外腔镜的工作通道可以将导管安全准确地放置于骶、腰、胸、颈椎任何节段的背侧或腹侧。

只有通过内镜辅助才能实现有效的膜外镇痛置管，才能找到涉及的神经根（神经根炎、蛛网膜炎）或与疼痛相关的硬膜外区域。

硬膜外导管

硬膜外导管有不同的形状，如带或不带导管芯的单孔或多孔导管。生产的最常用的导管可以穿过 14 号、16 号或 18 号导针。硬膜外导管由塑料制成，如聚四氟乙烯、尼龙（聚酰胺）、聚氨酯（PUR）或硅树脂（聚有机硅氧烷），有不同的长度和外径。根据要检查的神经节段（腰椎至颈椎），选择长度为 900~1800mm 的导管。

导管应该有 X 线下能显影的条纹，当导管未使用导管针时，可追踪其在椎管内的位置，判断有无弯曲或打结。有些导管从导管尖向上 5cm 间隔处附加有标记（图 7.13）。

虽然硬膜外导管需要具备一定的硬度，以便可以穿刺到最高的颈脊髓区域，但是又要求相对柔软，与组织兼容，以避免对组织的刺激。由于穿破硬脊膜的风险极低，因此末端带有开口的导管基本上是无创性的。硬膜外导管具有显著的抗拉强度，19 号导管比 18 号导管的抗拉强度大约少 1/3。透明导管的优势是可观察到其中液体或血液的回流。除此之外，导管应该都有彩色的标记和一个稳固的远端闭合结构。

导管和管芯整合后能够通过硬膜外腔镜的工作通道，到达自骶椎到颈椎的任何节段。

聚氨酯导管

有长度标记、射线下显影的软聚氨酯（PUR）

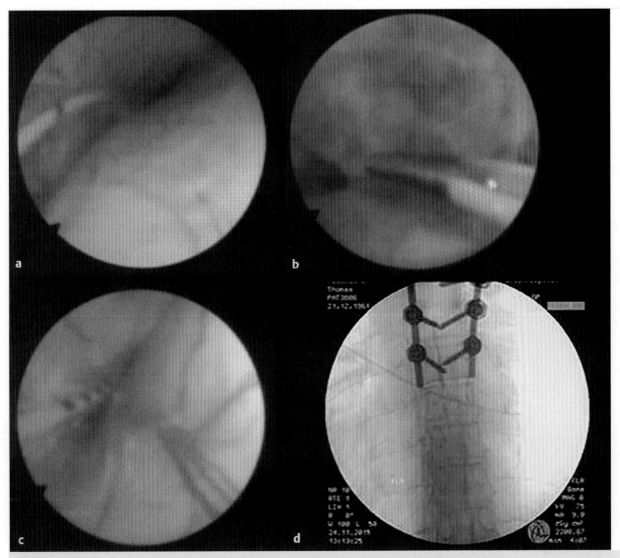

图 7.13 （a~d）内镜经胸椎放置的聚氨酯硬膜外导管，带有相应的长度标记和硬膜外位置控制

导管，已经过长期的硬膜外腔镜临床测试。它对温度特别敏感，放置后能与硬膜外温度相匹配。软聚氨酯导管包括远端开放并带有管芯型号，外径为 1.0mm，内径为 0.6mm，长度为 900mm 和 1800mm。

导管远端前 10cm 按每 1cm 刻度，并额外在 20cm 处标记。在硬膜外导管的近端有一个支撑线圈，以避免导管阻塞。在放置到近端连接器的中央开口后，插入导管端直到其停止并关闭。

多孔导管

多孔导管在导管头端有一个开口和多个侧孔。这种带多个侧方开口的硬膜外导管优势在于若无意间进血管后可以吸出血液。与单孔导管相比，通过多孔导管内在硬膜外误用药物的发生率更高一些。

多孔硬膜外导管（美国专利 5800407 A）

这种特殊的导管在导管尖端有 1 个开口、3 个间隔 1mm 的侧孔和额外 3 个轴向间距 4mm 的侧方开口。所有导管开口均位于导管尖端 1.5cm 以内（图 7.14）。

管芯引导的单孔导管

有些型号的硬膜外导管有一根管芯。在使用硬膜外内镜时，通常推荐具有管芯引导不透射线的导管。Vygon（Aachen，德国）是一种可以用到颈椎的带管芯、远端可开口的硬膜外内镜导管（0.6mm × 1.0mm × 900mm/1800mm）。为防止硬脑膜穿孔，导管尖端柔软、圆钝。导管尖部为圆形、黑色，便于内镜控制和导航。内镜下放置聚氨酯导

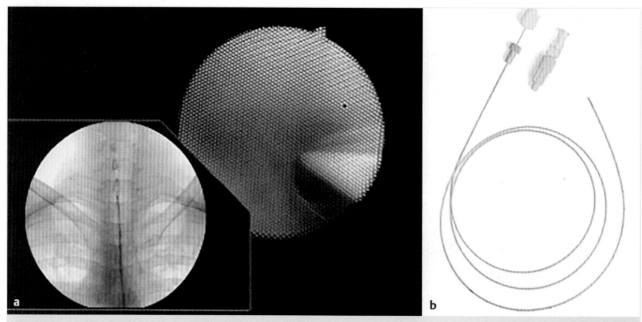

图 7.14 （a）通过硬膜外腔镜的工作通道放置的颈椎硬膜外腔内的导管。（b）Vygon185.101 硬膜外导管，一种开放式尖端、易锁定的内镜硬膜外导管，规格为 0.6mm×1.0mm×1800mm

管需使用导管芯来提供稳定性。为了防止意外的硬膜外损伤或硬脊膜穿孔，要求管芯末端必须在导管尖端 2cm 以内，并且在内镜下是可视的。

这种柔软的、不透光的且有长度标记的聚氨酯导管对温度特别敏感，在硬膜外放置后，能够很好地适应患者的需要，从而使患者非常舒适。

导管远端前 5~15cm 按每 1cm 刻度，并额外在 20cm 处标记。为避免导管阻塞，在导管近端有一个线圈。导管的颜色和对应的刻度使导管在内镜下识别和操作更加容易（图 7.15，图 7.16）。根据我们的经验，这些特殊的导管类似于 Racz®导管，仅适用于弹性硬膜外内镜，其长度从最小 30.5cm 到最大 84.5cm。

临床笔记

- 当到达目标位置时，导管保持在原位，导管芯可通过内镜工作通道从导管中抽出。即使最初导管在正确位置，导管尖端也可能从硬膜外进入蛛网膜下腔或进入硬膜外静脉。之后可能发生意外的椎管内、蛛网膜下腔或静脉的药物误用。通过在内镜下使用管芯引导的导管，几乎不可能出现卷曲打结的情形。
- 使用多孔导管时，一些导管开口正好在硬膜外腔，而其他开口则可能位于血管甚至鞘内。
- 透视下（可硬膜外造影）和内镜下寻找导管都是可以的。

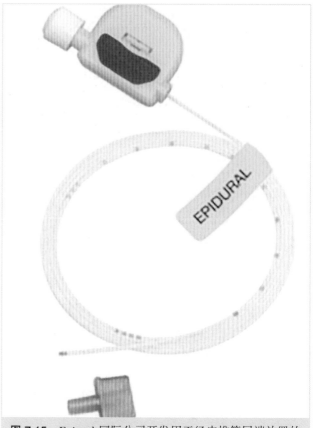

图 7.15 Epimed 国际公司开发用于经皮椎管尾端放置的 Caud-A-Kath 硬膜外导管

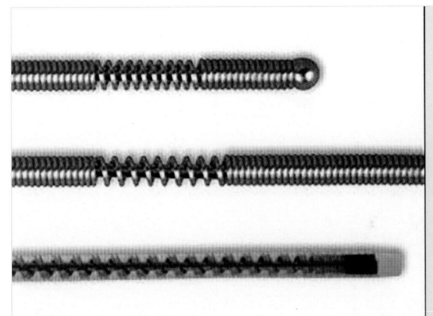

图7.16　不锈钢弹簧增强硬膜外导管（Racz® 导管），可提高强度和管腔通畅性。光滑、圆钝的无涂层弹性尖端

脊髓导管

内镜辅助下放置导管用于鞘内疼痛治疗成为可能。内镜辅助下导管置入的相应指征是先决条件。

对于导管的选择，有大量的厂家提供，包括脊髓导管，如脊髓导管套件 4000 与导入套件（tricumed Medizintech-nik GmbH，Kiel，德国）和各种型号、材质的鞘内导管（Medtronic，Minneapolis，Minnesota；Codman & Shurtleff，Inc.，Raynham，Massachusetts；Arrow International，Inc.，Reading，Pennsylvania）。现有的导管品牌大多采用不透光硅橡胶材质，外径为 1.5~2.5mm。这些硅胶导管的长度范围为 38~104cm，具有更长的保质期，更不易扭结。

鞘内导管（Ascenda 型号 8780/8781）

Ascenda 型号 8780/8781 鞘内导管（Medtronic Inc.，Minneapolis，Minnesota）包括两部分。导管由弹性、柔韧、不透光硅橡胶组成，外径为 1.4mm（4.2 Fr），内径为 0.53mm。远端部分是一个不透射线的封闭尖端。尖端有 6 个侧孔用于输注药物。为了使导管放置更容易，尖端每间隔 1cm 进行刻度。导管腔内的导丝可以提供额外的硬度，并使导管植入过程中更可控（图 7.17）。

临床笔记

- 基于对导管的测量，通过常用的硬膜外腔镜的标准工作通道进行放置脊髓导管有时会出现问题。
- 根据我们的经验，在内镜辅助下置入鞘内导管之前，必须严格选择病例才有可能成功地放置到目标位置。

球囊导管

硬膜外机械性松解是一种内镜辅助的介入治疗，可在球囊导管的帮助下进行。通过导管球囊的扩张，可以机械性松解硬膜外粘连或纤维组织。通过内镜或硬膜外造影可以立即对球囊导管手术效果进行评估。导管球囊扩张效果可以通过针对性地应用硬膜外药物 [硬膜外镇痛治疗（EAT）] 来优化。

Fogarty 球囊导管

Fogarty 球囊导管以 Thomas J. Fogarty 的名字命名，是一种 75cm 长的塑料导管，末端有不同直径的可扩张球囊，最初用于顺性或逆行栓塞切除术。

对于介入内镜辅助的硬膜外松解，2Fr（0.67mm）Fogarty 球囊导管（Edwards life sciences Corp.，Irvine，California）可以填充 0.67mL。未扩张的球囊外径为 1.13mm，扩张后直径为 4.0mm。根据厂家推荐，2Fr Fogarty 球囊导管球囊扩张后的最大拉力为 0.23 kgf（1kgf=9.8N）。

如果没有计划行内镜引导的硬膜外球囊介入治

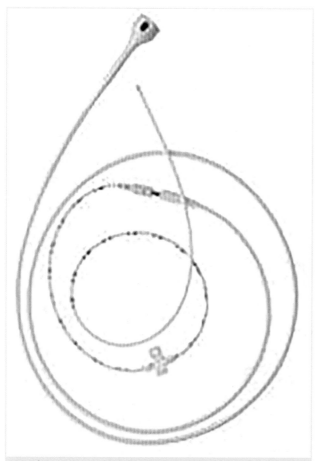

图 7.17　带无缝泵接头的 8731SC 型鞘内导管

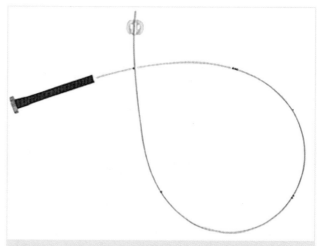

图 7.18　无乳胶不锈钢加强的 Fogarty 球囊导管

破裂。

- 在填充球囊时，必须注入尽可能小的容量，将硬膜内组织（如硬脊膜、后纵韧带或神经结构）表面的侧壁压力和剪切力减小到最小。
- 使用强黏性或含微粒的 X 线造影剂是存在问题的，因为注射到导管球囊的造影剂会导致管道堵塞。若发生这种情况，球囊无法完全回抽并排出所有液体。
- 在内镜直视下，将尚未填充的球囊导管置入硬膜外腔的目标位置，并穿过阻塞的组织。当导管位于理想位置时，可以用无菌生理盐水或造影剂填充球囊（C臂监视下）。
- 当松解粘连或去除阻塞的硬膜外组织时，需在内镜持续观察下小心地回拉充盈的球囊导管。
- 实际的球囊容量要根据对应硬膜外狭窄的程度来调整。球囊填充停止后，Fogarty 球囊导管可以退回。
- 要仔细观察，当去除某些硬膜外紧密的组织时过度牵拉会导致球囊损坏。
- 不可超过厂家建议的最大填充容量和拉力，以降低意外创伤、球囊破裂或管尖脱落的风险。

疗，最大可以使用 7Fr 的导管。为了让球囊更好地成像，建议在有些病例用 X 线造影剂来填充（图7.18，图 7.19）。

无乳胶球囊导管

这种不含乳胶的导管配有硅胶气囊和不锈钢加强的导管壁，具有坚固性、弹性、射线不透性，球囊顶部平滑易于插入。

可操控性纤维光学硬膜外球囊导管（美国专利7273468 B2）

这种球囊导管是专门为神经成形术、粘连的机械性松解和硬膜外内镜直视下的减压手术而开发的。

临床笔记

- 当导管球囊内充满生理盐水时，通常会感到轻微的阻力。如果没有这种阻力，说明球囊可能破裂。
- 在导管尖端在内镜下可见时，可观察到球囊充盈或

超声导管

建议使用神经超声内镜技术（SONO-EDS）来优化神经显微介入手术。

虽然弹性硬膜外内镜可以找到硬膜外及毗邻结构的位置，但是很难评估结构的尺寸和表面的情况，尤其无法评估组织结构的病理变化。为解决以上问题并优化内镜技术，Schütze 将显微微创腔内超声系统［血管内超声（IVUS）］和 3.0/3.4Fr 单轨 30MHz相控阵超声导管整合成硬膜外内镜超声技术并应用于临床（图 7.20，图 7.21）。

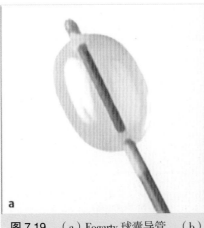
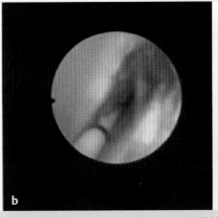
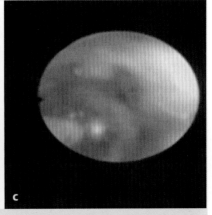

图 7.19 （a）Fogarty 球囊导管。（b）硬膜外腔中的 Fogarty 球囊导管。（c）硬膜外腔内带有填充球囊的 Fogarty 球囊导管

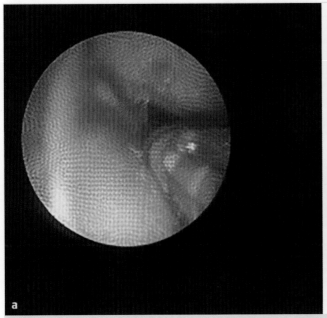
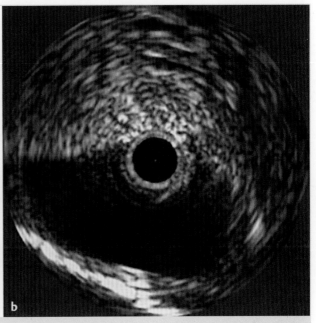

图 7.20 （a）临床使用的超声内镜技术（SONO-EDS）系统。（a）硬膜外腔镜展示血管内超声导管的尖端。（b）硬膜外腔的超声显像

Visions Five-64 导管 F/X

这款血管内超声（EndoSonics，Rancho Cordova，California）的参数有：

- 长度：135cm。
- 单轨的长度：25cm。
- 轴径：远端 3.0Fr，近端 3.4Fr。
- 软盘尖端：12mm。
- 中位频率：30MHz。
- 带宽：10~40MHz。
- 成像速率：30 帧/s。
- 超声元件数量：64 个。
- 聚焦：通过动态孔径阵列电子聚焦。

- 动态范围：68 dB。
- 穿透深度：8mm。
- 分辨率：横向 150~300μm，轴向 80~140μm。

超声探头长 135cm，外径 1.18mm，在其尖端装有一个传感器。传感器组件直径为 1mm，长度为 3mm，包含一个圆柱形超声转换器。这种微型转换器包括圆形集成芯片，由 64 个压电晶体并排而成，依次由电子驱动发射和接收超声波信号。从而形成一个 360° 的二维图像。超声导管系统的轴向分辨率为 0.08~0.14mm，横向分辨率为 0.15~0.3mm。该分辨率取决于神经结构和传感器之间的距离，并随着导管–物体距离的增加而减小。

超声导管通过硬膜外腔镜的工作通道放置。

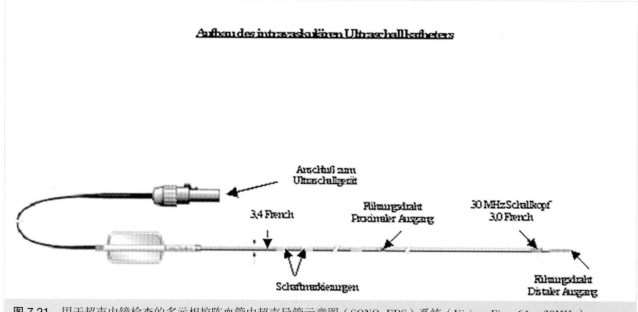

图 7.21 用于超声内镜检查的多元相控阵血管内超声导管示意图（SONO-EDS）系统（Visions Five-64，30MHz）

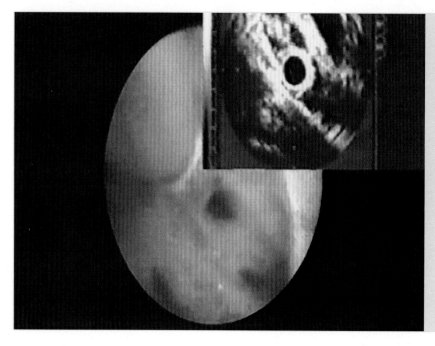

图 7.22 在一台监视器上同时进行硬膜外腔的超声和内窥镜检查（SONO-EDS）（又称画中画技术）。多元相控阵血管内超声导管换能器是在患者的硬膜外腔中是可见的

超声导管与硬膜外内镜设备一起与 EndoSonic 的 Cathscanner 成像系统或 Volcano 公司的超声仪器进行连接（图 7.22）。

IVUS 技术为研究者提供了关于患者硬膜外解剖结构组成的详细信息。IVUS 技术的虚拟组织学图像是在 Volcano 图像控制台和 Eagle Eye Gold IVUS 导管（Volcano corporation，Rancho Cordova，California）的帮助下生成的。超声图像可以实时显示在硬膜外腔镜导管实验室中，以便医生和手术室团队进行手术（图 7.23）。

该技术提供了一种自动测量工具来简化图像，它使用预先定义的颜色编码来显示硬脊膜组织或硬膜外腔特定区域的结构。

7.4.2 电极

每个电极制造商都有不同的用于硬膜外神经调节的产品。电极主要分为棒状（经皮）电极和板式（手术）电极。在众多 2~16 极标准电极型号中，内镜可用的 SCS 电极通常采用棒状电极。

脊髓刺激棒状电极

SCS 棒状电极的长度有 60cm、75cm 或 90cm，统一直径为 1.3mm。刺激极数包括 4 极、6 极、8 极、16 极。对调好的 SCS 刺激阵列，刺激极的配置由长度和距离决定。通过单个或成对的硬膜外电极的排列和 SCS 电极的规划，可以产生简单或复杂的刺激电极阵列。

在电极配置方面，当 Vectris 电极（Medtronic Inc.，Minneapolis，Minnesota）到达 2 个椎体节段时，能够帮助覆盖患者的疼痛区域。通过改变 SCS 电极

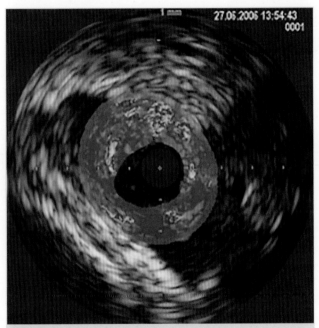

图 7.23　Visions Five-64 F/X 通过超声彩色编码光谱的虚拟组织学分析硬膜外腔的情况

的配置，可以实现所谓的电子重新定位，从而补偿电极垂直运动引起的刺激区域的改变（图 7.24）。

TargetStim 编程工具（Medtronic，Inc.，Minneapolis，Minnesota）使不同刺激极之间的平滑过渡成为可能，能够快速、个体化地实现刺激区域的重新定位（图 7.25）。

多功能电极

在多功能电极（PASHA 电极，OMT GmbH，Frittlingen，德国）的帮助下，既可以进行针对性的硬膜外药物单针或连续应用，还能进行电神经调节，可以进行任何所需频率的神经刺激。推荐应用于硬膜外背外侧。

常规的操作难于到达有些解剖结构，如骶神经节或胸脊神经根。内镜引导下多功能电极放置适合这种情况。内镜引导下硬膜外放置电极使脊髓后根和后角的精确刺激成为可能（图 7.26，图 7.27）。

带有光热传感器的 PASHA 多功能电极直径为 4Fr（1.38mm），有两种型号，PC4-30（长度 30cm）和 PC4-60（长度 60cm）。配备若干电极长度为 3mm、电极间距为 4mm 的双极电极。导管容积为 112μL 或 225μL。管芯直径为 0.34mm，长度为 427mm 或 727mm。

PASHA 多功能电极提供：
- 通过感官刺激精确定位。
- 多个有针对性的测试封锁。
- 通过脉冲射频（RF）功率进行神经电调节。
- 硬膜外药物治疗（EAT）。

在内镜辅助下将多功能电极按上述方法精确

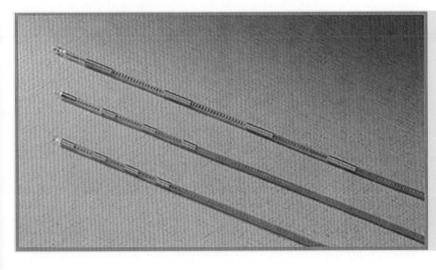

图 7.24　脊髓棒状刺激电极，放置后允许进行全身 MRI 扫描

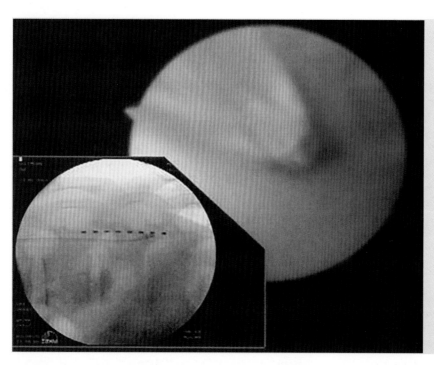

图 7.25 硬膜外腔镜辅助下脊髓电极（8极）置入胸椎硬膜外背侧间隙

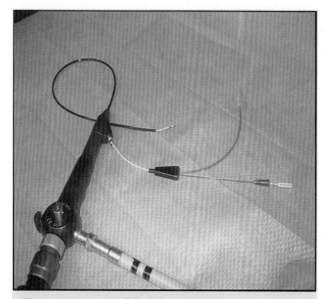

图 7.26 PASHA 硬膜外腔镜多功能电极

地置于硬膜外，能够准确无误地产生相应的电场。电极通过硬膜外腔镜的直径 3.5mm 的工作通道置入到硬膜外目标区域。硬膜外脉冲射频可以实施短时功率的脉冲（0.1–0.7W by Neuro N50， Radimed Gesellschaft fur Kommunikation dienstleistungen und Medizintechnik mbH， Bochum， Germany）

R–ResAblator 硬膜外腔镜检查

Raffaelli 和 Righetti 报道了使用了一种称为

R–ResA–blator 的硬膜外腔镜高频技术方法用于治疗患者。作者发现这种 RF 硬膜外腔镜比传统硬膜外腔镜或常规手术有更大的治疗价值。

7.5 结论

以上描述和展示的医疗产品是我们已使用的。当选择脊柱内镜工具时，也可选择本文未提及的类似产品。

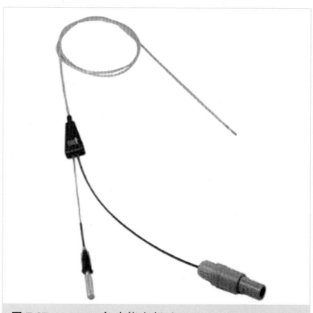

图 7.27 PASHA 多功能电极（Courtesy of OMT GmbH, Frittlingen， Germany）

参考文献

[1] Oxford Health Plans LLC. Epiduroscopy, Epidural Lysis of Adhesions and Func-tional Anesthetic Discography: Clinical Policy. Oxford Health Plans; 2015:9 https://www.oxhp.com/secure/policy/epiduroscopy_epidural_lysis_of_adhe-sions_and_functional_anesthetic_discography.pdf.

[2] Manchikanti L, Falco FJ, Singh V, et al. An update of comprehensive evidence-based guidelines for interventional techniques in chronic spinal pain. Part I: introduction and general considerations. Pain Physician. 2013; 16(2) Suppl: S1–S48.

[3] Boswell MV, Trescot AM, Datta S, et al. American Society of Interventional Pain Physicians. Interventional techniques: evidence-based practice guide-lines in the management of chronic spinal pain. Pain Physician. 2007; 10(1):7–111.

[4] Schütze G. Epiduroscopy [multilingual DVD-ROM]. Tuttlingen, Germany: Karl Storz; 2006.

[5] Wildsmith JAW, Armitage EN. Principles and Practice of Regional Anaesthesia. 2d ed. London, UK: Churchill Livingstone; 1987.

[6] Schütze G. Interventionelles Schmerzmanagement; Bildgestützte Verfahren zur Diagnostik und Therapie rückenmarksnaher Schmerzsyndrome-Spinale Endoskopie, pharmakologische und elektrische Neuromodulation. Bremen, Germany: UNI-MED Verlag AG; 2011.

[7] Schütze G. Epiduroskopie. Ein praxisorientierter Leitfaden zur epiduroskopi-schen Diagnostik und Therapie rückenmarksnaher Schmerzsyndrome. Len-gerich, Germany: Pabst Science Publishers; 2006.

[8] Ruetten S, Meyer O, Godolias G. Endoscopic surgery of the lumbar epidural space (epiduroscopy): results of therapeutic intervention in 93 patients. Minim Invasive Neurosurg. 2003; 46(1):1–4.

[9] Ruetten S, Meyer O, Godolias G. Application of holmium:YAG laser in epi-duroscopy: extended practicabilities in the treatment of chronic back pain syndrome. J Clin Laser Med Surg. 2002; 20(4):203–206.

[10] Schütze G, Kurtze H. Percutaneous investigation of the epidural space using a flexible endoscope; A contribution to epiduroscopy. Reg Anesth Pain Med. 1993; 18:24.

[11] Koch T, Hübler M. Thorakale epidurale Anästhesie und Analgesie. München, Germany: Arcis Verlag GmbH; 2003.

[12] Prithvi Raj P. Interventional Pain Management: Image-Guided Procedure. Philadelphia, PA: Saunders Elsevier; 2008.

[13] Jerosch J, Steinleitner W. Minimal-invasive Wirbelsäulen-Intervention. Köln, Germany: Deutscher Ärzte-Verlag Köln; 2005.

[14] Schütze G. .Epiduroscopy—Spinal Endoscopy. New York, NY: Springer-Verlag; 2008.

[15] Raffaeli W, Righetti D. Surgical radio-frequency epiduroscopy technique (R-ResAblator) and FBSS treatment: prel.

第8章　硬膜外腔镜的临床适应证和注意事项

Sing-Ong Lee，Billy K. Huh

8.1　概述

硬膜外腔镜可直接显示硬膜外腔的解剖结构（图8.1）。通过结合硬膜外腔镜透视和放大特性（图8.2），可以非常清楚地显示硬膜外腔病变情况，无须手术探查。除了诊断功能外，内镜的机械作用可用于松解粘连，内镜下手术器械的工作通道允许靶向注射治疗药物（图8.3）。

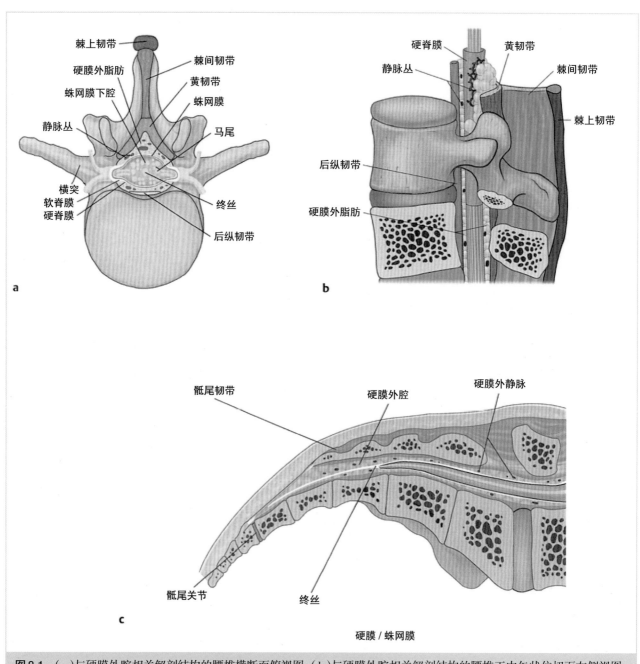

图8.1　（a）与硬膜外腔相关解剖结构的腰椎横断面俯视图。（b）与硬膜外腔相关解剖结构的腰椎正中矢状位切面左侧视图。（c）骶骨正中矢状面解剖结构与硬膜外腔的关系

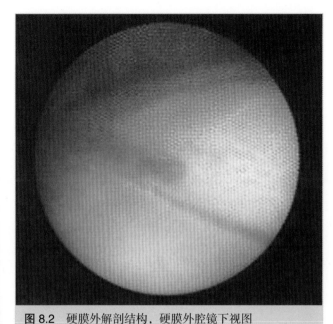

图 8.2 硬膜外解剖结构，硬膜外腔镜下视图

8.2 适应证

硬膜外腔镜的适应证是用于脊柱病理学诊断和治疗。活检可进行组织病理学或组织化学分析。如冲洗、粘连松解、直接注射治疗药物等有效的治疗手段可以通过硬膜外腔镜轻易完成。此外，在进行微创脊柱手术如椎间盘切开术和植入脊髓刺激器时，硬膜外腔镜也是有用的工具。

硬膜外腔镜的主要适应证如下：

- 保守疗法无效的慢性顽固性背痛。
- 轴性背痛伴神经根病。
- 腰椎管狭窄症。
- 颈椎间盘病变伴神经根病。
- 椎板切除术后综合征。
- 硬膜外粘连。
- 背部手术失败综合征。

- 侵袭性手术后硬膜外纤维化的诊断。

8.3 禁忌证

硬膜外腔镜的禁忌证类似于硬膜外麻醉的禁忌证，归纳如下：

- 有出血倾向或凝血功能障碍。
- 穿刺部位存在全身或局部感染。
- 伴有颅内压增高的神经系统功能疾病。
- 低心输出量的严重心血管疾病。
- 脑血管病、肾、肝功能不全。
- 严重腰椎间盘突出伴马尾综合征。
- 患者拒绝接受手术。
- 怀孕期。
- 视网膜疾病。
- 严重呼吸功能不全（慢性阻塞性肺疾病）。
- 影响知情同意的精神疾病。
- 患者不能保持俯卧位超过 60min。

8.4 注意事项和并发症

在进行手术之前，应获得详细的书面知情同意。应该解释该手术的潜在益处和风险，包括减轻疼痛、增加颅内压、肠和膀胱功能障碍、S2~S4 区感觉障碍，以及所有其他与该手术相关的并发症。

按照流程规范，术后应该检查患者的感觉和运动功能，以确保安全出院。建议卧床休息几天。术后如有需要可为患者开具抗生素、止痛药和消炎药。

虽然硬膜外腔镜手术通常来说是一种安全的手术，但它仍有潜在的并发症。一些可能的并发症如下：

- 硬膜撕裂穿孔所致的头痛。
- 硬膜外血肿。

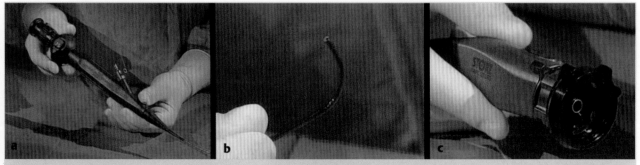

图 8.3 （a）硬膜外腔镜。（b）可操纵的尖端。（c）光源和摄像机

- 硬膜外损伤。
- 神经根放射痛。
- 膀胱和直肠功能障碍。
- 感染：脑膜炎、硬膜外脓肿。
- 神经功能障碍（如意识模糊、虚弱）。
- 显影剂和治疗药物的不良反应。

参考文献

[1] Heavner J, Chokhavatia S, Kizelshteyn G. Percutaneous evaluation of the epidural and subarachnoid space with a flexible fiberscope. Reg Anesth. 1991;15(1):85.

[2] Saberski LR, Kitahata LM. Direct visualization of the lumbosacral epidural space through the sacral hiatus. Anesth Analg. 1995;80:839-840.

[3] Geurts JW, Kallewaard JW, Richardson J, Groen GJ. Targeted methylprednisolone acetate/hyaluronidase/clonidine injection after diagnostic epiduroscopy for chronic sciatica: a prospective, 1-year follow-up study. Reg Anesth Pain Med. 2002; 27(4):343–352.

[4] Igarashi T, Hirabayashi Y, Seo N, Saitoh K, Fukuda H, Suzuki H. Lysis of adhesions and epidural injection of steroid/local anaesthetic during epiduroscopy potentially alleviate low back and leg pain in elderly patients with lumbar spinal stenosis. Br J Anaesth. 2004; 93(2):181–187.

[5] Manchikanti L, Boswell MV, Rivera JJ, et al. [ISRCTN 16558617] A randomized, controlled trial of spinal endoscopic adhesiolysis in chronic refractory low back and lower extremity pain. BMC Anesthesiol. 2005; 5:10.

[6] Avellanal M, Diaz-Reganon G. Interlaminar approach for epiduroscopy in patients with failed back surgery syndrome. British Journal of Anaesthesia. 2008;101(2):244–249.

[7] Schütze G. Epiduroscopy–Spinal Endoscopy. Springer. Germany 2008.

[8] Eser O. Özer AF. Epiduroscopy. Minimally Invasive Procedures in Spine Surgery. 2015:237–242. Available online at: http://www.turknorosirurji.org. tr/TNDData/Books/344/6d-epiduroscopy.pdf.

第 9 章　硬膜外腔镜下经骶管裂孔手术入路

Paulo Pereira，Pedro Monteiro

9.1　概述

　　与腰椎硬膜外类固醇注射一样，硬膜外腔镜技术也可以采用不同的手术入路，即尾侧、经椎间孔和经椎板间入路。自从 Saberski 和 Kitahata 描述了骶管裂孔硬膜外腔镜进入腰椎管的手术方法，这也成为大多数外科医生所喜欢的手术方法，原因在于硬膜穿刺的风险较低。

9.2　步骤 1: 体位和术前准备

- 手术在无菌条件下在手术室或干预室进行。
- 可使用适当的预防性抗生素（如术前 30min 静脉注射 1g 头孢唑林）。
- 建议术中监测，包括心电图、无创血压、脉搏血氧仪。
- 在清醒镇静下使用咪达唑仑（静脉滴注初始剂量 0.04mg/kg，必要时滴注 1mg，最大剂量不超过

6mg）。在整个过程中，如果需要，静注芬太尼进行全身镇痛。患者必须能够在整个过程中提供反馈。

- 患者俯卧位于可透视手术台上。在腹部下放置一个软枕，以减少腰椎前凸和腰骶角（图 9.1）。在患者踝部肢体受压处使用额外的护垫，以提高患者的舒适度。
- 腰骶部、尾骨、臀部皮肤准备，腰骶部、尾骨、臀部皮肤准备，肛周使用纱布覆盖以防止抗菌药物对黏膜的刺激。手术区域干燥后，在骶管裂孔区域铺无菌洞巾，贴覆透明薄膜（图 9.2）。

9.3　步骤 2: 术前计划和麻醉

- 套上无菌 C 臂套后，拍摄侧位片定位骶管裂孔。
- 使用 2% 利多卡因，选用 23 号皮下针进行骶管裂孔上方皮肤和皮下组织的局麻操作（图 9.3）。选用 22 号 Quincke 型脊柱针将 2% 利多卡因经骶

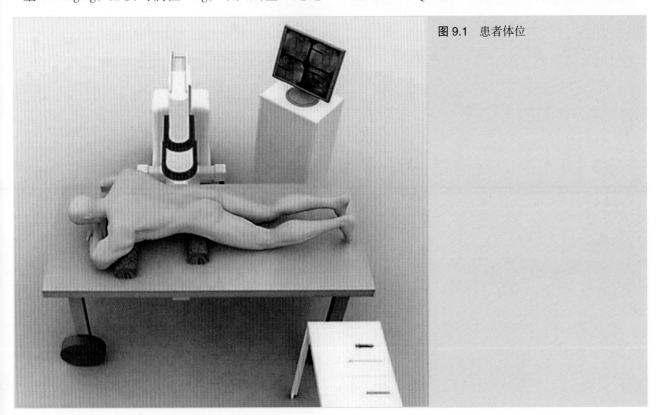

图 9.1　患者体位

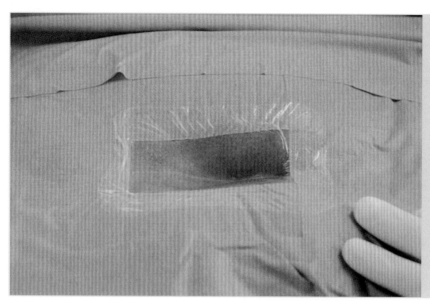

图9.2 铺巾后的术野

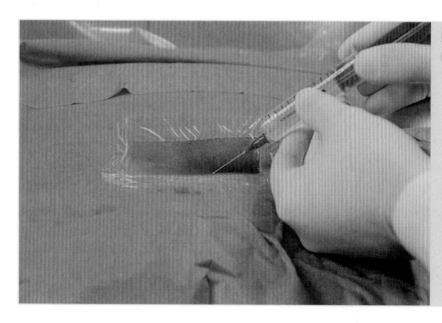

图9.3 骶管裂孔上方皮肤和皮下组织的局部麻醉

管裂孔注射至骶管远端，总共注射约10mL（图9.4）。

9.4 步骤3: 穿刺技术和硬膜外腔造影术

- 侧位透视下，使用18号Tuohy针经骶管裂孔插入骶管（图9.5）。确定皮肤进针点，并确保在针和骶管之间有一个小的倾角（通常在骶管裂孔尾端2~4cm，图9.6）。
- 注射非离子型造影剂可确定针头位置（如:Ultravist 240，Bayer Schering Pharma A.G.）。

9.5 步骤4: 设置硬膜外腔镜入路

- 撤回Tuohy针，将"J丝"柔性导丝通过管腔引入骶管直至S3水平（图9.7）。
- 用11号手术刀片以皮肤穿刺点为中心做一个长4mm手术切口。将Tuohy针轻轻地取下，并确保导丝固定在位（图9.8，图9.9）。
- 用刚性塑料扩张器套住导丝，注意避免导丝扭折（图9.10，图9.11）。最后，取下扩张器和导丝（图9.12）。

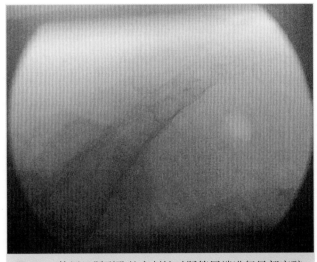

图9.4　使用经骶裂孔的穿刺针对骶管尾端进行局部麻醉

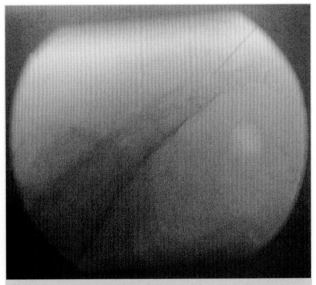

图9.5　Tuohy针穿过骶管裂孔

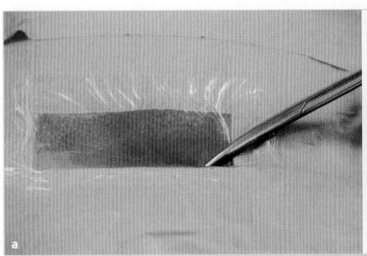

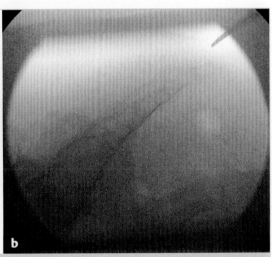

图9.6　（a，b）侧位透视定位皮肤穿刺点

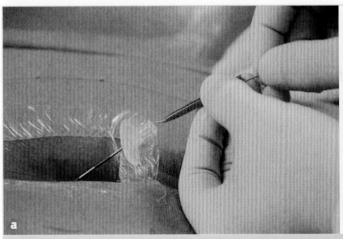

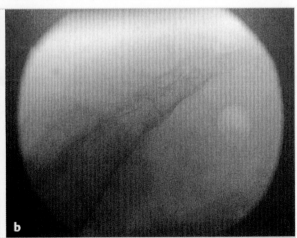

图9.7　（a，b）顺着Tuohy针插入导丝

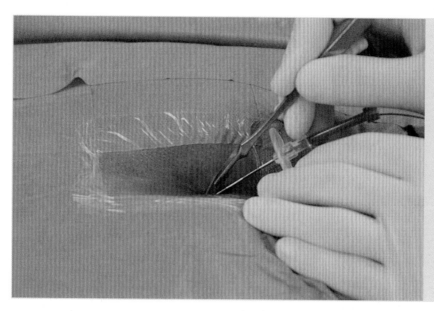

图 9.8 扩大皮肤切口

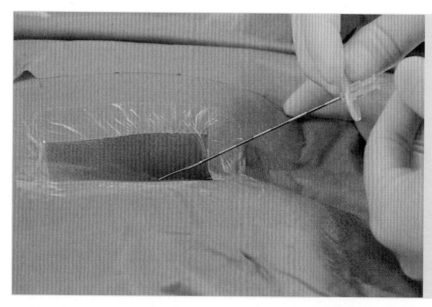

图 9.9 小心拔出 Tuohy 针，避免拉扯带出导丝

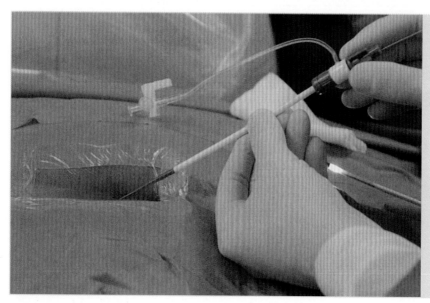

图 9.10 顺导丝将塑料扩张器插入骶管

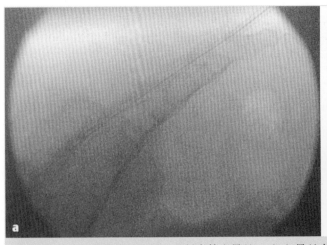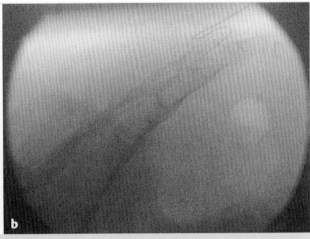

图 9.11 （a）骶管内扩张器、塑料套管和导丝。（b）导丝在骶管裂孔处扭折

图 9.12 移除塑料扩张器和导丝

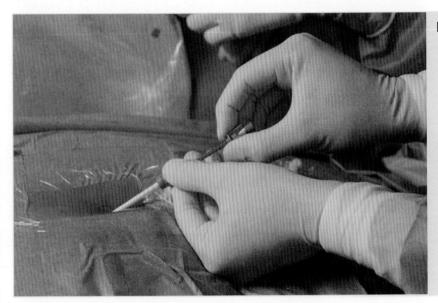

9.6 步骤 5: 硬膜外腔镜入路

- 应从市面上出售的几种型号中选择合适的外膜镜。该装置应是无菌的，可弯曲的，可操纵的，并包含至少两个内部操作通道（一个用于可操控的光学照明和药物灌注，另一个用于工作工具的置入）。

- 调整焦距、亮度和白平衡后，将硬膜外腔镜引入塑料套管中，缓慢推进硬膜外腔，使用小剂量生理盐水扩大硬膜外腔，使硬膜外腔清晰可见（图 9.13）。

- 硬膜外腔镜在刚进入骶管内时，可以看到硬膜外脂肪组织，通常伴有特征性的少血管征象（图 9.14）。

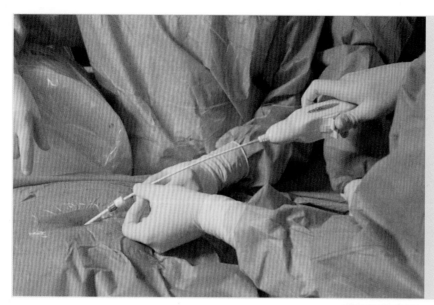

图 9.13　硬膜外腔镜沿塑料套管进入椎管

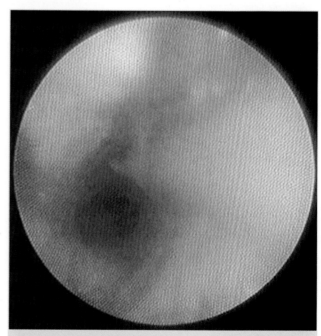

图 9.14　骶管的硬膜外腔镜下视图，图示右侧具有硬膜外脂肪、少量小动脉血管和末梢终丝的特征

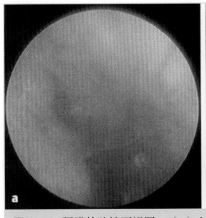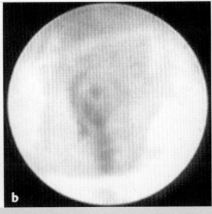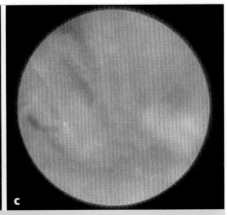

图 9.15　硬膜外腔镜下视图。（a）上部和右侧硬脊膜，中央疏松纤维组织，左侧硬膜外脂肪。硬脊膜表面和硬膜外间隙可见小动脉。（b，c）硬膜外纤维化

- 随着内镜向头端方向推进，可以看到硬脊膜、神经根、硬膜外血管，尤其是术后患者，可以看到硬膜外纤维化和炎症组织（图 9.15）。
- 内镜在椎管内的位置由透视成像引导并确认，通常是在正位透视下进行（图 9.16）。
- 尸体解剖显示了硬膜外腔镜在背侧硬膜外腔的解剖位置（图 9.17a）。透视证实了外膜镜的位置（图 9.17b）。硬膜外腔镜可位于硬膜外腔的背侧或腹侧（图 9.18，图 9.19）。

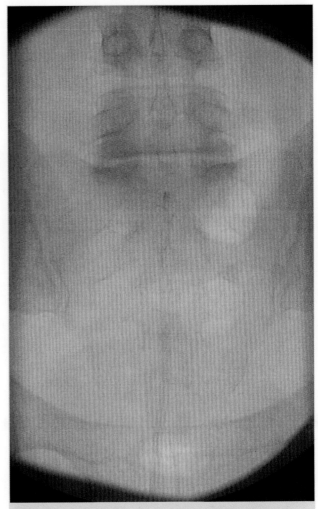

图 9.16　正位透视图，在 S1 水平显示硬膜外腔镜尖端

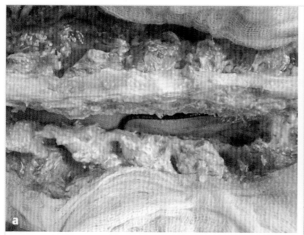
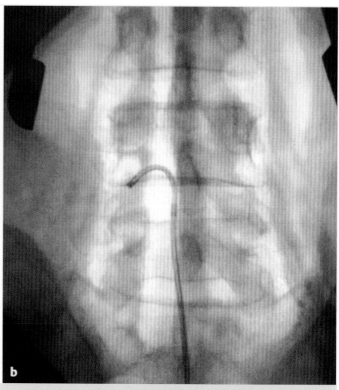

图 9.17 （a）左侧 L3~L5 半椎板切除术后腰椎尸体解剖。硬膜外腔镜的尖端位于硬膜外背侧，L4~L5 左侧神经根孔。（b）左侧 L3~L5 半椎板切除术后尸体解剖腰椎的前后透视图。硬膜外腔镜的尖端位于 L4~L5 左侧神经根孔的硬膜外间隙

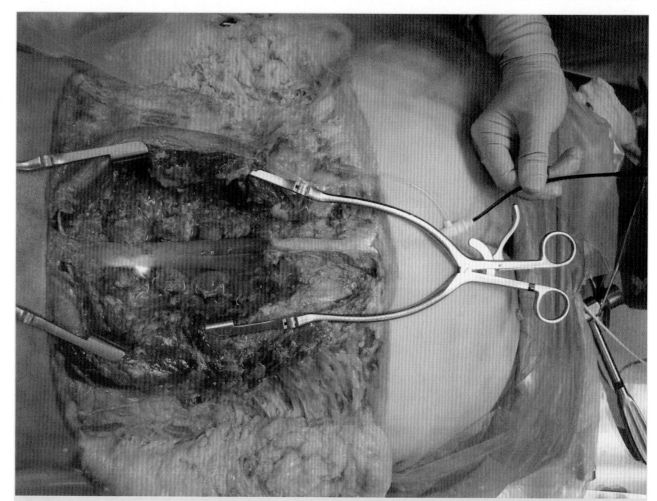

图 9.18 L1~L5 椎板切除术后，骶骨近端无遮挡的尸体解剖图示。硬膜外腔镜尖端位于硬膜外背侧 L1~L2 左侧神经根孔处。图的右侧可见经皮穿刺处

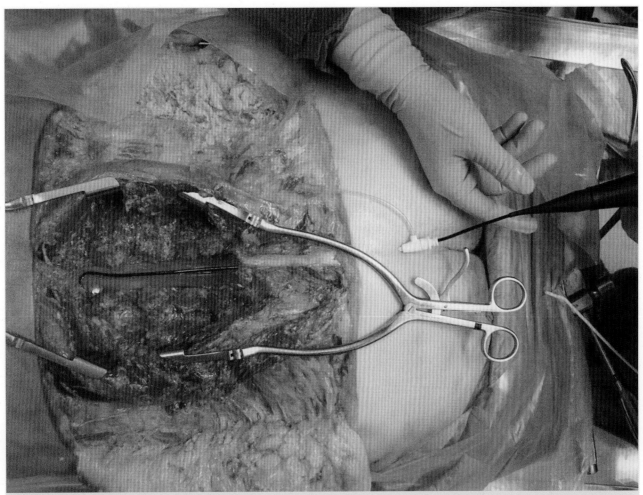

图 9.19　L1~L5 椎板切除术后，骶骨近端无遮挡的尸体解剖图示。硬膜外腔镜尖端位于硬膜外腹侧 L2~L3 左侧神经根孔处

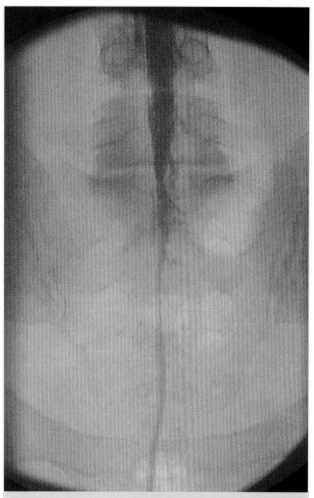

图9.20 在S1~S2水平注射造影剂的硬膜外成像透视图，显示椎管内造影剂向上弥散情况良好

9.7 步骤6: 硬膜外造影术

- 当硬膜外腔镜尖端达到S1~S2水平时，进行硬膜外造影，注射5~10mL非离子造影剂（如:Ultravist 240，Bayer Schering Pharma A.G；图9.20）。

- 正常硬膜外造影显示造影剂穿过椎管，并通过神经根周围的椎间孔排出，形成典型的"圣诞树"征（图9.21）。

- 当椎管内存在广泛的硬膜外纤维化时，在病变受累节段之后造影剂的扩散受到阻碍，在硬膜外腔镜检图上可出现"停止"征（图9.21）。如果纤维化阻塞了椎间孔的硬膜外间隙，在神经根周围的造影剂扩散上也可以看到"停止"征。

- 在手术过程中硬膜外造影提供了与患者主诉、既往磁共振影像和内镜检查结果相结合的有效信息。

- 在手术结束时可以重复进行硬膜外造影，以比较和

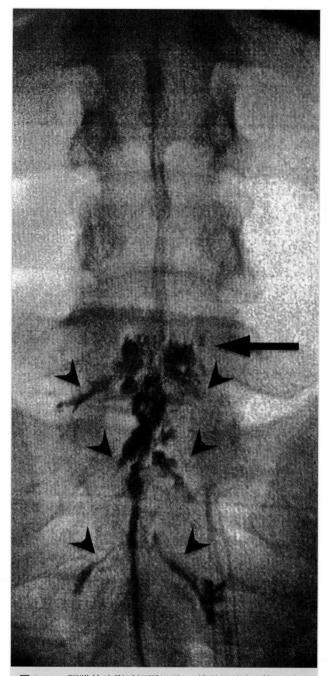

图9.21 硬膜外造影透视图显示L5椎弓根处有"停止"征，造影剂没有向上弥散（黑色箭头）。L5、S1和S2神经根硬脊膜周围的造影剂可见弥散（箭头），形成"圣诞树"征

评估粘连松解的效果。

9.8 步骤7: 硬膜外腔镜检查

- 在硬膜外腔镜检查中，根据患者的临床表现、术前影像、术中发现、干预目的和医生的选择，可以

进行相应的诊断和治疗。

- 从诊断的角度来看，除了显示硬膜外结构和相关病变组织外，还可以使用硬膜外腔镜或 Fogarty 导管的尖端探查不同的解剖结构，寻找与患者日常疼痛相一致的区域（硬膜外疼痛激发试验；图9.22）。此外，内镜下活检可以获取样本组织以用于不同的研究中（图9.23）。

- 作为一种治疗工具，硬膜外腔镜检查中可以通过使用大量生理盐水冲洗硬膜外腔，稀释或清除其内

的促炎细胞因子。在硬膜外腔镜视图下，也可以对病变组织和引起疼痛的区域组织进行粘连松解和注射治疗药物的操作。

9.9 步骤 8: 完成操作、闭合切口

- 硬膜外手术完成后，取出硬膜外腔镜和塑料套管，用可吸收手术线缝合切口，用无菌敷料覆盖（图9.24）。

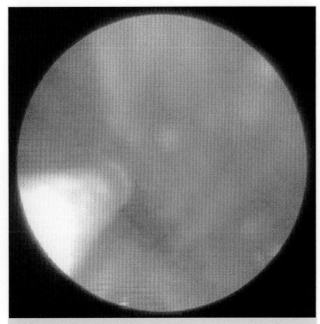

图 9.22 硬膜外疼痛激发试验

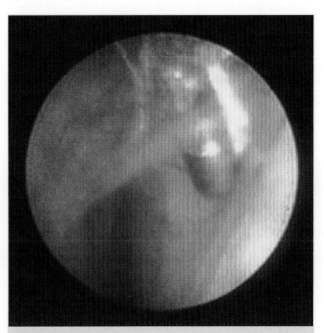

图 9.23 内镜活检钳

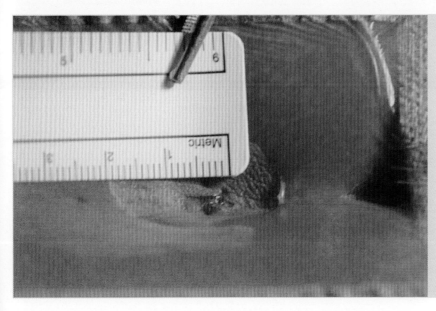

图 9.24 皮肤切口缝合

9.10 相关骶骨解剖学

- 骶骨：
  - 5 节融合的骶骨，向背侧凸起，外侧与 2 块髂骨相连，头端通过椎间盘和关节突关节与 L5 相连，尾端与尾骨相连。
  - 有 4 对孔，它们实际上是骶神经离开骶管的通道。后孔比前孔小，包含骶神经的背侧主支，前孔通过 S1~S4 神经的腹侧主支。
- 骶管裂孔：
  - 骶管后壁中线处倒 U 形开口，约在 S4~S5 水平，内侧受骶角所限（下关节突向下突出的残余部分）。
  - 骶尾骨后韧带覆盖。
- 骶管：
  - 腰椎管尾部延伸至骶管裂孔。
  - 硬膜囊尾端，通常在 S1 和 S3 水平之间。
  - S1~S4 神经根从各自节段水平的前、后孔穿出，S5 和尾神经从骶管裂孔穿出。
  - 硬膜外静脉丛，多位于胃前方，止于 S4 水平。
  - 脂肪组织占据了骶管剩余的大部分空间。

参考文献

[1] Saberski LR, Kitahata LM. Direct visualization of the lumbosacral epidural space through the sacral hiatus. Anesth Analg. 1995; 80(4):839–840.

[2] Kallewaard JW, Vanelderen P, Richardson J, Van Zundert J, Heavner J, Groen GJ. Epiduroscopy for patients with lumbosacral radicular pain. Pain Pract. 2014; 14(4):365–377.

[3] Pereira P, Severo M, Monteiro P, et al. Results of lumbar endoscopic adhesiolysis using a radiofrequency catheter in patients with postoperative fibrosis and persistent or recurrent symptoms after discectomy. Pain Pract. 2016; 16 (1):67–79.

[4] Schuetze G. Epiduroscopy for diagnosis and treatment of spinal pain syndromes. In: Medimond International Proceedings. 12th International Pain Clinic Congress of the World Society of Pain Clinicians. Turin, Italy; 2006:215–221.

[5] Beltrutti D, Groen GJ, Saberski L, et al. Epiduroscopy – Consensus Decision. World Initiative on Spinal Endoscopy (WISE). Graz, Austria; 2006. Available online at http://www.epiduroscopia.com/consensus2006.pdf.

[6] Bosscher HA, Heavner JE. Incidence and severity of epidural fibrosis after back surgery: an endoscopic study. Pain Pract. 2010; 10(1):18–24.

[7] Bosscher HA, Heavner JE. Lumbosacral epiduroscopy findings predict treatment outcome. Pain Pract. 2014; 14(6):506–514.

第 10 章　硬膜外腔镜下经椎间孔及经椎板间手术入路

Alan David Kaye，Diana Mekler，Adam Shomstein，Richard D. Urman

10.1　概述

　　硬膜外腔镜技术可以解决背部手术失败后引起的慢性背部疼痛，这也是其重要的一个手术适应证。几乎 100% 的慢性根性疼痛患者接受硬膜外腔镜检查显示存在纤维化病变。这些患者瘢痕组织的高患病率使人们对使用硬膜外腔镜进行粘连松解，以去除纤维化并可能减轻与受影响神经刺激相关的疼痛产生了兴趣。并且，该技术还可以将皮质激素输送到特定的部位。近年来，经椎板间入路和经椎间孔入路的硬膜外腔镜技术得到了发展和完善（图 10.1）。然而，上述两种入路并没有被广泛应用，特别是在美国，并且关于两种入路的优势对比的文献报道也相当有限。硬膜外腔镜技术更常用于硬膜外松解和椎间盘切除。粘连引起疼痛的重要性在外科医生中并没有取得一致性的认同。粘连是愈合过程的一部分，在

每一个手术中都会发生，但并非每一个手术或者说并非绝大多数脊柱手术都有粘连引起的疼痛。此外，还应注意的是，神经根症状的严重程度与椎间盘突出的严重程度之间可能缺乏相关性。

　　在过去的 10 年中，有大量的关于硬膜外腔镜下骶尾椎管入路的文献报道。最近，硬膜外腔镜手术入路拓展了应用范围，尝试通过使用更小手术器械完成经椎间孔入路和经椎板间入路的手术技术。经椎板间入路由于部分需要使用大号针头，所以并不常用。没有受过外科训练的介入疼痛专家很少使用这些技术，因为其复杂性需要术者掌握更熟练的外科技巧，否则会导致医疗失误的风险呈指数级增加。本章重点介绍这些新技术，并为对这些方法感兴趣的人提供了手术技术概述。每一个硬膜外间隙都可以观察到粘连，但并非所有粘连都与疼痛相关联。冲洗硬膜外腔可以暂时缓解炎症引起的疼痛。此外，

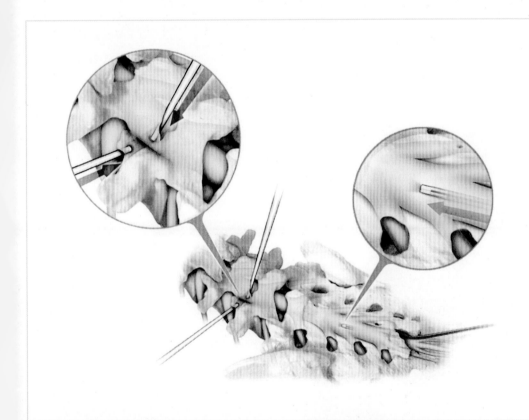

图 10.1　硬膜外腔镜的不同入路包括经骶管裂孔、经椎间孔和经椎板间入路

在不使用硬膜外腔镜的情况下，可以通过尾侧硬膜外阻滞达到缓解疼痛的目的。

10.2 经椎间孔入路

经椎间孔入路容易进入硬膜外间隙，无须破坏关节突关节或去神经支配多裂肌和骶棘肌。硬膜外腔镜下经椎间孔手术入路也可以为观察椎间盘和椎间孔提供最微创的手术通道，以检查或治疗绝大多数引起疼痛的病变组织。Gore 和 Yeung 所描述的经椎间孔入路的适应证包括去除背部手术失败所致的椎间孔纤维化、椎间孔和椎间孔外狭窄、椎间孔骨赘病和纤维环撕裂所致的盘源性腰痛。Yeung 和 Gore 还指出，椎间孔入路的绝对理想适应证是椎间孔和椎间孔外的椎间盘突出和椎间盘炎。

10.2.1 术前准备

术前是否给予患者适度镇静取决于外科医生的选择，但这在很大程度上是有必要的。经验丰富的内镜外科医生为了在手术过程中从患者那里获得更多的反馈，从而使用越来越少的镇静措施，这是一个安全举措，也是在手术过程中严密监测手术进程以期获得最佳疗效的必要条件。回顾文献，无论使用 14 号或是 18 号针头，都可用于局部麻醉的实施，以保证手术的顺利进行与患者的术中舒适度。

在手术过程中，必须保持患者时刻处于意识清醒的状态，从而可以得到患者的反馈，这样术者才可以判断所看到的组织结构是否诱发疼痛，也避免了误伤神经结构所导致的灾难性后果。一般情况下，手术前半小时静脉注射咪达唑仑 1~2mg。此外，术前 15min 静脉注射芬太尼（25~50μg），术中持续间接性给药。在极少数患者中，也可以采用异丙酚小剂量［25~50μg/（kg·min）］静脉注射的方法，以维持一个均一的麻醉平面，达到术中适度镇静的效果。

10.2.2 手术过程

步骤 1：定位

● 患者俯卧于手术台上，并确保患者在整个手术过程中感到舒适（图 10.2）。通过术前 CT 或 MRI 确定神经根管的位置，标记皮肤进入位置（图 10.3）。

步骤 2：局部麻醉

● 使用 2mL 1% 的利多卡因打一皮丘。在透视引导下，采用后外侧入路，使用一根大约 18cm 长的 18 号脊柱穿刺针沿术前预定的路线进行穿刺，穿刺的同时均匀地给予 10mL 1% 利多卡因（图 10.4）。

步骤 3：经椎间孔硬膜外入路

● 在此步骤可先进行硬膜外麻醉以进一步减轻疼痛感。首先，将一根 20 号的脊柱穿刺针插入硬膜外

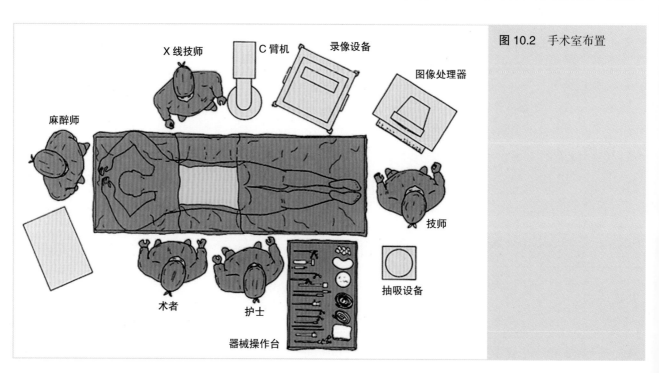

图 10.2　手术室布置

X 线技师　　C 臂机　　录像设备

图像处理器

麻醉师

技师

术者　　护士

抽吸设备

器械操作台

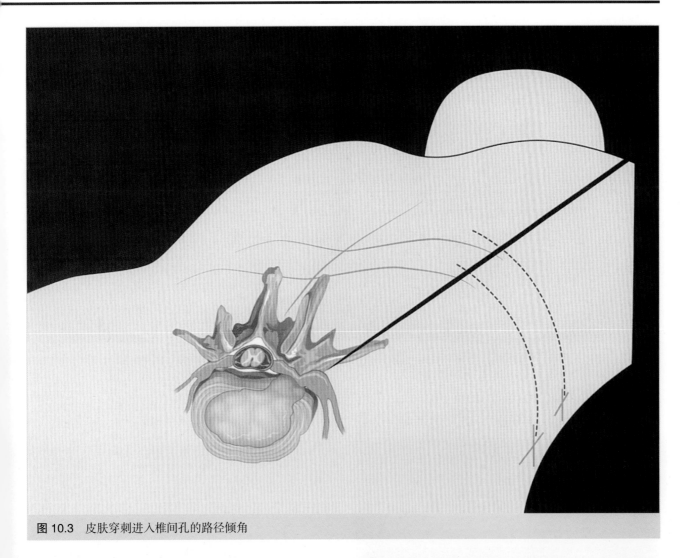

图 10.3 皮肤穿刺进入椎间孔的路径倾角

腔。透视证实了神经根管的路径（图 10.5）。穿刺针直接朝椎间孔区域方向穿刺（图 10.6），直至正位透视显示针的尖端应位于硬膜外腔的相应节段椎弓根中线处（图 10.7a），侧位透视显示针尖位于椎间孔的下方（图 10.7b）。拔出导针后，将导丝穿入（图 10.8）。通过透视确定导丝的位置（图 10.9）。将脊柱穿刺针从导丝上取下（图 10.10），将 14 号 Tuohy 针穿过导丝（10.11）。透视确定 Tuohy 针的位置（图 10.12）。取下 Tuohy 针，用 15 号刀片扩大皮肤切口（图 10.13）。沿导丝置入扩张器（图 10.14），并在透视下进行确认（图 10.15）。然后取出导丝，注入造影剂，确认是否处于准确的位置（图 10.16，图 10.17）。

步骤 4：扩张器和鞘的置入。

● 导丝通过扩张器重新插入（图 10.18）。导丝就位后，取出扩张器（图 10.19），置入带鞘的扩张器

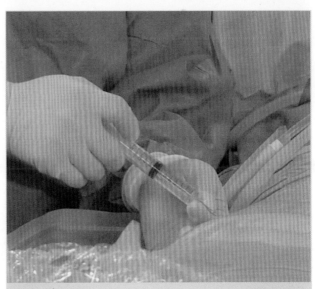

图 10.4 确定皮肤进入点。沿脊柱穿刺针的路径进行局部麻醉

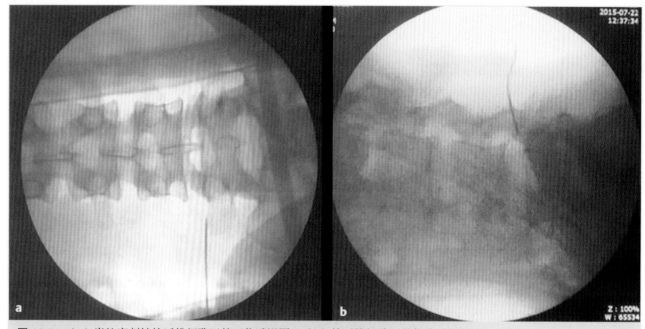

图 10.5　（a）脊柱穿刺针接近椎间孔区的正位透视图。（b）接近椎间孔区的侧位透视图

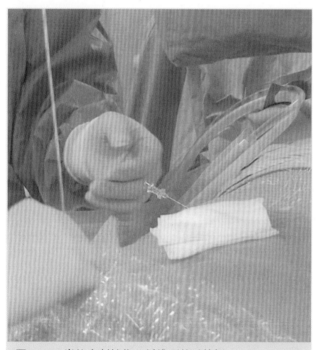

图 10.6　脊柱穿刺针位于纤维环的后外侧

（图 10.20）。透视确认扩张器和鞘的位置（图 10.21）。取出扩张器和导丝，使鞘保持原位（图 10.22）。

步骤 5：置入硬膜外腔镜

● 将硬膜外腔镜经鞘插入（图 10.23）。如果患者主诉有神经刺激症状，可移动鞘套以避开出口根。

硬膜外腔镜已就位可进行探查操作（图 10.24）。手术完成后，缓慢撤出套管和硬膜外腔镜，动作轻柔避免损伤神经根。

10.3　经椎板间入路

经椎板间入路是一种常规手术入路，术者应用此入路完成开放手术或在显微镜或内镜的辅助下完成微创手术。内镜的优点是套管更小，方便移动。此入路被认为是"金标准"，是一种众所周知的腰椎手术入路。在行硬膜外腔镜检查时，无须采用经椎板间入路。硬膜外腔镜检查通常采用经尾侧入路，但该入路对于许多患者来说存在痛感；因此，有些医生尝试利用经椎板间入路的方法。然而，由于需要大的穿刺针针，所以经椎板间入路并不常应用于硬膜外腔镜领域。

10.3.1　术前准备

全身麻醉是经椎板入路的常规麻醉方式。在这种情况下，麻醉师可以在患者采用俯卧位时的进行全面有效的气道管理。适度镇静是经椎板间入路的另一种麻醉方法。手术前半小时静脉注射 1~2mg 咪达唑仑。此外，芬太尼（25~50μg）一般在术前 15min 静脉注射，术中持续间歇性给药。咪达唑仑

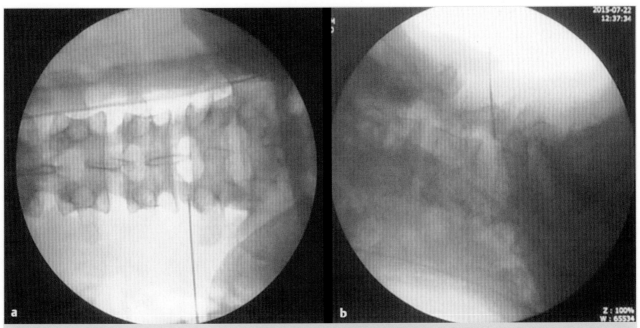

图 10.7 （a）脊柱穿刺针位于椎间孔区的正位透视图。（b）位于椎间孔区的侧位透视图

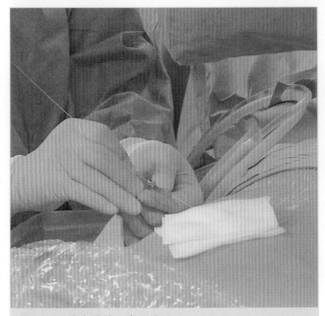

图 10.8 取出导针，穿入导丝

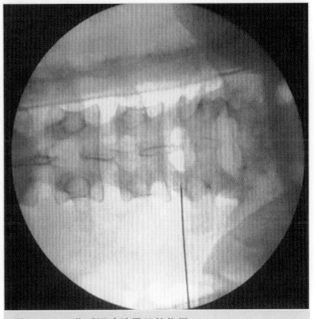

图 10.9 正位透视确认导丝的位置

可在手术室重复使用，剂量约为最初用于缓解焦虑的一半。芬太尼也可在手术开始前以 50μg 的大剂量给药。芬太尼可每 3~5min 给药一次，最大剂量不超过 150μg。在某些特定患者中，也可以采用异丙酚小剂量［25~50μg（kg·min）］静脉注射的方法，以维持一个均一的麻醉平面，达到术中适度镇静的效果。

10.3.2　手术过程
步骤 1：体位
- 如前所述，患者最常采用俯卧位以获得最佳舒适

度，但有时也采用侧卧位。

步骤 2：局部麻醉
- 建议在手术开始前进行尾侧硬膜外阻滞，以确保在手术期间能够进行良好的疼痛管理。这是一个重要的考虑因素，因为椎板间入路通常使用 14 号针，这可能会令患者非常痛苦；因此，应考虑采用尾侧硬膜外阻滞。
- 推荐 1% 利多卡因进行局部麻醉。使用 3~5mL 利多卡因，在皮肤上打一个皮丘，然后继续给药至

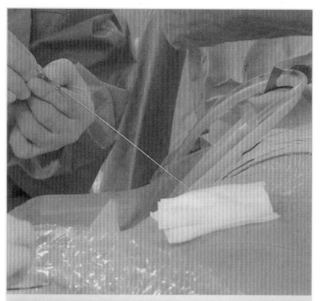

图 10.10　顺导丝取出脊柱穿刺针

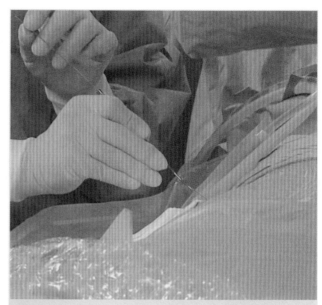

图 10.11　14 号 Tuohy 针穿过导丝进入硬膜外腔

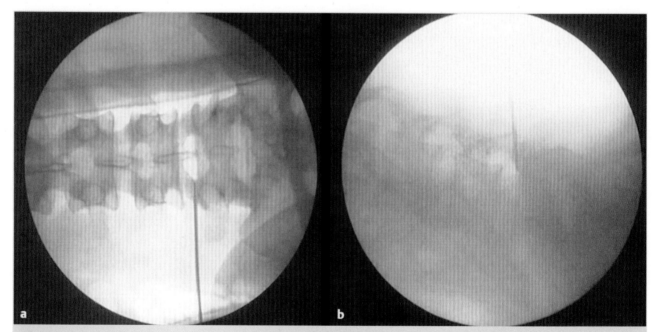

图 10.12　（a）正位透视确认 14 号 Tuohy 针的位置。（b）侧位透视确认 14 号 Tuohy 针的位置

皮下组织。

步骤 3：置入导针

- 在充分麻醉后，硬膜外穿刺针以与皮肤表面成 25°~30° 角缓慢插入。针在透视引导下前进，直到注入生理盐水时失去阻力。然后，注射造影剂以确定针头在硬膜外腔的位置。

步骤 4：椎间盘造影术

- 注射靛胭脂以帮助识别突出的椎间盘。当导管进一步插入时，可以看到染成蓝色的椎间盘突出组织，可能还包括后纵韧带。

步骤 5：器械的置入

- 顺着导针置入导丝，并用扩张器逐级扩张。当扩张器创造出足够的空间时，就可以插入工作套管。套管的顶端应位于棘突稍侧的位置，可以通过侧位透视图进行确认。

- 确认套管位置后，即可移除导丝和扩张器。然后便可使用硬膜外腔镜观察硬膜外腔周围的结构。间

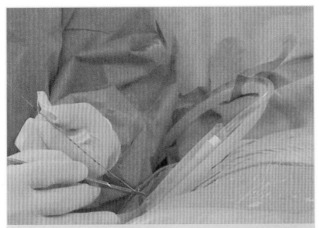

图 10.13 Tuohy 针从导丝上取下。用 15 号刀片以穿刺点为中心切开皮肤

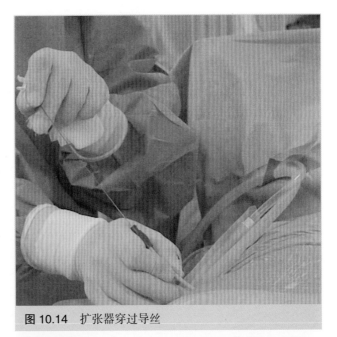

图 10.14 扩张器穿过导丝

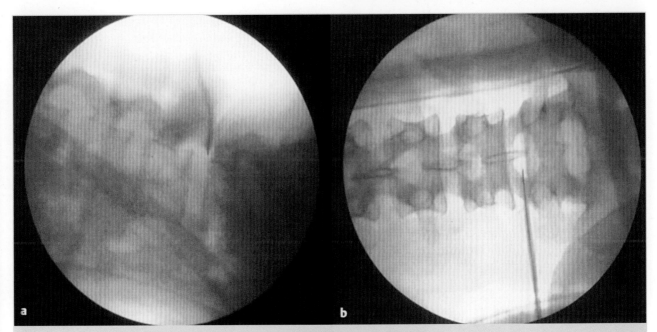

图 10.15 （a）侧位透视显示扩张器的位置。（b）正位透视显示扩张器的位置

歇性生理盐水冲洗可以提供更好术野情况。

- 如果可视空间不够，则需要在透视下再次放置导丝。当更换导丝时，则需要撤回硬膜外腔镜，以便利用导丝插入额外的扩张器。当扩张器和导丝移除后，套管可以再次顺导丝插入。

- 手术完成后，缓慢拔出套管和内镜，注意不要损伤任何神经根。

10.4 临床效果

从 1995 年到 2005 年，共有 15 项研究涉及经椎间孔入路。2005 年之后有 9 项重要的研究。Yeung 和 Tsou 报道，在 1 年的随访中，平均视觉模拟评分从 6.6 分降至 2.5 分，Oswestry 功能障碍指数从

46% 降至 32%。37 例患者（15%）在术后 2 周出现短暂性感觉障碍。即使出现了感觉障碍，视觉模拟疼痛量表和 Oswestry 功能障碍指数的改善情况也可与显微腰椎间盘切除术相媲美。大约 91% 的患者对他们的疗效感到满意，如果他们有同样的症状，他们会选择再次进行手术。据报道，总并发症发生率为 4%。

Yeung 和 Tsou 选取 219 例非包含性腰椎间盘突出症患者，并报道了 1 年随访的结果。患者满意度为 91%。经椎间孔入路硬膜外腔镜技术的手术疗效

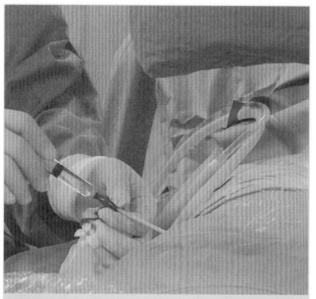

图 10.16　导丝从扩张器中取出。注射造影剂以确定硬膜外腔位置

与报道的开放式显微椎间盘切除术的疗效相当，即使存在有非包含性的突出间盘。

2013 年，Yeung 报道了 50 例显微腰椎间盘切除术与经椎间孔硬膜外腔镜手术的对比研究：显微腰椎间盘切除术 L4~L5=15 节段，L5~S1=35 节段。平均视觉模拟疼痛评分从 6.5 分降至 1.7 分，平均 Oswestry 功能障碍指数从 44% 降至 30%。并发症包括 1 例血肿形成和 1 例行硬脊膜切开术。接受显微椎间盘切除术的患者通常是由于髓核突出、移位或游离，并且认为上述情况更适合行显微腰椎间盘切除术，而硬膜外腔镜手术会更困难。患者接受显微腰椎间盘切除术是由于外科医生的建议和偏好。患者满意度为 92%。经椎间孔硬膜外腔镜手术组 137 例，共 209 节段：L1~L2=1 节段，L2~L3 = 3 节段，L3~L4 = 31 节段，L4~L5 = 94 节段，L5~S1 = 80 节段。平均视觉模拟疼痛评分为 6.6 分，Oswestry 功能障碍指数为 46%。经椎间孔硬膜外腔镜手术组的视觉模拟疼痛评分和 Oswestry 功能障碍指数分别改善了 4.1% 和 32%。内镜下减压术包括椎间孔成形术治疗侧隐窝狭窄。在经椎间孔硬膜外腔镜手术组，20 例患者（14.7%）在术后 2 周出现感觉障碍。尽管纳入了更复杂的退行性脊柱病变的患者，他们同样也使用减压、融合术进行治疗，但视觉模拟疼痛评分和 Oswestry 功能障碍指数的改善率分别为 4.1% 和 32%，与显微椎间盘切除术相当。许多选择经椎

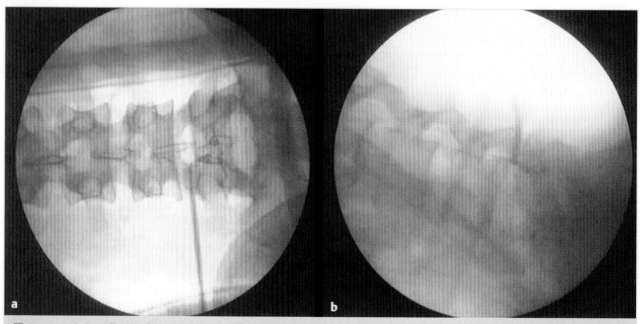

图 10.17　（a）正位透视确认造影剂位于硬膜外腔椎间孔区。（b）侧位透视确认造影剂位于硬膜外腔椎间孔区

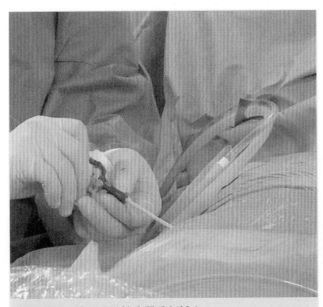

图10.18 导丝通过扩张器重新插入

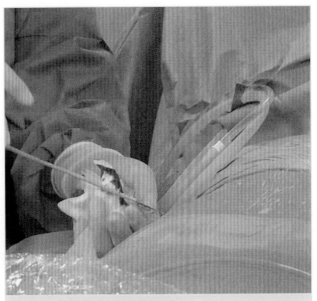

图10.19 在导丝上取下扩张器

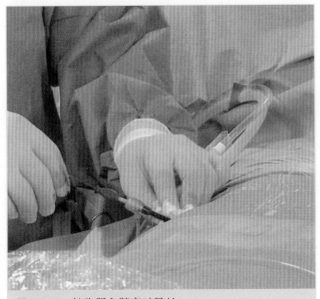

图10.20 扩张器和鞘穿过导丝

间孔硬膜外腔镜手术而非显微腰椎间盘切除术的患者满意度超过90%，即便是在L5~S1节段的椎间盘突出。

与经椎间孔入路相比，对经椎板间硬膜外腔镜手术入路的研究较为有限。在Avellanal和Diaz-Reganon的一项研究中，纳入了19例患者。腰椎平均手术次数为2.26次。视觉模拟疼痛评分在基线时为7.89分，3个月后为5.95分（$P=0.001$），6个月后6.05分（$P=0.001$）。6例患者（31.6%）在3个月后无任何改善，6例患者在3个月后有非常显著的改善（视觉模拟疼痛量表至少减少3%）。6例患者（31.6%）在3个月后没有表现出任何改善，另外6例患者在3个月和6个月时表现出非常显著的改善

（视觉模拟疼痛量表至少减少了3%）。在这项研究中，7例患者（36.8%）经历了轻度到中度的改善（视觉模拟疼痛量表下降了1%或2%）。4例患者有短暂的神经症状（头痛和听觉减退），均与注射生理盐水直接相关。有4例硬脊膜穿孔，其中1例患者需要住院。

在另一项研究中，80例患者接受常规显微外科手术，80例患者接受全内镜下椎板减压术。所有的手术均由两位拥有多年丰富操作经验的外科医生各自完成。11例为L5~S1节段（4例显微手术，7例全内镜下手术），80例为L4~L5节段（42例显微手术，38例全内镜下手术），55例为L3~L4节段（25例显微外科，30例全内镜下手术），14例为L2~L3节段（9例显微手术，5例全内镜下手术）。在疗效方面，除融合翻修的患者外，132例患者2年后仍维持好的疗效。两组患者的腿痛和日常活动均有显著改善（$P<0.001$）。约95例（72%）患者不再有腿痛或疼痛几乎完全消除（42例显微手术=67.7%，53例全内镜下手术=75.7%），28例患者（21.2%）偶尔有疼痛或疼痛明显缓解（16例显微手术=25.8%，12例全内镜下手术=17.2%），9例（6.8%）没有明显改善（4例显微手术=6.5%，5例全内镜下手术=7.1%）。步行时间从平均不到20min提高到超过50min。两组临床疗效差异无统计学意义。约90例患者背痛加重（7例显微手术，2例全内镜下手术，$P<0.01$）。13例（9.6%）患者腿痛（9例）无明显

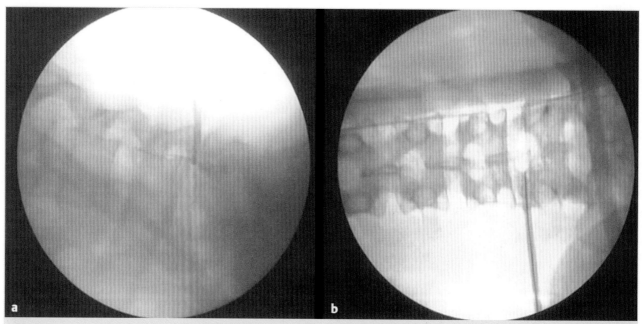

图 10.21 （a）侧位透视确认扩张器和鞘的位置。（b）正位透视确定扩张器和鞘的位置

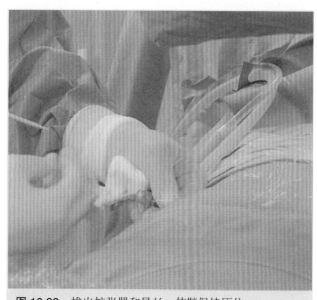

图 10.22 拔出扩张器和导丝，使鞘保持原位

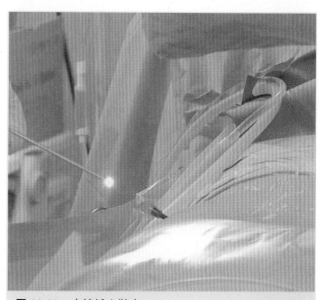

图 10.23 内镜插入鞘内

减轻或因持续性疼痛（4 例）不得不接受常规翻修手术。约有 119 例患者（88.1%）表示满意并愿意再次接受手术（56 例显微手术 =87.5%，63 例全内镜下手术 =88.7%）。当患者的病史少于 6 周时，神经功能障碍可以得到显微改善（P<0.001）。全内镜下手术组术后疼痛较轻、镇痛药物的使用明显较少（P<0.01）。

术后第 2 天，显微手术组 48% 的患者要求使用镇痛药物，全内镜下手术组则为 11%。显微手术组最长住院时间为 8 天，全内镜下手术组最长住院时间为 3 天。关于副作用，11 例患者短暂术后感觉障碍（显微手术 7 例，全内镜下手术 4 例），4 例患

者存在短暂尿潴留（显微手术 3 例，全内镜下手术 1 例），5 例存在硬膜损伤（显微手术 3 例 =3.8%，全内镜下手术 2 例 =2.5%）。作者认为：全内镜下手术技术易于操作，因为其极佳的可视化，良好的照明，扩大了 25° 的术野范围，成本效益佳（操作时间短，快速康复，较低的术后护理成本），对正常组织创伤较小。

10.5 注意事项和小结

内镜下椎间盘切除术仅受限于内镜器械对突出

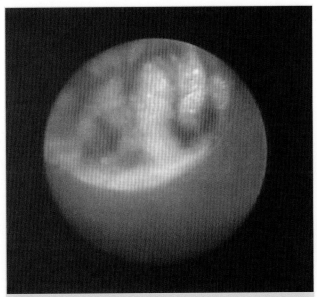

图 10.24 进入椎间孔的硬膜外腔镜下视图。可见硬膜外脂肪

部位的可及性。椎间盘突出的位置、突出的程度以及外科医生的经验水平三者对于病例的选择至关重要。一些高髂嵴、水平 L5~S1 间隙或退行性脊柱侧凸的患者很难通过椎孔进行手术。因此，禁忌证是相对的，取决于所涉及的解剖因素。

严重并发症或损伤的风险相对较低，接近 1% 或更低。相关文献报道，对于副作用和并发症的发生，外科医生的经验是一个重要的因素。此外，不断发展的技术也改善了与预后和并发症相关的许多方面。与任何外科手术一样，风险包括出血、瘢痕、感染、神经损伤和硬膜撕裂。最常见的术后主诉是短暂感觉障碍，利用肌电图和体感诱发电位即使没有任何神经刺激也能观察到，通常提示神经功能恢复，约占 5%~15% 的病例。术后感觉障碍可以通过经椎间孔硬膜外麻醉、交感神经阻滞和超说明书使用加巴喷丁来治疗。

参考文献

[1] Van Boxem K, Cheng J, Patijn J, et al. 11. Lumbosacral radicular pain. Pain Pract. 2010; 10(4):339–358.

[2] Kallewaard JW, Vanelderen P, Richardson J, Van Zundert J, Heavner J, Groen GJ. Epiduroscopy for patients with lumbosacral radicular pain. Pain Pract. 2014; 14(4):365–377.

[3] Gore S, Yeung A. The "inside out" transforaminal technique to treat lumbar spinal pain in an awake and aware patient under local anesthesia: results and a review of the literature. Int J Spine Surg. 2014; 8:28.

[4] Blomberg RG, Olsson SS. The lumbar epidural space in patients examined with epiduroscopy. Anesth Analg. 1989; 68(2):157–160.

[5] Avellanal M, Diaz-Reganon G. Interlaminar approach for epiduroscopy in patients with failed back surgery syndrome. Br J Anaesth. 2008; 101(2):244–249.

[6] Racz GB, Day MR, Heavner JE,et al. Epidural lysis of adhesions and percutaneous neuroplasty. In: Racz GB, ed. Pain Management – Current Issues and Opinions. InTech; 2012:338–367.

[7] Kim DH, Choi G, Lee SH. Percutaneous endoscopic lumbar diskectomy. In: Conerly K, ed. Endoscopic Spine Procedures. New York, NY: Thieme; 2011:108–118,135–142.

[8] Yeung AT, Tsou PM. Posterolateral endoscopic excision for lumbar disc herniation: surgical technique, outcome, and complications in 307 consecutive cases. Spine. 2002; 27(7):722–731.

[9] Wójcik AS. Endoscopically assisted percutaneous lumbar discectomy. Ortop Traumatol Rehabil. 2004; 6(3):259–263.

[10] Lew SM, Mehalic TF, Fagone KL. Transforaminal percutaneous endoscopic discectomy in the treatment of far-lateral and foraminal lumbar disc herniations. J Neurosurg. 2001; 94(2) Suppl:216–220.

[11] Hoogland T. Transforaminal endoscopic discectomy with forminoplasty for lumbar disc herniation. Surg Tech Orthop Traumato. 2003; 40:55–120.

[12] Eustacchio S, Flaschka G, Trummer M, Fuchs I, Unger F. Endoscopic percutaneous transforaminal treatment for herniated lumbar discs. Acta Neurochir (Wien). 2002; 144(10):997–1004, discussion 1003–1004.

[13] Chiu JC. Evolving transforaminal endoscopic microdecompression for herniated lumbar discs and spinal stenosis. Surg Technol Int. 2004; 13:276–286.

[14] Ahn Y, Lee SH, Park WM, Lee HY, Shin SW, Kang HY. Percutaneous endoscopic lumbar discectomy for recurrent disc herniation: surgical technique, outcome, and prognostic factors of 43 consecutive cases. Spine. 2004; 29(16): E326–E332.

[15] Suess O, Brock M, Kombos T. Motor nerve root monitoring during percutaneous transforaminal endoscopic sequestrectomy under general anesthesia for intra- and extraforaminal lumbar disc herniation. Zentralbl Neurochir. 2005; 66(4):190–201.

[16] Schubert M, Hoogland T. Endoscopic transforaminal nucleotomy with foraminoplasty for lumbar disk herniation. Oper Orthop Traumatol. 2005; 17 (6):641–661.

[17] Ruetten S, Komp M, Godolias G. An extreme lateral access for the surgery of lumbar disc herniations inside the spinal canal using the full-endoscopic uniportal transforaminal approach-technique and prospective results of 463 patients. Spine. 2005; 30(22):2570–2578.

[18] Ramsbacher J, Kern BC, Kombos T, et al. Transforaminal endoscopic sequestrectomy: indications, operative technique, and first clinical experience. Neurosurg Q. 2000; 10:224–227.

[19] Scheckenbach C, Hoogland T. Endoskopische transforaminale diskektomie (ETD)—Ergebnisse nach 2 jahren. Orthop Prax. 1999; 35:104–105.

[20] Morgenstern R, Morgenstern C, Abelleo A, et al. Eine studie von 144 fallen nach unterzogener endoskopischer endenwirbelsaulenchirurgie—klassische rehabilitation im vergleich zur FPZ methode [A study on 144 cases after lumbar spine endoscopic surgery. Classical rehabilitation vs. FPZ machines system]. Orthop Prax. 2005; 41:674–681.

[21] Komp M, Hahn P, Oezdemir S, et al. Bilateral spinal decompression of lumbar central stenosis with the full-endoscopic interlaminar versus microsurgical laminotomy technique: a prospective, randomized, controlled study. Pain Physician. 2015; 18(1):61–70.

第 11 章 脊柱硬膜外腔镜图像的解剖

Dae Hyun Jo，*Jee Youn Moon*

11.1 概述

硬膜外腔镜下手术已经成为下腰痛和 / 或腿痛患者受欢迎的手术。硬膜外腔镜作为一种 3D 可视化手术，可帮助医生探查硬膜外腔的解剖结构，如硬脊膜、硬膜外脂肪组织、硬膜外血管、脊神经根、后纵韧带等。医生可以通过硬膜外腔镜诊断硬膜外病变，同时在直视下进行治疗。对硬膜外腔的静态和功能解剖的理解对于实施硬膜外腔镜检查的医生是十分必要的。然而，由于硬膜外腔空间狭窄，尤其是在存在椎管狭窄的情况下，而且硬膜外腔镜太小，无法观察整个硬膜外腔，所以硬膜外腔镜的学习曲线非常缓慢。在硬膜外腔镜检查时，硬膜外腔的结构视图会逐渐发生改变，因为硬膜在硬膜外腔内是存在一个倾角的。为了在硬膜外腔镜下获得良好的硬膜外腔视野，整个手术过程应谨慎进行，避免损伤硬膜外腔血管。出血会使术野模糊，使硬膜外结构难以辨认。如果硬膜外腔粘连严重，会使得无法区分每个结构，从而影响术野范围的进一步扩大。

了解硬膜外腔的解剖对于理解硬膜外腔的硬膜外腔镜视图是至关重要的。硬膜外腔镜既可进入硬膜外前腔，也可进入硬膜外后腔。硬膜外腔的硬膜外腔镜视图根据硬膜外腔前后夹角的不同而不同。医生也应该知道外膜镜的局限性，它只能左右成角，不能上下成角。我们越能直接观察硬膜外腔，就越能了解硬膜外的病变组织情况。

这一章讨论了正常的硬膜外腔图像和病理图像，也提到了硬膜外腔镜下的器械图像。

11.2 硬膜外腔的边界

硬膜外腔的边界为上方至枕骨大孔；下方至骶尾骨膜部；前方为后纵韧带、椎体和椎间盘；侧方为椎弓根和椎间孔；后方为黄韧带、关节突关节囊和椎板（图 11.1）。硬膜外隙包括脂肪结缔组织、硬膜囊、脊神经、硬膜外血管和其他类型的结缔组织。

由于硬膜囊的末端位于 S2 椎体水平，因此从 S2 到骶尾骨膜部的组织为硬膜外脂肪组织、外终丝和 S2 至第 1 尾椎神经根的近端。

11.3 正常硬膜外腔镜解剖图像

表 11.1 总结了硬膜外结构的硬膜外腔镜图像特征。

11.3.1 脂肪结缔组织

硬膜外脂肪结缔组织通常是硬膜外腔镜检查中首先发现的结构。硬膜外脂肪结缔组织呈油脂状的黄色气泡（图 11.2）。

- 脂肪组织常有小血管穿行。
- 主要位于硬膜外腔的前外侧和背内侧，是椎管内神经根运动的润滑剂。
- 硬膜外脂肪组织在慢性炎症反应过程中神经结构组织瘢痕化的形成中起到重要作用，并在此过程中不断被消耗。

11.3.2 硬膜

- 在硬膜外腔探查时，硬膜可作为重要的可视化标志性结构。
- 硬膜在硬膜外腔镜下显示为蓝灰色或灰白色结缔

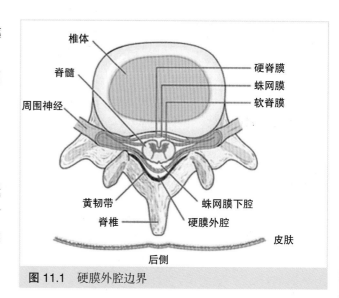

图 11.1 硬膜外腔边界

表 11.1 硬膜外图像结构特征

结构特征

硬膜外脂肪	光亮的，白色至淡黄色，常有小血管贯穿
硬脊膜	蓝灰色或灰白色，小血管弹性横贯 触发"帐篷现象"
神经根	略带淡黄的白色，含有血管很容易被误认为是纤维束
后纵韧带	白色纤维结构，无血管 与硬脊膜的区别是没有血管化，很少有弹性，没有"帐篷现象"
黄韧带	白色到淡黄色的凹面，无可见的血管
血管	
粘连	组织由白色纤维组成，或存在无法穿透的致密白色组织 无论其严重程度如何，一般无血管
炎症反应	与硬膜外腔的正常区域相比，在硬膜外腔镜下可以观察到充血散在分布在硬膜根袖套、硬膜外膜或其他硬膜外结构 血管的变化可在慢性炎症中观察到 静脉呈明亮的暗红色，弯曲，球状，或迂回曲折的。动脉呈有节律性跳动的、逐渐增大的、明亮的血管。 在存在蛛网膜炎和周围神经鞘纤维化情况时，硬脊膜增厚，组织血管化水平增加。

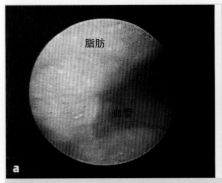 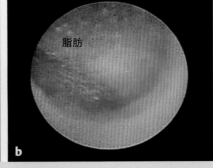 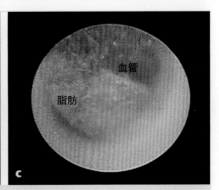

图 11.2 （a~c）脂肪结缔组织

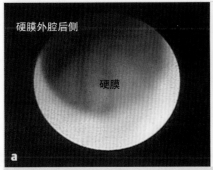 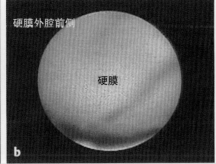 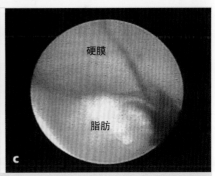

图 11.3 （a~c）前侧或后侧硬膜外腔的硬膜，有小血管穿行

组织结构（图 11.3），有小血管穿行。

● 硬脊膜的弹性特性容易通过触发"帐篷现象"（仅硬脊膜组织显示阳性征象）来验证。

● 硬脊膜平均厚度为 0.321（SD 0.127）mm，厚度在不同的节段中存在着显著差异。

11.3.3 脊髓神经

● 横切面上，硬脊神经根袖位于椎管前外侧象限 10 点方向和 2 点方向的位置（图 11.4a，b），包含前、后神经根和背根神经节。

● 硬膜外腔镜检查神经根区域有时很困难。但是，一般来说可以对神经根本身进行检查。在硬膜外腔镜图像中，硬膜袖套内的神经根通常被描绘成白色中略带粉黄色，其中包含可以延伸至神经根表面的血管（图 11.4c）。

● 脊神经根为白色，比较容易识别。然而，它们也很

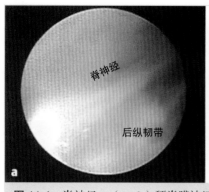
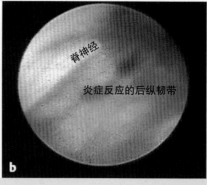
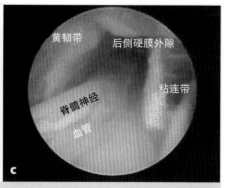

图 11.4 脊神经。（a，b）硬脊膜神经根袖位于椎管前外侧象限。（c）硬脊膜内的神经根通常包含可以延伸至神经根表面的血管

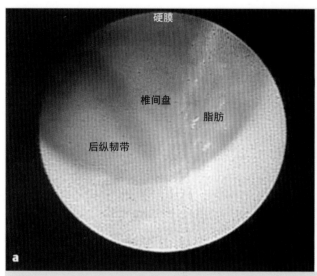
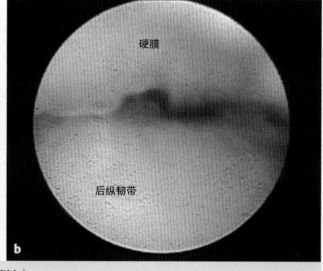

图 11.5 （a，b）前硬膜外腔可见无血管组织的后纵韧带（PLL）

容易被误认为是纤维束。

11.3.4 后纵韧带

- 后纵韧带在硬膜外腔腹侧，在硬膜外腔镜图像中容易识别。
- 在硬膜外腔镜图像中，后纵韧带呈现白色纤维结构，没有可见的血管（图 11.5）。
- 根据血管化的差异，可以初步区分硬脊膜和后纵韧带。另一个区别它们的特征是弹性的"帐篷现象"，这仅在硬脊膜组织显示阳性征象。
- 硬膜外腔腹侧结构和颜色的差异可以用来评估硬膜外腔镜检查进行到了硬膜外腔的哪个区域。

11.3.5 黄韧带

- 黄韧带的淡黄色是由平行排列的折叠格栅状的弹性纤维所形成的。

- 在硬膜外腔镜图像中，黄韧带可以通过其白色至淡黄色的凹面识别，没有可见的血管（图 11.6）。
- 黄韧带增厚可引起椎管狭窄。

11.3.6 血管

　　硬膜外腔包含供应脊柱的动脉和静脉。动脉从节段动脉分支出来，与静脉相互连接，形成无瓣膜的静脉丛，包括前静脉部分和后静脉部分。在脊柱的腰骶部，腹静脉丛一般大于背静脉丛。

- 在硬膜外腔镜图像中，动脉和硬膜外无瓣静脉丛都遍及硬膜外腔（图 11.7），可以很容易通过搏动分辨出来。
- 在硬膜外腔腹外侧或硬膜外腔背外侧可观察到小动脉。
- 硬膜外静脉梗阻主要见于椎管增生和纤维化。

11.4 硬膜外腔镜病理表现

11.4.1 粘连

- 硬膜外粘连与纤维化相关的狭窄、不稳定、椎间盘突出经常可用硬膜外腔镜进行诊断。
- 在硬膜外腔镜图像中，可以看到粘连为白色纤维成条状排列的组织，或者存在无法穿透的致密白色组织（图11.8），无论粘连严重程度如何，通常表现为无血管特征。

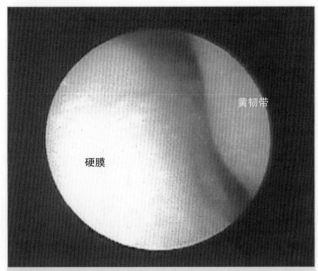

图11.6 后硬膜外腔的黄韧带

- 在硬膜外腔镜检查时，病变的神经根可能出现无血管表现，最可能的原因在于其硬膜外周围粘连。病程持续进展最终导致硬膜外血管损伤。
- 在轻度硬膜外粘连伴纤维化时，可以很容易地进一步延伸术野。然而，在严重的情况下，则难以或无法延伸术野范围。
- 部分患者粘连情况很严重，则无法进行粘连松解。在这种情况下，强行松解会使硬膜损伤的概率增加。为避免硬膜损伤，医生不应强行进行粘连松解。

11.4.2 慢性炎症

- 硬膜外腔的慢性炎症过程，如硬膜炎和神经根炎，在硬膜外腔镜下表现为清晰、水肿增粗的组织结构。这些炎症反应是疼痛的来源（图11.9）。
- 硬膜外腔的炎症反应是分阶段出现的。早期包括神经根周围充血和肿胀的炎症反应。下一阶段，成纤维细胞增生导致血管弯曲粘连、神经根萎缩（图11.10）。
- 与硬膜外腔的正常区域相比，在硬膜外腔镜下可以观察到充血散在分布在硬膜根袖套、硬膜外膜或其他硬膜外结构（图11.11）。在慢性炎症中，也可以观察到血管的变化（图11.12）。静脉呈明亮

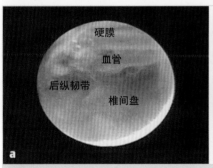
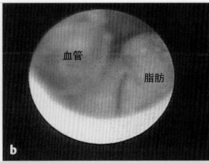
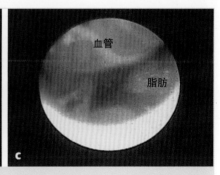

图11.7 （a~c）硬膜外腔弯曲的血管。后纵韧带

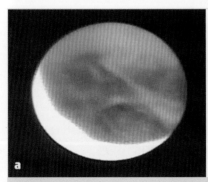
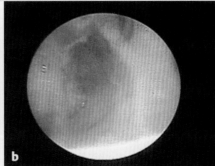
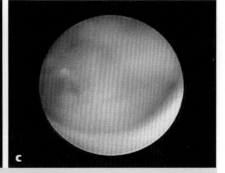

图11.8 硬膜外粘连。（a，b）硬膜外腔可观察到清晰可辨的实性纤维带。（c）硬膜外腔完全被纤维组织所覆盖，术野不清

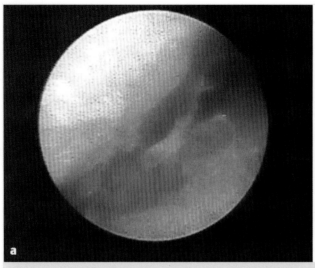

图 11.9 （a，b）硬膜外腔脂肪组织炎症

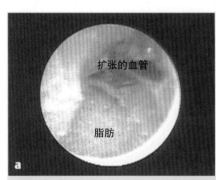
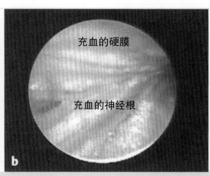
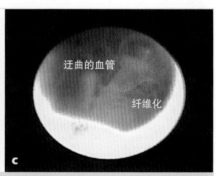

图 11.10 炎症不同阶段。（a，b）早期表现为神经根周围充血和肿胀的炎症反应。（c）下一阶段，成纤维细胞增殖导致血管弯曲粘连

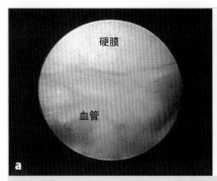
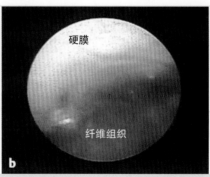
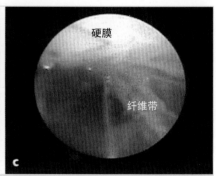

图 11.11 （a~c）炎症反应的硬脊膜存在或无纤维带

的暗红色，弯曲，球状，或迂回曲折。动脉呈有节律性跳动的、逐渐增大的、明亮的血管。

● 在存在蛛网膜炎和周围神经鞘纤维化情况时，硬脊膜增厚，组织血管化水平增加。

11.4.3 腰椎间盘突出

● 当硬膜外腔镜进入硬膜外腔前方时，可以看到椎间盘（图 11.13）。

● 如果椎间盘膨大而无纤维环撕裂，则椎间盘可向上推挤硬脊膜。硬脊膜呈黄白色，血管贯穿其中。有时，是呈灰白色的。

● 纤维环撕裂，可见淡黄色炎性液和白色髓核。如果髓核向下脱垂，则移位后的髓核显示为团块状（参见本书第 13 章）。

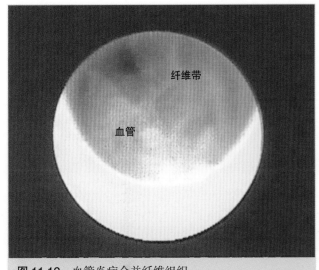

图 11.12　血管炎症合并纤维组织

11.4.4　其他

- 纤维化和瘢痕组织形成是黄韧带肥厚的原因。
- 黄韧带囊肿或关节突关节囊囊肿少见。这些囊肿可压迫神经根（见第 12 章）。
- 在硬膜内镜检查过程中，在探查囊内结构时可能发生硬膜穿孔（图 11.14，图 11.15）。
- 在硬膜外腔镜检查中也可发现如导管鞘破裂的情况（图 11.16）。
- 在硬膜外腔镜检查过程中可以使用激光切除突出的椎间盘（图 11.17）。

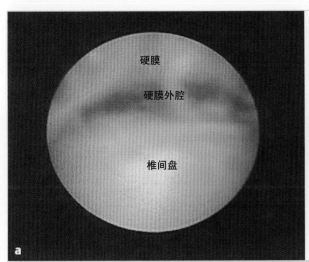

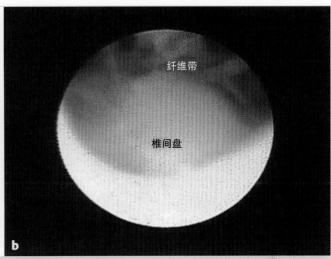

图 11.13　椎间盘。（a）亚甲基蓝染色的椎间盘。（b）含有纤维带的突出椎间盘

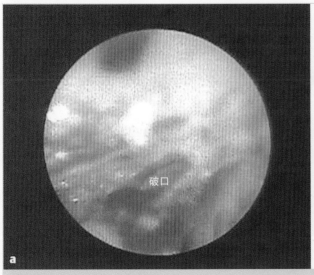

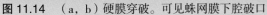

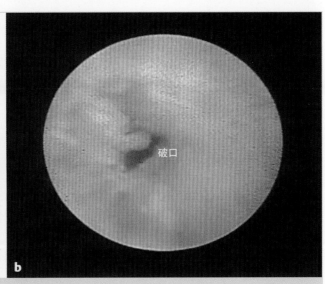

图 11.14　（a，b）硬膜穿破。可见蛛网膜下腔破口

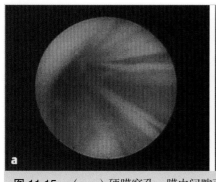
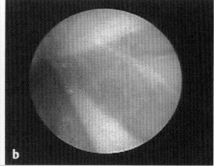
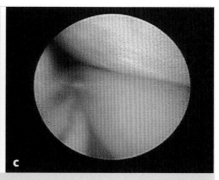

图 11.15 （a~c）硬膜穿孔，膜内间隙可见

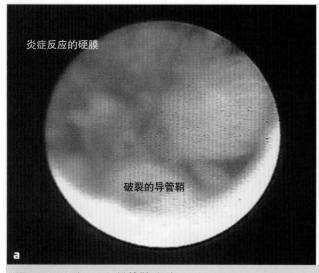

炎症反应的硬膜

破裂的导管鞘

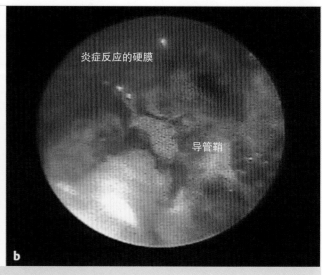

炎症反应的硬膜

导管鞘

图 11.16 （a，b）导管鞘破裂

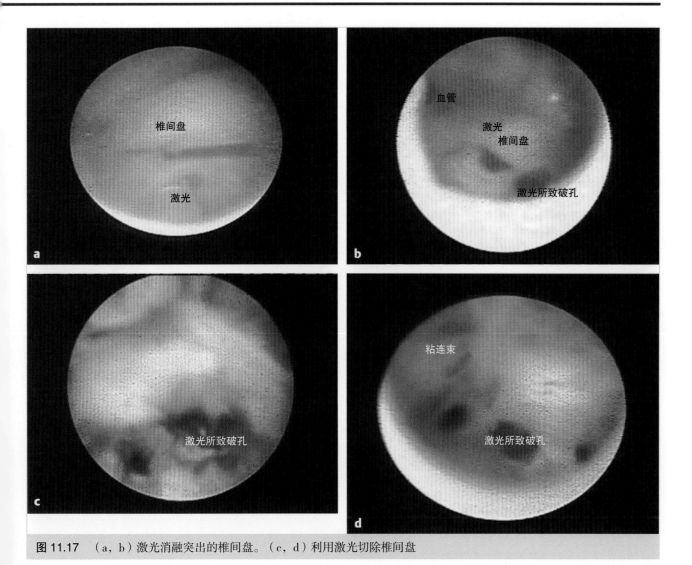

图11.17 （a，b）激光消融突出的椎间盘。（c，d）利用激光切除椎间盘

参考文献

[1] Schutze G. Epiduroscopy – Spinal Endoscopy. Heidelberg: Springer; 2008.

[2] Kallewaard JW, Vanelderen P, Richardson J, Van Zundert J, Heavner J, Groen GJ. Epiduroscopy for patients with lumbosacral radicular pain. Pain Pract. 2014; 14(4):365–377.

第 12 章　硬膜外病变和硬膜外腔镜图像的评估

Günter Schütze

12.1　概述

对任何疼痛治疗师来说，最严峻、最困难的任务是诊断和治疗神经轴性疼痛综合征。在脊椎周围进行侵入性介入镇痛治疗时，了解神经轴区的解剖情况是绝对必要的先决条件（图 12.1）。对于脊柱内镜的检查尤为如此。内镜解剖学知识是正确评估内镜下神经轴区解剖结构的基础。根据解剖病变位置和专业的检查技术，我们可以经皮肤经骶管裂孔或骶尾韧带从骶骨到脊柱颈椎区域的任何地方进行硬膜外腔镜（EDS）检查。

回顾脊柱内镜检查的文献，表明这些检查主要是针对椎管骶背区域或是腰背区硬膜外间隙的检查。造成这种情况的原因之一在于大多数病理过程发生在脊柱的腰椎部分。由于其技术架构和设备的原因，目前使用的一些内镜只能进行非常有限的检查，最多是在腰椎区域，而且图像质量往往有所限制。

在大多数已发表的关于软性硬膜外腔镜的发现和治疗结果的临床报告中，并没有包括识别、验证或阐明正常或病理解剖图像的文集。关于有效的内镜下正常解剖及其病理改变的报道极少。零星发表的内镜图像也并没有包含不同患者相似病理发现的对比图像。Schütze 编著的《硬膜外腔镜 DVD》（2006）是第一本出版的可视化硬膜外腔镜图集，且为神经轴区病理发现统一学术名称起到了很大的促进作用。

本章从系统的、局部解剖的、临床的和实践的角度介绍了通过经皮柔性内镜检查技术［脊髓内镜（硬膜外腔镜）］观察到的疼痛综合征患者的病理解剖结果。

神经轴内镜检查技术可以使疼痛综合征患者的骶骨、腰椎、胸椎和颈椎部位的病理解剖结构在硬膜外腔镜下显示出来。硬膜外腔镜也能显示硬膜外腔的动态情况以及可视化监测疼痛药物作用部位的局部解剖结构。对于轴性疼痛综合征患者，脊柱内镜检查是一种极好的微创诊断病变组织的方法检查。

12.2　神经轴性病变的发病机制

为了理解神经轴性的病理解剖变化，重要的是了解其变化的程度、变化的定位和变化的病程。临

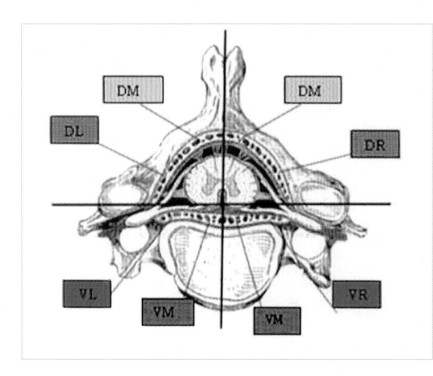

图 12.1　脊柱局部解剖和内镜下导航的简要定位和解析。红色为硬膜外腔，黑色为蛛网膜下腔。DM：背内侧硬膜外腔；DL：左侧硬膜外腔背侧；DR：右侧硬膜外腔；VR：右侧硬膜外腔腹侧；VL：左侧硬膜外腔腹侧；VM：腹内侧硬膜外腔

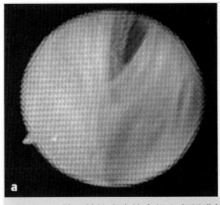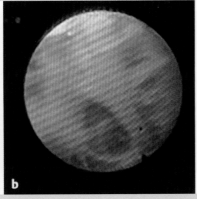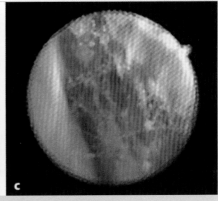

图12.2　神经轴性疼痛综合征患者硬膜外间隙常见病理改变：（a）粘连，（b）纤维化，（c）慢性炎症

床影像因这些因素而异。因此，了解病变的起源有助于解释临床发现，并且对于预测脊髓附近病变的位置和范围及准确诊断也是至关重要的。

对于接受手术治疗和非手术治疗的疼痛综合征患者，神经轴性疼痛综合征以椎管的病理形态学改变为特征（图12.2）。

通过内镜检查，可以诊断硬膜外病理解剖结构，如粘连、纤维化、神经根病、缺血、神经周围水肿、静脉充血、慢性炎症过程（蛛网膜炎、硬膜外炎和神经根炎）、脱出髓核和神经根压迫，或囊肿和肿瘤。如骶管室管膜瘤、神经鞘瘤或脊索瘤，以及马尾、终丝和延髓圆锥神经轴部的脊髓栓系综合征等病变很难诊断，尤其是在这些疾病的初始阶段，但可以早期在内镜下发现。此外，通过内镜可以获取足够的组织样本以进行精确的组织病理学诊断。

在未来，随着技术进步，虚拟色素内镜技术也将应用于脊髓内镜。显微内镜可以通过激光和共聚焦荧光技术或特殊的可视化工具，对细胞、血管和结缔组织结构进行可视化显影并加以区分。因此，在内镜检查期间，病理解剖结构的实时组织学评价成为可能（见第14章）。

众所周知，疼痛的产生和持续并非单一的机制。疼痛的产生不仅与神经轴区的病理结构变化有关，而且与神经轴区的生化过程有关。炎症和免疫过程存在，伴随着痛觉感受器的激活，其中机械刺激因素或多或少在参与疼痛产生的过程中起到主导地位。

通过免疫组化技术的帮助，我们已经确定自体椎间盘组织，如果它在硬膜外腔与神经组织局限性或弥漫性接触，会引起邻近神经根的免疫炎症过程。髓核组织从椎间盘突出处向硬膜外突出时，可触发

化学诱发的炎症过程。这些过程是对表达的椎间盘组织的免疫活性细胞反应。抗淋巴细胞和巨噬细胞的单克隆抗体的证据支持这种解释。结果证实了这样的猜想：即使有神经根性疼痛症状，疼痛也不是单纯由于神经根上的机械性变化（如压力）引起的。临床研究也表明，只有神经根受到刺激或炎症改变时，才会感到压迫或牵引疼痛。

这些病理改变，再加上脑脊液循环障碍和纤维蛋白溶解不足，可导致受累神经根营养不良，进而导致脑脊液和细胞的变化。神经根可因椎间盘、关节突关节或椎间孔的病理改变而受损、变形或拉伸。这些神经根或脊髓背根神经节的变形会导致局部微循环障碍，具有广泛的临床后果。

12.3　硬膜外腔的病理表现：粘连、纤维化和慢性炎症过程

为了能够解释脊髓附近的病变情况，也需要获得操作经验和描述硬膜外腔镜图像。

基于我们诊所2000余例脊柱硬膜外腔镜检查疼痛患者的长期经验，下面我将尝试对常见的病理解剖发现进行分类和评估（图12.3）。

12.3.1　粘连

长期以来，机械性刺激被认为是神经轴性疼痛综合征的病因。现在，人们越来越重视继发性炎症反应过程。

根据神经轴间隙的特殊愈合机制以及损伤引起的纤维蛋白生成和纤维蛋白溶解之间的不平衡，可以从病理生理学角度解释粘连的形成（图12.4）。

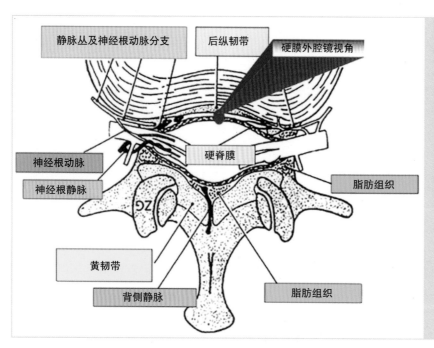

图 12.3 硬膜外腔镜定位于腹侧时的椎管横断面示意图

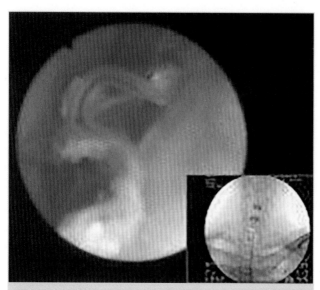

图 12.4 颈椎术后硬膜外腔开始出现包绕血管的粘连

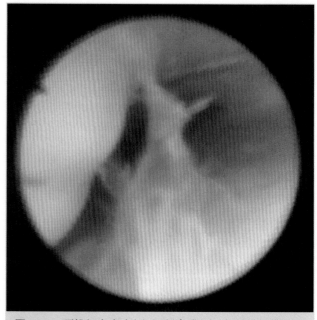

图 12.5 颈椎间盘突出(左),硬脊膜(右)与后纵韧带(左)之间形成粘连

硬膜外粘连在我们的患者中非常常见。Richardson 等在对所有进行过内镜检查的慢性根性背痛患者进行经验总结,认为硬膜外粘连是引起疼痛的原因。

特殊的发病机制

作为硬膜外粘连的特殊发病机制的一个例子,椎间盘突出的髓核可以通过破裂的纤维环逃逸到硬膜外间隙。在硬膜外腔的髓核释放蛋白聚糖,从而引起 5- 羟色胺、组胺、缓激肽、前列腺素和磷脂酶 A2 的反应性释放。上述过程引发了炎症反应,进而导致硬膜外粘连的发生(图 12.5)。本例表明,硬膜外粘连即使在没有手术干预或炎症过程的情况下也会发生。

在硬膜的腹侧区(硬膜的腹侧叶),丰富的神经支配着具有高激活阈值的痛觉感受器。当这些受体被 5- 羟色胺、组胺、缓激肽、前列腺素和磷脂酶 A2 等物质致敏后,它们表现出机械敏感性,即对受压等机械应力敏感。

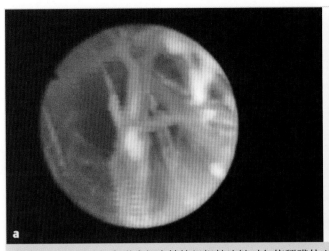
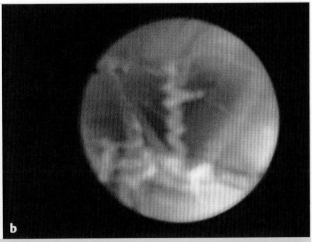

图 12.6 （a，b）在形成细小结缔组织粘连链时包绕硬膜外血管

硬膜外粘连的形成取决于是否存在局部缺血、炎症反应性血肿、异物颗粒、机械和热刺激、脱水和过敏反应（图 12.6）。

在此基础上，严重的硬膜外粘连（一种粘连与硬膜紧密相连），会引发相当程度的疼痛反应以对机械应力做出应答，尽管我们在内镜下的操作是恰当的且并未对周围组织进行干扰。

内镜下识别

在内镜图像中，硬膜外粘连结构是多样化的，易于识别，表现为不规则的，通常是奇形怪状的，柔软到坚韧的，白色或白灰色的结缔组织结构。

通过内镜木身或显微外科器械触碰，大致可以分为软粘连与硬粘连。

硬膜外粘连可覆盖血管组织、神经结构和异物（死骨、植入导管、电极），并用厚厚的结缔组织结构或其他组织占据空间，填充硬膜外腔（图 12.7）。

完全被粘连所围的神经结构（神经和神经根）在接触粘连组织时发生反应，通常伴有疼痛。

局部解剖图像

骶骨和腰椎区域

在大多数内镜检查常见的背部手术失败综合征（FBSS）病例中，术后不同程度的粘连主要发生在腰椎。粘连常伴有明显的纤维化。通常，只要使用显微外科器械或改进的入路技术，就可以克服这些问题，扩大内镜检查的范围。

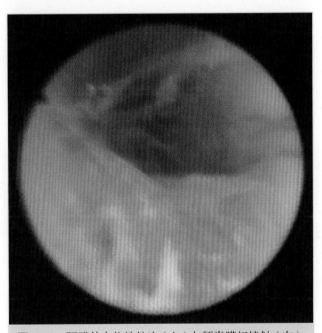

图 12.7 硬膜外占位性粘连（左）与硬脊膜相接触（右）

胸椎和颈椎区域

脊柱胸、颈段的粘连及其粘连区域具有特殊的临床意义（图 12.8）。

经标准介入显微外科手术后颈椎和胸椎硬膜外粘连的标志性区域经常可在内镜下进行诊断，特别是在椎间盘脱出和突出的部位。

我们的经验证实内镜下检查可见到粘连逐渐加重的情况，在胸腹部和颈椎的疼痛区域尤为明显。粘连常与后纵韧带松散连接。在我们的检查中，在 T4 和 T10 节段的腹侧出现了高度标记或充盈的粘连。在我们的患者人群中，内镜诊断的颈椎粘连主要发生在 C5~C6 和 C6~C7 节段，较少发生在 C7~T1 和 C4~C5 节段。

12.3.2 纤维化

内镜下可见硬膜外纤维变性常与椎管狭窄、脊柱不稳定、椎间盘脱出和突出有关（图 12.9）。Laus 等认为，术中止血不足常会导致严重的纤维化。

硬膜外腔结缔组织弥漫性增加导致纤维化（伤口愈合），这也很容易在内镜下发现。如果胶原蛋白生成的增加导致病理性硬化，就会发生硬膜外硬化（图 12.10）。

传统硬膜外麻醉中局部麻醉不典型扩散（节段缺失）的临床现象也可以用硬膜外腔镜可见的病理结构解释，如明显的粘连和纤维化。患者的不良后果可以通过神经轴病理解剖变化来解释，如炎症过程、粘连和 / 或纤维化。

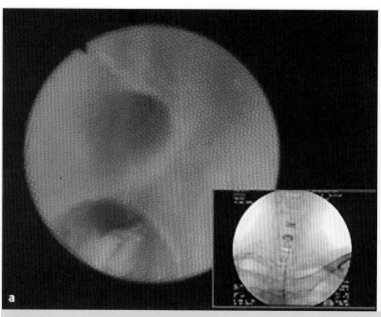
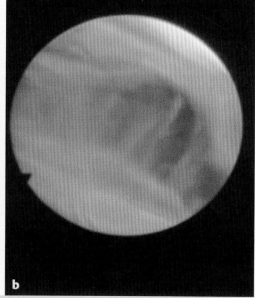

图 12.8 （a，b）颈椎占位性硬膜外粘连

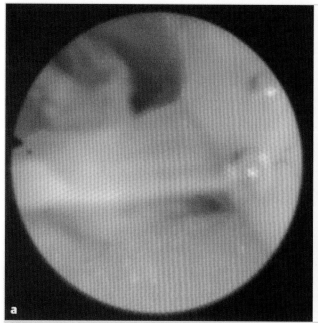
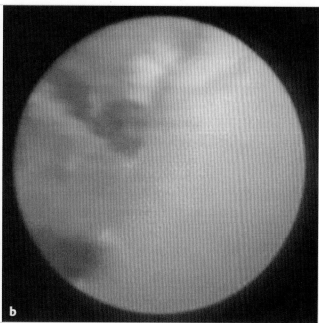

图 12.9 （a，b）与疼痛相关的带状腰椎硬膜外纤维化，并与硬脊膜和黄韧带相连

特殊的发病机制

硬膜外纤维化在镇痛药物中具有重要意义（图12.11）。

内镜下沿硬膜囊和神经根观察到的纤维变性常是术后疼痛综合征（如FBSS）的原因。局部炎症反应，伴随神经水肿、局部循环障碍以及粘连，可以解释硬膜外纤维化的发生。

由于椎间盘脱出和突出，从而导致骨赘和突出或游离的髓核可拉伸后纵韧带。这种压迫，与炎症变化和神经内膜毛细血管通透性或透壁压力的变化有关，可导致水肿。

最后，进一步的病理过程导致硬膜外血流紊乱。根据Brown的调查，受影响节段的静脉血流已经受到5~10mmHg的压力损害，动脉供应减少20%~30%。通过施加10mmHg的压力造成灌注障碍，神经根的营养传输可减少约20%~30%。炎症反应有利于硬膜外纤维化的形成。

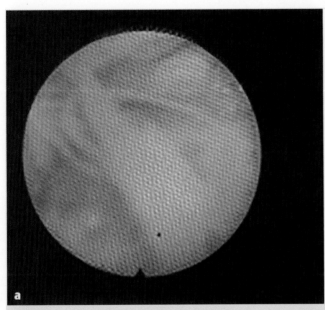
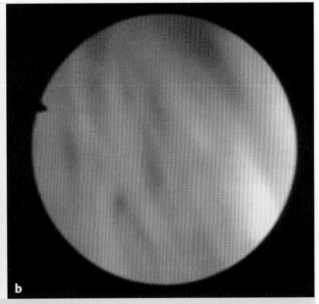

图12.10 （a，b）无血管化的束状胶原纤维参与形成硬膜外纤维化

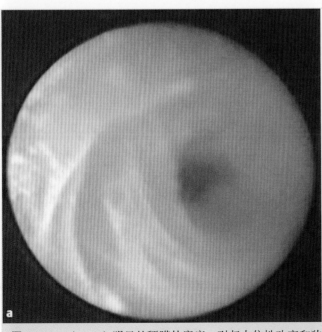
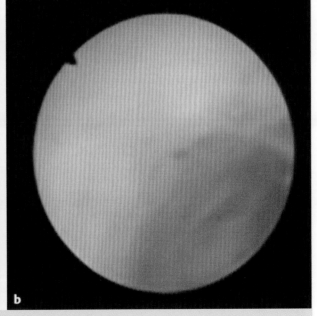

图12.11 （a，b）明显的硬膜外瘢痕，引起占位性改变和狭窄

在慢性炎症、长期水肿和组织伤口充盈的情况下，可以观察到胶原纤维的显著增加。病理组织改变不仅可以通过胶原纤维的生长来识别，还可以通过各种类型胶原纤维的异常结构来识别。结构蛋白原纤维蛋白或弹性蛋白也可能发生病理改变。

在硬膜外或脊髓上使用完全不含防腐剂的溶液应该是日常临床生活的一部分，因为防腐剂也可以诱发硬膜外纤维病，甚至在脊髓附近引起神经毒性反应。

硬膜外瘢痕

硬膜外腔结缔组织的病理性增生被称为硬膜外纤维化或硬膜外瘢痕（术语硬膜外硬化、胖胀和硬化症也被用作硬膜外纤维化的同义词）。硬膜外瘢痕在疼痛医学中起着极其重要的作用。

硬膜外瘢痕的形成要经过以下几个阶段：

1. 第一阶段，即初始愈合阶段，是正常的愈合过程，以形成少量肉芽组织结束。
2. 第二阶段，即二期愈合，从第一阶段结束一直到大量肉芽组织的形成，由此产生强烈的瘢痕。
3. 瘢痕形成结束于伤口愈合或修复阶段。

硬膜外伤口的愈合表现为局部特异性细胞的快速缺失，并可通过相应瘢痕的形成来弥补，从而导致组织的功能损害。

伤口愈合时，结缔组织包绕神经结构，随后形成瘢痕，导致临床上显著的神经根压迫征和局限性背痛以及传导减弱。Krämer 将脊膜和神经根上的结缔组织链与信号链进行了比较，信号链是由每一个无意识的动作触发的。

硬膜外伤口愈合在修复性炎症过程中并不总是无害反应；相反，它往往是有害的，会导致一种特殊的慢性神经轴性疼痛综合征。

镜下识别

在内镜下，结缔组织的硬膜外增生表现为纤维化，取决于胶原蛋白显著的程度，呈透明白色或灰白色，通常表现为无血管。硬膜外纤维组织的外观从丝状到团块状，从柔韧到坚硬。纤维可与硬膜外周神经相混淆。硬膜外血管或神经结构也可被纤维组织包绕。

在硬膜外占位性纤维化的病理过程中，部分硬膜和后纵韧带或黄韧带常被牢固地包绕在内。以钳状结缔组织束的形式出现的纤维组织也能牵拉神经结构和神经根，并对它们施加机械压力。结缔组织束也可阻碍神经根在椎间孔的滑移。

硬膜外纤维组织也可被识别为受累神经根与侧隐窝骨性结构之间的宽阔扁平畸形组织。

除了硬膜外纤维化，局部慢性炎症过程（硬膜炎、神经根炎和蛛网膜炎）或神经周围纤维化，如 FBSS，也可以在硬膜外腔镜下进行诊断识别。

局部解剖图像

骶骨和腰椎区域

与粘连一样，大多数内镜检查发现骶骨和腰椎区域有纤维化。根据我们大量的 FBSS 患者的内镜检查，术后出现不同程度的纤维化或瘢痕是非常常见的。腰骶部纤维病通常是椎管狭窄的基础（图 12.12）。

为了成功地进行脊柱内镜检查，在硬膜外腔骶段或腰段的阻塞性纤维增生必须偶尔通过显微外科器械或使用激光切除。

胸椎和颈椎区域

胸椎和颈椎部位的纤维化在临床上常与疼痛有关。与颈椎和腰椎区域相比，胸椎由于生物力学载荷较小，只有 0.75% 椎间盘脱出的发生率。

我们的研究表明，在病理过程的靶区［使用植入物进行手术的区域，使用聚甲基丙烯酸甲酯（PMMA）骨水泥的区域等］，特别是在颈、胸腹侧的疼痛区域，可以通过内镜观察到纤维化的情况（图 12.13）。

根据我们的经验，在胸椎段腹侧 T4~T10（图 12.14）发生了局部到完全狭窄的纤维化（其中后纵韧带和 / 或硬膜的部分通常是被紧密包绕的）。纤维化主要发生在颈椎腹侧硬膜外 C5~C6、C6~C7 节段。

可在内镜下进行疼痛刺激试验以确定硬膜外纤维化与患者疼痛症状的相关性。

用于神经调控的脊髓刺激电极和导管植入区域的纤维化

脊髓刺激电极

经过长时间后，植入脊髓刺激（SCS）电极用于

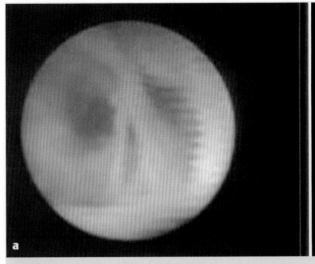
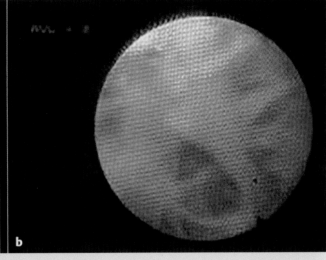

图 12.12　（a，b）腰骶区硬膜外纤维化

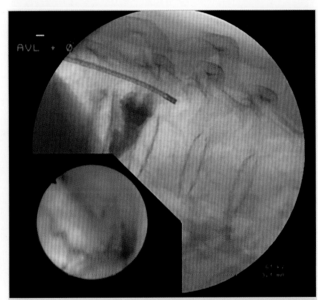

图 12.13　椎体成形术中聚甲基丙烯酸甲酯（PMMA）意外渗漏至硬膜外腔，硬膜外腔镜检查中在硬膜外腔背侧显示黄韧带和硬脊膜之间的纤维化

神经调控的区域出现硬膜外纤维化（图 12.15）。

随着时间的推移，因为硬膜外瘢痕的形成或 SCS 电极尖端明显的纤维包绕，电极可能失效。Cicuendez 等报道了由于脊髓刺激电极周围硬膜外瘢痕组织形成造成的脊髓压迫。在这些患者中，SCS 神经调控失效，并且在 SCS 电极植入 1 年后出现截瘫。手术减压后，对 SCS 电极周围硬膜外组织的组织学研究证实了硬膜外纤维化，微生物学研究排除了慢性感染的可能（图 12.16）。

硬膜外腔镜可以检测到 SCS 电极尖端区域纤维

结缔组织的增生或肉芽肿的形成，在长时间使用后需要进行必要的显微外科干预以恢复其神经调控的有效性，尤其是在不需要电极置换的情况下。

病例介绍

在 2 例长期植入 SCS 电极的患者中（Medtronic，Inc.，Minneapolis，MN，USA；St. Jude Medical Inc.，St. Paul，MN，USA），在电刺激失效的情况下，由于怀疑 SCS 电极尖端硬膜外纤维化发生，进行了内镜检查并随后进行了显微外科粘连松解（图 12.17）。

使用 FLEX-X29 硬膜外腔镜（Karl Storz，Tuttlingen，Germany）经骶管入路经皮进入位于 T9~T10 水平的背侧，观察到一束白色无血管纤维化束嵌入周围脂肪组织。内镜识别的结构与通过硬膜外腔的其中一条神经相对应。通过 C 臂透视成像，证实脊髓电极尖端被硬膜外纤维化所包绕。

在经过硬膜外腔镜工作通道的特殊显微外科器械的帮助下，将 SCS 电极尖端艰难地从硬膜外纤维化中松解出来，硬膜外电刺激得以恢复、疼痛减轻。

导管

在我们的患者中，在导管正常定位的同时，也可以在内镜下观察到导管呈吊袢状，以及在通过纤维化或粘连时所导致的导管尖端折回的情况（图 12.18）。

实际上，在内镜监视下，在通过内镜的工作通道放置导针引导的导管时，不可能出现卷曲或打结

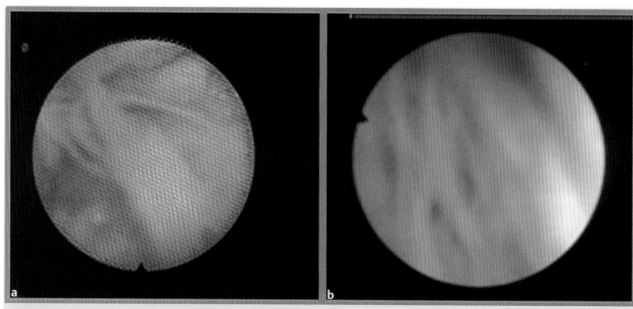

图 12.14　（a，b）L1~L2 段硬膜外腹侧束状无血管结缔组织纤维化

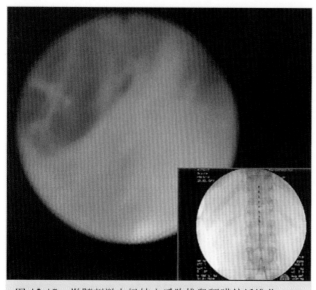

图 12.15　脊髓刺激电极植入后胸椎段硬膜外纤维化

的情况。在无内镜辅助放置导管时，根据我们的经验，神经根注射的区域有可能出现在静脉或是韧带处（图12.19）。

根据我们的经验，在放置聚氨酯导管 1 个月后，由于明显的粘连和局部的纤维化，在内镜下识别导管是很困难的。

在硬膜外腔镜检查中，我们发现导管植入 5~7 天后已经有非细菌炎症反应的迹象（图 12.20）。

我们证实，将硬膜外导管置于内镜下或进行硬膜外造影，即使导管尖端位于疼痛相关区域（纤维状物质高度发达的区域），在硬膜外局部麻醉后，

也获得了无痛的结果。

通过导管强染色和相应的标记辅助，内镜下导管放置或移除的处理可以变得更容易。

导管断裂

根据导管植入技术的不同，存在将导管断裂的可能性，例如在安装、拔出或移除导管时（如通过 Tuohy 针时）。事实上，没有迹象表明导管作为异物会产生严重的神经后遗症，但一些作者主张手术切除导管。

为了达到目标区域，硬膜外腔内长时间植入导管周围的纤维化组织必须通过显微手术来进行松解。然而，寻找到在硬膜外腔内长时间存留的导管是很困难的一件事。导管的纤维蛋白外套在内镜下很难与其他硬膜外纤维组织和神经进行鉴别。我们认为有必要进行显微外科手术，并使用微型钳将导管套切开，以便将导管断裂的部分从硬膜外腔或鞘内去除（图 12.21）。由于导管材料（聚氨酯）的性质，我们建议不要使用激光进行粘连松解。

12.3.3　炎症反应

炎症反应是炎症刺激作用的一个常见临床表现。神经轴区的炎症可能是病原体感染、无菌性炎症或脊柱手术干预后医源性反应的结果。

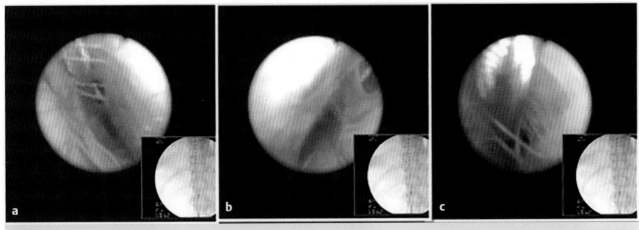

图 12.16　（a-c）植入脊髓刺激电极周围可见硬膜外粘连和纤维形成

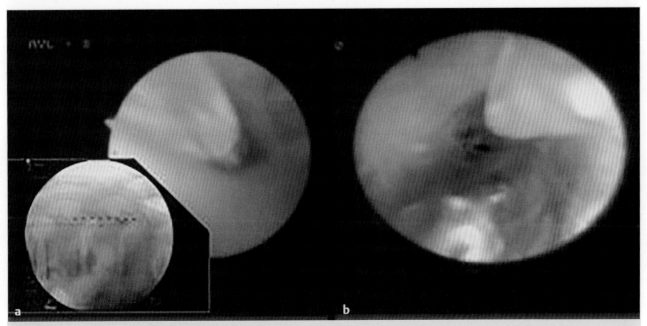

图 12.17　（a）在胸椎硬膜外腔背侧植入脊髓刺激电极。（b）组织夹持钳对脊髓刺激电极进行机械性粘连松解

急性炎症反应

在大多数炎症形式中，液体和白细胞从毛细血管中逸出是特征性表现。根据液体的组成（渗出物或漏出物），炎症可分为浆液性、纤维素性、化脓性、出血性或淋巴细胞性。纯粹的浆液性炎症大多是非细菌性的。

坏死性炎症是由微生物分泌外毒素引起的，导致组织破坏。

神经轴区急性细菌性炎症在医学上扮演着特殊的角色。鉴于诊断和治疗的紧迫性，细菌感染患者可能需要急诊通道优先诊疗。

慢性炎症反应

慢性神经轴性炎症过程通常与原组织结构的广泛破坏和伤口愈合有关。巨噬细胞、淋巴细胞、浆细胞和嗜酸性粒细胞在慢性炎症中起重要作用。这些细胞分泌的细胞因子导致受影响的组织发生显著而持久的变化。

硬膜外炎性病变

硬膜外炎性病变是硬膜外腔局限性或占位性的炎症反应。内镜下，主要表现为发红、肿胀和水肿，疼痛刺激试验呈阳性。

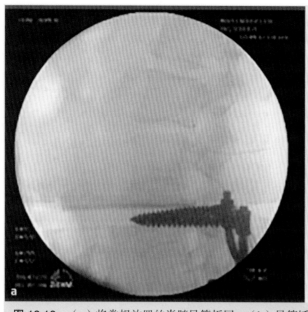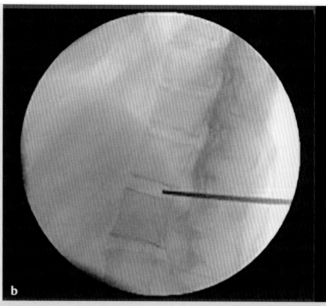

图 12.18　（a）将常规放置的脊髓导管折回。（b）导管矫正后的准确位置

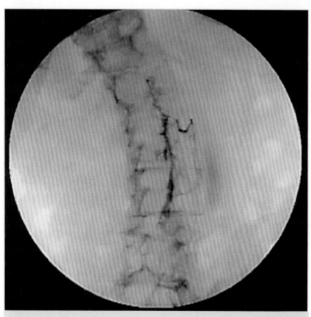

图 12.19　下腔静脉注射造影剂后，硬膜外造影的前后位（AP）图，其间可见一不透射线的导管影

Choi 等报道了 24 例因慢性背痛而接受硬膜外腔镜检查的患者。在所有这些患者中，内镜检查显示了硬膜外炎性病变的特征。

大多数患有慢性炎症性神经轴性疾病的患者，如脊柱炎、椎间盘炎、神经根炎或硬膜外炎性病变，均累及椎管的腹侧（图 12.22）。

在我们超过 2000 例的硬膜外腔镜检查中，我们诊断出约 42% 的患者存在局限性慢性炎症过程，表现为神经根炎和 / 或硬膜外炎性病变（图 12.23）。

在已确诊为慢性炎症（蛛网膜炎、硬膜外炎性病变或神经根炎）的患者中，我们无法定期检测到炎症标志物的特征性改变，如红细胞沉降率升高、C- 反应蛋白水平升高或白细胞计数升高。

镜下识别

硬膜外腔的慢性炎症过程，如硬膜外炎、神经根炎或蛛网膜炎，在内镜图像中组织结构表现为明显充血、水肿肿胀。

通常局部的硬膜外炎被认为是一种局限性炎症反应，主要表现为红肿和水肿。受累硬膜外结构充血明显（红色至暗红色）和水肿肿胀。硬膜外炎与其他健康硬膜外组织的颜色区分非常明显。

随着局限性硬膜外炎逐渐向外扩散，广泛的炎症也可被观察到。

脊神经根炎

机械性压迫和拉伸、炎症和纤维化可刺激神经根的脊膜或间质组织，也可引起相应严重的疼痛症状。用内镜检查发炎的神经根是特别有必要的。

随着脊神经根机械性刺激的病理形态学模型的建立，继发性炎症引起的脊神经根刺激越来越受到人们的关注。

脱出的椎间盘组织作为硬膜外腔的异物可引发

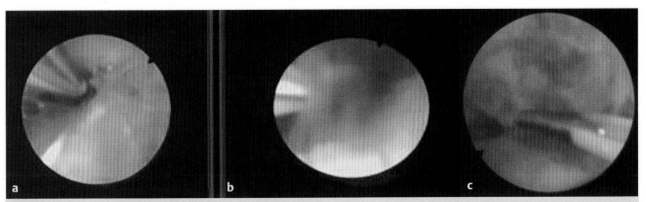

图 12.20　（a）经内镜置入硬膜外导管。（b）6天后（与只进行硬膜外腔镜检查的视图对比），显示导管被软性的硬膜外粘连所包绕。（c）在硬膜外腔可见有标记的导管尖端

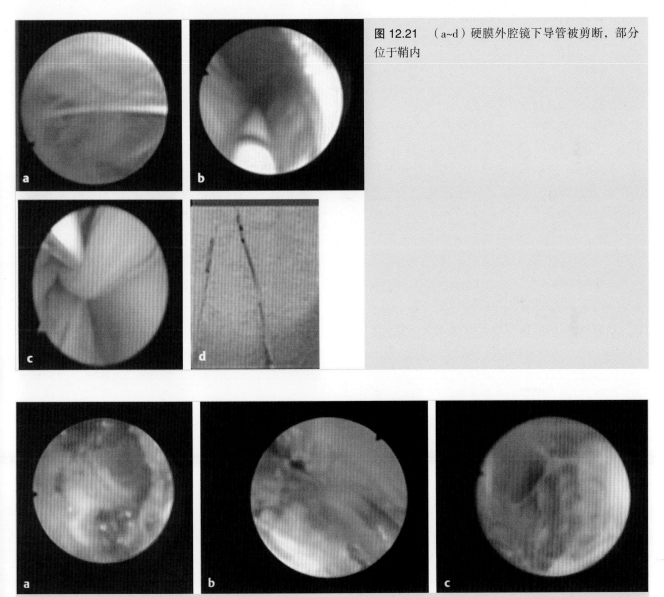

图 12.21　（a~d）硬膜外腔镜下导管被剪断，部分位于鞘内

图 12.22　硬膜外炎。（a~c）慢性炎症反应的内镜视图。也可以观察到大面积的炎症。在内镜图像中，炎症表现为肿胀和发红

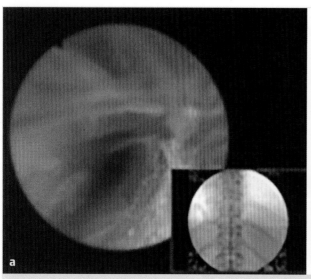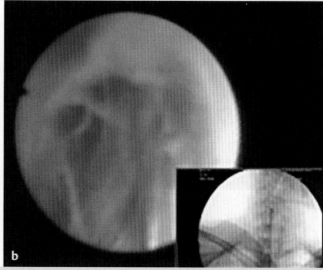

图 12.23　硬膜外腔慢性炎症反应。（a）胸椎硬膜外炎。（b）颈椎硬膜外炎

局部炎症反应。椎间盘退变可产生磷脂酶 A2、白细胞介素 6、前列腺素 E2、滑膜细胞因子等化学炎症介质，并传递至神经根区域，诱发神经根炎。

在椎间盘组织移位的环境中，会释放炎症介质 TNF-α 和白细胞介素 1。受累神经根的炎症反应是介质释放的结果。

这些炎症反应在硬膜外腔镜下很容易观察到，包括肉芽肿和增生性炎症。肉芽肿的特点是具有丰富毛细血管的修复性组织生长，增生性炎症的特点是可见成纤维细胞生长，可资鉴别。

对于疼痛的诊断，Kizelshteyn 等的试验具有重要意义。在将 Fogarty 导管引入椎管的患者中，可以证实在正常的背神经根处对球囊进行充气并不会诱发疼痛反应，而仅是感觉迟钝。然而，如果在神经发炎的区域对球囊充气，受试者会感到神经根性疼痛。这个试验以不同的方式重复，得到了相同的结果，即神经炎症可以诱发疼痛、痛觉过敏和异常疼痛。

局部解剖图像

采用内镜检查神经根区域往往是很困难的，但这对于注射镇痛药物又是很重要的。

血供、搏动和接触敏感性，以及病理性改变如粘连、纤维化、水肿、炎性改变可采用内镜检查进行评估，定位有可能处于椎管前、后动脉的升、降支附近。短节前根是神经最脆弱的部分，内镜下看

不清楚（图 12.24），这部分神经周围的炎症过程也被认为是疼痛的原因（图 12.25）。

镜下识别

在内镜图像中，处于慢性炎症的神经根颜色会发生改变，并出现水肿。在长时间的压迫后，神经根在内镜下也可表现为萎缩变薄。在镜下操作部位，偶尔可见部分神经根呈淡红色或青灰蓝色。病变的神经根在内镜下也可能表现为无血管、不搏动，因为硬膜外粘连。

与接触刺激（由于内镜尖端、导管或显微外科器械）不同，炎症改变的神经对疼痛刺激试验的反应明显比正常健康状态下的神经更敏感。

蛛网膜炎

蛛网膜炎对疼痛医学的诊断和治疗都是一个挑战。通常，术语"蛛网膜炎"或"蛛网膜病"用于形容脊髓粘连，同时也是硬膜外畸形的同义词。但这个词实际上是用来指硬膜下马尾和神经根鞘的一系列炎症反应。

蛛网膜炎的诊断是很困难的。计算机断层扫描（CT）或磁共振成像（MRI）和脊髓电图（EMG）有助于作出诊断。带有脊髓电图的 CT 可以识别出增厚和变硬的神经根（还有软组织），这些病变的组织会使椎管变窄。

细菌性和病毒性脊髓感染可能是蛛网膜炎的病

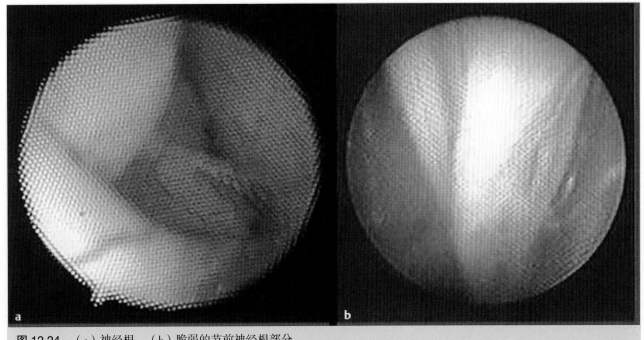

图 12.24 （a）神经根。（b）脆弱的节前神经根部分

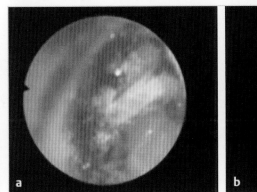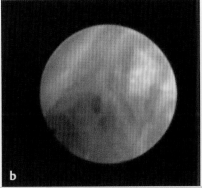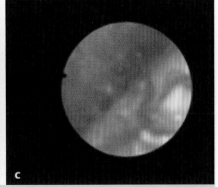

图 12.25 （a~c）神经根区域的慢性炎症反应（神经根炎）

因（7% 的病例）。蛛网膜下腔反复注射细胞抑制药物和抗代谢物药物也是蛛网膜炎的原因。

粘连性腰椎蛛网膜炎是一种病程极其严重的疾病。

特殊的发病机制

蛛网膜的炎症过程可由机械性（局限性）或化学性（弥漫性）触发，并导致具有相应临床症状的神经轴性瘢痕组织的形成。据 Day 报道，蛛网膜炎是一种复杂的神经性疼痛事件，具有多层次的病因。

10 例中有 5 例是由于神经根与硬膜粘连而引起的蛛网膜炎。临床上，明显的神经性疼痛和神经病变相关结果是本病最显著的症状。蛛网膜炎常与硬

膜外纤维化有关，但硬膜外纤维化则不然。

在蛛网膜炎（蛛网膜粘连）的早期，神经根的可见部分表现为明显的水肿。出现炎症征象，末梢纤维充血、肿胀，引发神经根炎。在后期，蛛网膜炎的特征是成纤维细胞增生，胶原沉积在组织中。在随后的增殖期（粘连性蛛网膜炎），受累神经根呈不对称性的团块状。组织肿胀消退。神经根相互粘在一起，并黏附于软膜上，厚厚的胶原结构形成了瘢痕组织。Warnke 认为，脑脊液中从硬膜囊流向大脑的脑脊液被阻塞，因此导致脑脊液的压力升高。随后，在一些病例中瘢痕组织发生钙化（图12.26）。粘连性蛛网膜炎是最严重的一种蛛网膜炎；因为其会导致严重损害，如难以治疗的背部和肢体

疼痛及一系列其他严重的神经相关问题。

局部解剖图像

60%的病例在脊柱手术中发生蛛网膜炎，22%的病例在神经轴区麻醉（脊髓麻醉、硬膜外麻醉）后发生，7%的病例在腰椎穿刺后发生，3%的病例在脊髓造影后发生，以及在疼痛治疗和继发性感染后发生。

根据文献，87%的蛛网膜炎发生在腰椎区，23%发生在胸椎区，34%发生在颈椎区（图12.27）。

定位后可发现粘连性蛛网膜炎可分布于一个椎体（局限性），两个或多个椎体（节段性），两个或多个相邻椎体（连续性）。如果超过一个脊柱区域（如腰椎和胸椎均累及）受到这种慢性炎症过程的影响，则称为弥漫性蛛网膜炎。

镜下识别

在蛛网膜炎发展的第一阶段，如周围神经鞘纤维化，硬脊膜增厚，周围组织显示血流量增加。

在蛛网膜炎发展的第二阶段，硬膜外腔镜可观察到瘢痕组织。神经组织无疑是和硬膜一起生长的。

在发展的第三阶段，经硬膜外腔镜检查，蛛网膜炎显示完全包覆神经根。压迫引起神经组织可见

的萎缩性变化。

粘连性蛛网膜炎是该病最严重的一种形式，可导致组织闭塞，也可通过观察到硬膜搏动消失（这是一种特殊的诊断体征）来证实。在这个阶段，内镜下无法将受累区域的硬膜与其他硬膜外瘢痕组织区分开来。

在粘连性蛛网膜炎的最后阶段，神经轴区炎性改变的结构发展成肉芽组织，充满椎管。这个组织穿过非常狭窄的蛛网膜间隙，甚至将其填充从而"消灭"蛛网膜间隙。萎缩和缺血的神经根也会发生类似压迫性改变。

值得注意的是，在严重粘连性蛛网膜炎的节段上进行硬膜外腔镜检查是非常困难的。

肉芽肿

炎性细胞灶性或结节性聚集的炎症被称为肉芽肿性炎症或肉芽肿。根据Berthold的说法，在硬膜上可以观察到细胞和血管贫乏、富含胶原的皮肤样覆盖层，这些覆盖层进入疏松的、血管和液体丰富的肉芽组织，最后在周围形成明显的网状结构，从而在硬膜外腔形成典型永久性组织。在文献中，硬膜外腔的肉芽组织也被描述为截瘫综合征的一个原因。

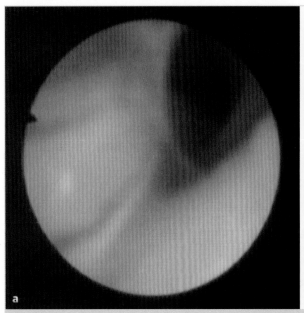
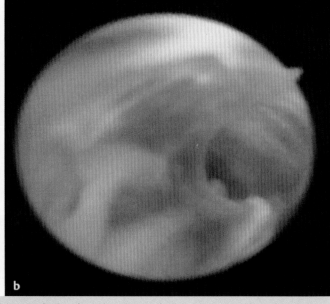

图12.26 硬膜外腔镜下脊髓蛛网膜视图。（a）蛛网膜下腔视野（脊髓→脊髓蛛网膜→硬脊膜）。（b）穿过脊髓蛛网膜（蛛网膜下腔）的硬脊膜丝

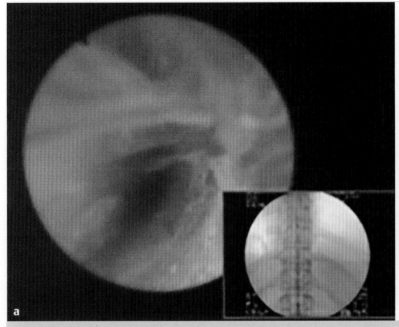
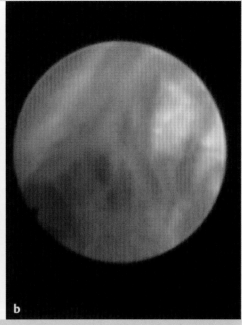

图 12.27　（a，b）胸椎腹侧慢性炎症过程（蛛网膜炎）

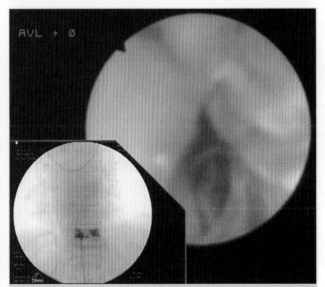

图 12.28　胸椎椎体成形术后硬膜外纤维化，结缔组织包绕血管

异物肉芽肿

异物反应或异物肉芽肿，内镜下可见的伤口愈合障碍，因肉芽组织过度增生所形成。异物肉芽肿是组织细胞性肉芽肿的典型代表，它的形成是由机体对自身或外来物质的反应所引起的。身体固有的或外来的碎片迁移到硬膜外腔可引发肉芽肿反应。异物反应（如电极和导管植入后）是长期镇痛治疗的常见并发症。

例如，骨水泥（PMMA）释放到硬膜外腔被认为是椎体成形术的并发症。内镜下，硬膜外腔 PMMA 甚至出现纤维化（图 12.28）。

根据 Deer 等的研究，肉芽肿形成且与硬膜紧密粘连是鞘内治疗最复杂的并发症之一（图 12.29）。椎管内导管相关肉芽肿的形成在我们的患者中是很罕见的。

12.4　脊髓组织病理结构变化

12.4.1　循环和血管系统疾病

神经轴区循环系统的局部紊乱可等同于血管的局部狭窄或闭塞或出血，具有特殊的意义。

血管疾病，如动脉、静脉和淋巴管的疾病，应与循环疾病区分开来。

局部神经轴区循环障碍

神经轴区循环局部紊乱的核心在于绝对和相对缺血及动脉和静脉引起的血液循环紊乱。动脉血栓或动脉血栓栓子是最常见的导致急性动脉血管阻塞的原因。急性负荷作用在血管壁薄弱区域是很致命的，急性负荷包括在进行内镜检查、导管或电极放置、硬膜外注射或使用显微外科器械时，特别是既往曾受损过的血管尤其容易发生破裂。

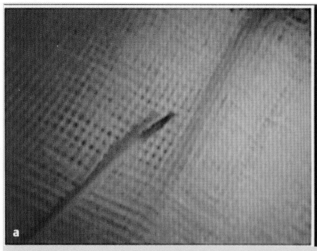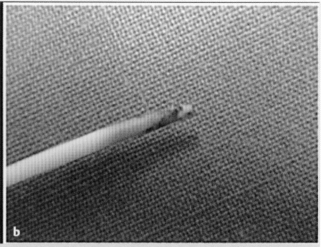

图 12.29 （a）持续使用吗啡 11 年后，在 T10 处鞘内肉芽肿形成从而闭合脊髓导管尖端。（b）T9 椎管导管留置 12 年后发生鞘内肉芽肿

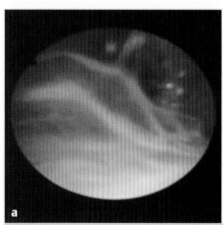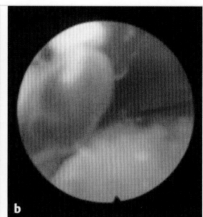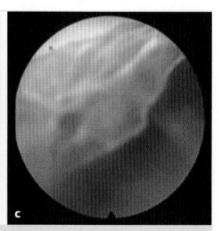

图 12.30 （a~c）硬膜外血管病理结构改变

出血

出血的临床指征需要即刻进行诊断，也有可能作为椎管内神经轴区麻醉的并发症出现。通常情况下，在出现症状后的最初 8h 内立即手术清除血肿可使患者恢复原貌。

在内镜检查时，术中神经轴区出血的风险是一个不容忽视的问题。

当血管的连续性被破坏时，含有细胞和血浆成分的血液逸入硬膜外、硬膜下或硬膜内。

撕裂出血（破裂出血）会发生在上皮完整的组织中。在个别病例中，这种形式的硬膜出血可以通过内镜进行诊断（图 12.30）。

血管疾病

动脉疾病

在动脉系统中，血管炎常表现为一种原发性炎症性血管疾病。最常见的动脉血管疾病是动脉硬化，动脉硬化诱发动脉瘤的形成。由椎间盘退变引起的硬膜外凸起物，会阻塞动脉血流和静脉丛，也可引起组织缺氧并刺激纤维组织增生。此外，脊髓血肿也可在创伤后自发发生，可能原因在于神经穿刺压迫了邻近的神经元结构。Hashizume 等还观察到后纵韧带区域的骨化、静脉间歇性纤维增厚和动脉管壁玻璃样变的情况。

静脉疾病

有点像动脉硬化，血管壁上的压力和流动负荷是引起静脉壁纤维化或硬化转变并发展为静脉扩张或静脉曲张的诱因。

2006 年我们对 120 例 FBSS 患者进行硬膜外腔镜检查，其中 12% 的病例在硬膜外 S1~C4 段发现腹侧瘢痕，并有明显的硬膜外静脉充血现象。在 FBSS 患者中，静脉和静脉丛可表现为绞窄的情况，也可因纤维化或瘢痕形成而转变为（假性）静脉曲张（图 12.31）。

镜下识别

动脉血管和无瓣膜静脉血管遍布硬膜外腔，很容易通过其可见的搏动加以区分。

硬膜外静脉可能受到压迫，因此在内镜下出现充血和扩张。硬膜外静脉充血是内镜检查经常遇到的情况，主要位于椎管的纤维化节段。因此，血供减少会导致神经体积减小和可见的进展性神经周围纤维化。

内镜下可见结节状和囊状突起，分别被认为是静脉扩张和静脉曲张，这是由于血管壁稳定性降低从而使得病变静脉弯曲。不同类型的浅表硬膜外出血如由渗出引起的瘀点（针尖出血）、紫癜（广泛性针尖出血）、瘀斑（小面积出血）和皮下瘀血（大面积出血）可在内镜下偶尔观察到，特别是位于硬膜附近的区域。

血肿

硬膜外血肿是一种罕见且极其危险的病理情况。与出血相似的血肿是由于神经穿刺损伤或外伤后自发形成的。这种需要空间的出血可导致直接脊髓压迫和脊髓血流量减少，并在进一步发展中对脊髓造成不可逆的损害。

为了避免在脊髓内镜检查过程中出现临床相关的严重损伤，较小的静脉和动脉出血（例如获取组织样本、移除与疼痛相关的纤维化组织或植入导管时）应立即采用激光凝固治疗。

淋巴管疾病

关于淋巴管的解剖和组织结构以及脑脊液的引流过程有不同的理论。像血管一样，神经轴区淋巴管也会患病。与临床相关的是淋巴管扩张，淋巴管的非生理性扩张。到目前为止，神经轴区淋巴管疾病在脊髓内镜和 / 或硬膜外腔镜中扮演着次要的角色。

12.4.2　硬脊膜

硬脊膜在脊髓内镜的检查中起着非常重要的作用。硬脊膜可作为内镜下重要的定位结构（图 12.32）。

对于局部解剖优化分类和内镜下病灶评估，集成内镜 – 超声（ENDO-SONO）系统的支持尤其具有价值。辅助硬膜外超声检查可显示硬脊膜病病灶外周壁的强化。它们也显示了脑脊液的分布和硬膜外病变组织的解剖位置。通过这个集成系统，可提供进一步的形态信息或进行虚拟组织学评估。

在硬膜外占位、狭窄、纤维化的节段，硬脊膜区域常合并纤维化。脊柱手术可导致硬脊膜的损伤，所以这对术者的手术技术要求很高。脑脊液持续漏

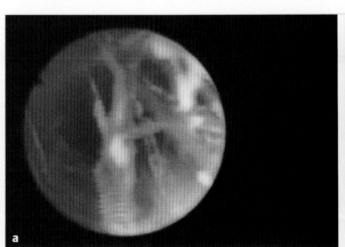
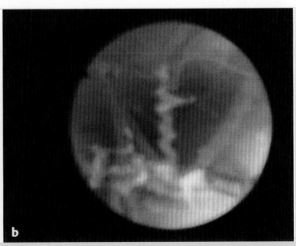

图 12.31　（a，b）硬膜外腔开始出现硬膜外粘连包绕血管组织

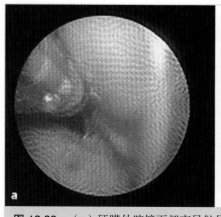
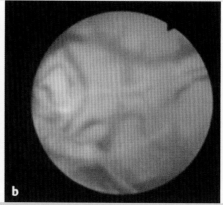
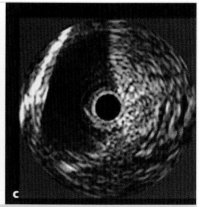

图 12.32 （a）硬膜外腔镜下超声导航导管放置于硬脊膜区域。（b）硬脊膜内镜视图。（c）硬膜外腔的超声图清晰显示硬脊膜、脂肪组织以及粘连区域

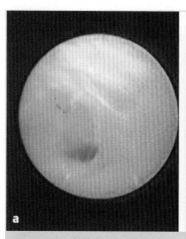
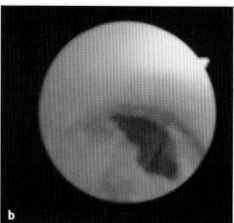
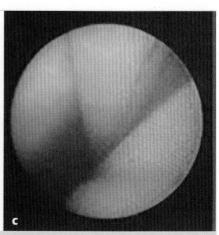

图 12.33 意外的硬脊膜穿孔。（a，b）硬膜外单次注射后。（c）通过穿孔部位的终丝视图

出可导致脑膜假性囊肿，神经根疝和神经损伤，以及脑膜炎和蛛网膜炎。

硬脊膜穿孔

在脊髓附近进行区域麻醉手术后，由于穿刺针、导管、内镜、显微外科器械或激光的使用，可能会造成硬脊膜的损伤，并导致炎症、伤口愈合不良或脑脊液漏等后续问题。

此外，硬膜外植入用于神经刺激的 SCS 电极，也存在硬脊膜穿孔的风险。意外硬脊膜损伤是放置 SCS 电极相对常见的并发症。

内镜下硬脊膜穿孔表现为相对较大的组织缺损，具体取决于病因（图 12.33）。

硬脊膜损伤的护理取决于损伤的大小。目前还没有关于不同治疗方法有效性的研究。

令人惊讶的是，尽管 >2.5mm 的硬脊膜穿孔相对来说是比较大的，但临床上我们并未观察到头痛的发生，与那些由脊髓麻醉引起的穿孔相比，它们都使用了最细的针头（29 号）。由于鞘内间隙液体的存在，实际的内镜图像质量得到了显著改善。根据我们自己的经验，对于硬脊膜穿孔，我们建议您在内镜下应用硬膜自体血补片来封闭硬膜缺损。内镜下应用血补片是一种非常可靠的治疗方法（图 12.34）。

在脊柱内镜下，在比较细微的硬膜损伤中，偶尔也可观察到硬膜组织自发的修复或横断面的黏合改变。

12.4.3 蛛网膜

脊髓周围有 3 层保护性结缔组织，即硬脊膜、蛛网膜和软脊膜。在硬膜和软膜之间是由蛛网膜细胞组成的中间细胞层（图 12.26）。蛛网膜炎是硬膜最内侧叶的一种慢性炎症，是脊髓硬膜对伴有相应临床症状的组织损伤的病理反应。

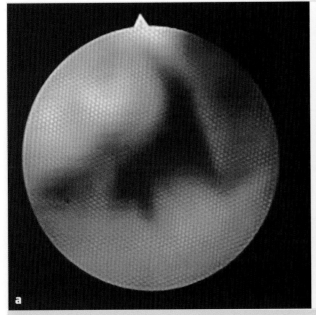
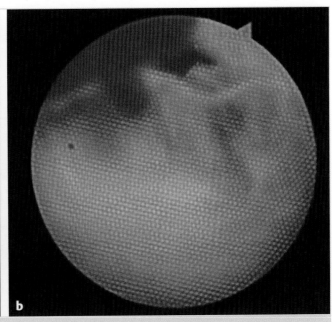

图 12.34　（a）硬脊膜穿孔。（b）内镜下应用血补片

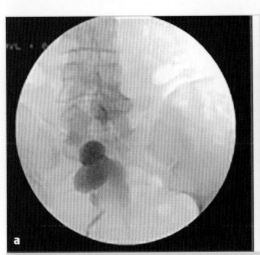
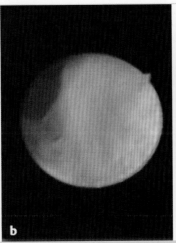
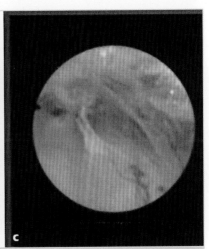

图 12.35　（a）硬膜外腔镜示 L5~S3 硬膜外腔明显增宽，怀疑有囊性病变（4cm×2cm 蛛网膜囊肿）。（b）内镜检查发现几乎透明的硬脊膜样囊壁。（c）在硬膜外蛛网膜囊肿上方，L5 囊肿区域可见占位性硬膜外粘连，并有明显的颜色变化，有慢性炎症反应（蛛网膜炎）的指征

　　重要的是，硬膜外腔镜手术或干预对蛛网膜（中间层）的拉扯也会对脊髓血管造成干扰，从而引起一系列伴随的临床结果。

蛛网膜囊肿

　　蛛网膜囊肿通常在 CT 或 MRI 检查中偶然发现。Weber 和 Knopf 对 2536 名德国空军健康男性进行检查发现，蛛网膜囊肿的病例占 1.7%。这些囊性椎管内占位压迫邻近结构可导致局部疼痛和放射状疼痛（图 12.35）。

　　治疗蛛网膜囊肿引起的疼痛，重要的是闭合蛛网膜囊肿与蛛网膜下腔的破口，并不需要完全切除蛛网膜囊肿。

　　Kyeong-Sik Ryu 等报道了在硬膜内镜检查时，由于内镜进入硬膜外腔所引起的机械应力也会导致形成蛛网膜囊肿。

脑脊液瘘

　　随着用于药理学神经调控的脊髓导管系统的植入，有可能损伤硬脊膜从而导致脑脊液瘘的发生（图

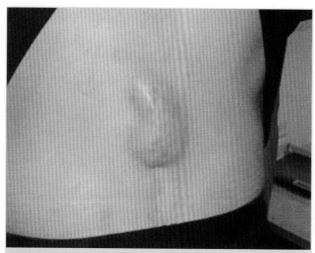

图 12.36　植入药物性神经调节脊髓导管后出现脑脊液瘘

12.36）。在文献中，脑脊液瘘是脊髓导管系统植入病例的并发症，发病率为 10%。

骨化

硬膜或蛛网膜骨化是一种非常罕见的现象，可在 CT 上观察到。

在 Hashizume 等研究的 46 例病例中，硬膜骨化被证实。腰椎蛛网膜骨化类似于临床粘连性蛛网膜炎。它虽然可以采用手术的治疗方法，但不同于粘连性蛛网膜炎，骨化采用手术治疗是一个有争议的治疗选择。

内镜下硬膜的识别

在内镜图像中，硬膜表现为蓝灰色或是灰白色结缔组织，其表面有小的搏动血管。硬膜的厚度根据所观察的节段有所不同，最大壁厚为 1.5mm，根据我们的观察，紧靠鞘内间隙的硬膜几乎是透明的。

在内镜图像中，硬膜慢性炎症区域表现为明显充血和水肿的结构改变。

在硬膜外瘢痕区域的硬膜薄壁段可以根据其搏动加以识别。

所谓的帐篷现象的触发可以用来评估硬膜弹性的病理改变。

12.4.4　韧带

后纵韧带

在采用内镜检查腹侧硬膜外腔时，后纵韧带是除硬脊膜外最重要的解剖结构。

通过相对狭窄的腹侧硬膜外腔（特别是在椎管的胸段和颈段），可以对后纵韧带进行良好的光学检查。后纵韧带由一层表面走行的纤维组成，并延伸至整个脊柱形成强韧且统一的链状结构。后纵韧带在颈椎和腰椎发育得最为牢固（图 12.37）。

后纵韧带的病理改变对于内镜下诊断这些病变（例如，椎间盘突出或椎间盘脱出）具有重要意义（图 12.38）。

骨化

后纵韧带骨化（OPLL）主要影响颈椎 C4~C6 节段。OPLL 是分阶段发生的，其发病机制尚不清楚。根据后纵韧带骨化症患者的大体解剖显示，后纵韧带骨化可引起脊髓压迫。Hashizume 等进一步报道了后纵韧带骨化所导致的神经脱髓鞘改变和硬脊膜损伤的发现。如果没有内镜的帮助，OPLL 也可以通过放射学手段进行诊断。

镜下识别

后纵韧带在内镜图像中呈现黄白色纤维状结构。在内镜下，硬脊膜和后纵韧带的区别首先在于血管化的不同。

根据我们的经验，主要的区别特征是所谓的帐篷征（弹性帐篷现象，仅在硬脊膜为阳性）。

椎间盘脱出和突出

椎间盘脱出在内镜下常常在脊柱右腹侧和左腹侧被发现。只有在特殊的手术入路技术的帮助下，才能直接在内镜下评估椎间盘。

在柔性内镜下，椎间盘突出间接可见，椎间盘突出会导致后纵韧带扭曲和腹侧硬膜外腔变窄。

髓核明显脱出时，说明纤维环有破口。如果后纵韧带受损，可导致髓核游离脱垂在椎管内。硬膜外会有神经根直接受压损伤或神经萎缩的情况。

突出物自体吸收的能力取决于突出物的成分和含水量。部分纤维环和软骨板的突出比髓核慢，这种情况自体吸收的倾向最大。突状物可重塑，髓核可自行回缩（包含椎间盘）（图 12.39）。在自发脱出吸收后，在椎管内通常不会形成粘连或纤维化。

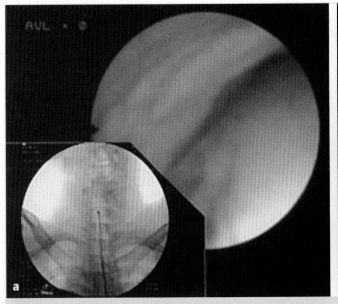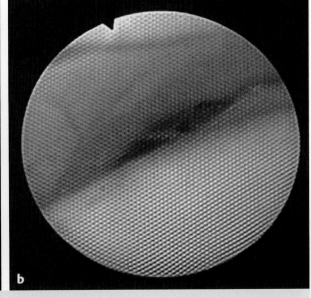

图 12.37 （a，b）颈椎后纵韧带

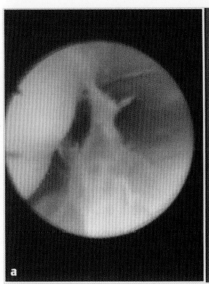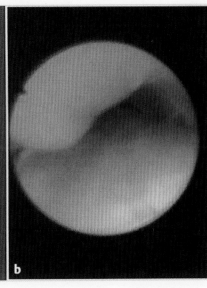

图 12.38 （a）椎间盘突出，硬脊膜和后纵韧带之间有软性的硬膜外粘连。（b）后纵韧带覆盖的椎间盘组织移位

椎间盘游离

椎间盘在纤维环和后纵韧带破裂后进入硬膜外腔（游离），可引发局部异物反应。

游离物在短暂的液体吸收的基础上，施加压力于硬膜外神经结构时，可发生肿胀的情况。

随后的脱水阶段减少了游离物的体积，从而减少了对神经根的压力。硬膜外神经结构处的游离物随后在机械应力和生化作用的影响下导致炎症的发生。

小的游离物可以通过吞噬作用直接被酶吸收。部分更大的游离通过周围脂肪组织的血管化和结缔组织化分解。

镜下识别

硬膜外腔镜下可以通过后纵韧带突出、髓核组织缩窄或与炎症反应有关的硬膜外纤维化来识别游离物。

狭窄的椎管内囊肿是罕见的。受累脊柱节段的微创伤或炎症被认为是形成关节突关节滑膜囊肿的原因，它会导致腰椎管狭窄的发生与进展。MRI通常可清晰显示椎管内占位性囊肿（图 12.40）。

但是，如果这些囊肿失去了液体含量，在影像学上可能就难以观察到。例如，囊肿的结构附着在根袖或硬脊膜上，会显著促进受累椎管的纤维化进

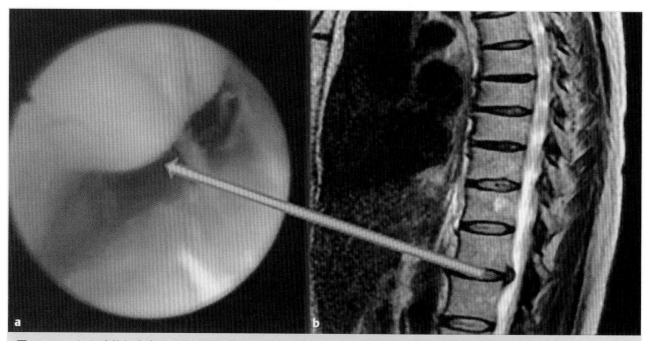

图 12.39 （a）胸椎间盘突出导致后纵韧带突出的内镜图像。（b）胸椎椎间盘突出的 MRI 侧位图

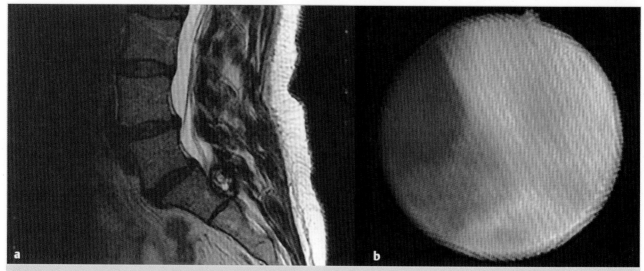

图 12.40 （a）MRI 显示 S1 左侧神经根区域滑膜囊肿和 L4~L5、L5~S1 椎间盘突出。（b）硬膜外腔骶部狭窄囊肿壁的硬膜外腔镜图像

程，并引发相应的临床症状。在脊髓内镜或硬膜外造影的帮助下，可以识别脊髓附近的这些病变，并根据需要进行抽吸减压。但是，治疗的最终目标应该是完全切除所有压迫患根的结缔组织结构。

黄韧带

由弹性纤维组成的坚韧的黄韧带，对识别局部解剖结构和指导麻醉给药有着特殊的临床意义。

为了到达实施硬膜外麻醉所必需进入的硬膜外腔结构，穿刺针必须穿过棘上韧带、棘间韧带，最后是黄韧带。

病理解剖因素，如瘢痕形成导致的黄韧带肥厚、FBSS、脊柱后凸等，可导致实施神经轴区麻醉困难及引发相关并发症。

肥厚

Sairyo 等证实，纤维堆积或瘢痕形成可导致黄韧带肥厚。同样，黄韧带中炎症相关基因的表达也被认为可导致黄韧带肥厚。内镜下黄韧带肥厚也是由于韧带受到刺激而形成的。

内镜 – 超声（ENDO-SONO）可见黄韧带增厚导致马尾内侧受压或导致椎管狭窄。

血肿

黄韧带血肿是神经压迫的罕见原因。黄韧带血肿是由小的损伤引起的。回顾文献，Ohba 等发现黄韧带血肿 32 例，其中腰椎 25 例，胸椎 5 例、颈椎 2 例。黄韧带的组织学检查发现一个合并肉芽肿的血肿。

钙化

黄韧带钙化（CLF）是一种罕见的疾病，主要发生于 62 岁的日本中老年女性，由黄韧带中二水合物二焦磷酸钙晶体的沉积组成。在内镜减压的文献中，有报道了由 CLF 引起的脊髓疾病患者。

囊肿

椎管硬膜外的黄韧带囊肿很少见。Bloch 等报道了因黄韧带附近囊肿而需要接受手术治疗的患者。

镜下识别

在硬膜外腔背侧的硬膜镜图像中，黄韧带可以通过无可见血管、白色到淡黄色的凹面识别。韧带的黄色是由弹性纤维呈交叉格网状排列形成的。弹性结缔组织是由一种特殊形状的、紧致的胶原结缔组织构成的。它含有大量平行的厚弹性纤维。

内镜下可观察到的黄韧带病理改变是很少的。内镜下只能观察到肥厚改变。

12.4.5　神经结构

在硬膜外腔镜图像中，神经结构出现在硬膜外腔相对比较常见。神经轴区周围神经由结缔组织鞘内的神经纤维束组成，可由外而内分为神经外膜、神经束膜和神经内膜。外层的神经外膜传导大的血管和淋巴管，为神经提供营养。

内镜下可以很好地显示神经的血管供应。硬膜外腔的神经包括传入（感觉）和传出（植物和运动）纤维。

神经病变

一条或多条神经的病理改变或功能紊乱分别称为单神经病变或多神经病变。临床上经常出现的是炎症性神经病变。炎症性神经病变可以在全身性疾病的框架内讨论，也可以是一种独立的、免疫引起的神经病变。

相比之下，感染性神经病变，即由细菌或病毒感染引起的神经损伤是非常罕见的。

与受影响的周围神经结构相对应，神经损伤的不同病理形式可分为神经元性、轴突性、脱髓鞘性和间质性神经病变。神经病变的分类很困难。

尽管进行了神经活检，但神经病变的原因以及功能障碍的形态学相关性往往仍不清楚。有时病理形态学所见的类型和位置可以表明神经病变的病因。例如，在硬膜外麻醉中，有髓神经纤维的神经阻滞的成功与否取决于被阻滞的郎飞结的数量。硬膜外腔内病理改变的有髓神经纤维可以改变兴奋的跳跃性传递，例如神经轴传导麻醉的不完全扩散现象的发生。

镜下识别

硬膜外神经在内镜下通常表现为白色至浅粉黄色。神经结构也可以呈现为亚光色，这通常是由硬膜外结缔组织（由于粘连）包裹造成的。

完全通畅地通过硬膜外腔的神经结构相对容易被识别为白色，容易与纤维束混淆。

通过透明的硬膜的神经偶尔可辨别出来。

可见的神经呈白色或玫瑰色，供应神经的血管通常在神经或神经根表面纵向通过。

12.4.6　脂肪组织

在文献中，硬膜外脂肪组织被认为是硬膜外腔和椎管内静脉丛的主要组成部分。硬膜外脂肪在硬膜外腔的分布差异显著，与身体其他部位的脂肪分布无关。它在内镜下的表现也与常见的解剖图表现不一致。

硬膜外脂肪组织是神经轴区结构的理想压力垫，也是应用于硬膜外腔的药物储存的理想场所。

在硬膜外植入电极和导管时，硬膜外脂肪（通常很少）可防止硬膜穿孔。

局部解剖图像

根据我们的内镜检查，硬膜外脂肪组织在硬膜外腔内以高度可变的方式分布。硬膜外脂肪组织主要部分位于硬膜外间隙的背侧，主要位于中胸段和深腰段的背侧。根据我们的观察，腹侧硬膜外脂肪组织分布相当局限且非常稀疏。

硬膜外脂肪增多症

硬膜外脂肪增多症是由硬膜外脂肪含量升高引起的。硬膜外脂肪增多症是特发性的，但也可发生于长期接受类固醇治疗或内源性类固醇分泌过多的患者。

Kawai 报道，在类固醇治疗后，会诱发硬膜外脂肪组织病理性增多的改变。对于单个患者来说，特发性硬膜外脂肪增多症会导致神经受压和神经根疼痛的症状。Roy-Camille 等在 1991 年报道了硬膜外类固醇注射长期治疗导致的症状性硬膜外脂肪增多症病例。硬膜囊周围过多的脂肪沉积导致神经根受压，出现相应的神经症状（图 12.41）。

脂肪缺乏

Igarashi 等的研究表明硬膜外脂肪组织作为一种活动层对于神经组织来说是很重要的，在慢性炎症过程后会逐渐消失。当脂肪被耗尽时，硬膜外神经会被增生的瘢痕组织所包绕。

根据我们的内镜下检查，在硬膜外腔腹侧和术后状态，只发现少量硬膜外脂肪组织。硬膜外脂肪组织在脊髓实质区域几乎看不到。采用硬膜外腔镜检查 FBSS 患者，在硬膜外腔的其他正常区域，脂肪组织偶尔会显著减少或消失。

镜下识别

正常的亲脂性硬膜外脂肪组织在内镜图像中呈现为新鲜、光滑的白色到金黄色。硬膜外脂肪组织常有小血管穿行。

在罕见的脂肪增多症病例中，可以观察到胸段或下腰段椎管背侧的硬膜外脂肪层明显增厚。

在慢性硬膜外炎症过程和 FBSS 中，硬膜外脂肪组织经常被消耗殆尽。逐渐消耗的硬膜外脂肪组织失去有光泽的新鲜感，常表现为混浊、非常暗淡的黄白色。

12.4.7　剩余物质的残留

局部麻醉药残留

从文献中可以得知，在脊髓造影时，硬膜外造影剂意外渗漏后，会有局麻药（如布比卡因）和 X 线造影剂（如碘苯酸）的残留沉积。

Korsten 等在硬膜外用药 36 天后仍发现有 10% 的正丁基对氨基苯甲酸酯（BAB）沉积。

Balga 等在患者尸检时发现长期硬膜外输注布比卡因后胸椎硬膜外腔会沉积白色布比卡因晶体。通过红外光谱分析，硬膜外沉积物也确认为布比卡因。组织学检查显示布比卡因晶体内无反应性脂肪组织坏死。据此，作者推测布比卡因晶体是通过沉淀形成的。

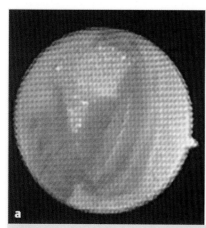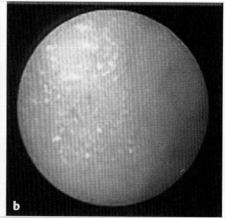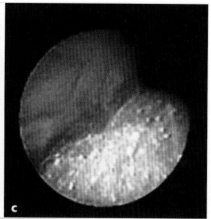

图 12.41　硬膜外腔脂肪组织。（a）分散的硬膜外脂肪组织。（b）大量硬膜外脂肪组织。（c）硬脊膜及有正常结构的脂肪组织

色素沉积

Heavner 等报道了 1 例患有慢性痛性神经根病的患者硬膜外腔出现黄色色素（黄斑病）。作者所描述的 L5 和 S1 神经根区域的硬膜外腔镜检查结果与神经根病有关，包括弥漫性血管周围黄色色素、血管增多和纤维组织增加。

色素颗粒状或弥漫性分布于许多器官。应该考虑到色素不一定是病理性的。色素通常来自蛋白质或血红蛋白的各种衰变产物。

我们在自己的患者中也在内镜下发现了类似的色素沉积，这是意外发现，与疼痛无关。

12.4.8　硬膜外结构的复杂改变

在日常疼痛治疗实践中，复杂结构（硬膜、黄韧带、后纵韧带、血管和淋巴管、神经和脂肪组织）改变的影响具有突出的临床意义。粘连、纤维化和慢性炎症过程是神经轴性疼痛综合征患者硬膜外腔的主要复杂病理改变。

背部手术失败综合征

复杂的硬膜外结构病变在所谓的背部手术失败综合征（FBSS）的内镜下尤其容易发现。

根据 Krämer 报道，椎间盘手术后所有由节段性不稳定和椎管内增生引起的持续强烈不适都被称为 FBSS，或椎间盘切除术后综合征（PDS）。术后出血，硬膜损伤，软组织损伤，蛛网膜炎，或纤维蛋白溶解系统的缺陷都是可能造成上述情况的原因。FBSS 的发生率为 20%。

术后瘢痕形成和节段不稳定是导致临床上 FBSS 症状发展的最重要因素（图 12.42）。

在我们对 FBSS（C3~S1）患者的内镜调查中，可以观察到：伴随着明显疼痛相关的硬膜外瘢痕形成，硬膜外脂肪组织明显减少或消失，硬膜外血管化明显减少，在受影响的硬膜外节段（C3~S1）发现了明显的慢性炎症过程。

以下内镜下特征被列为 FBSS 中可发现的复杂硬膜外病理结构改变：

- 纤维化引起的明显狭窄。
- 硬膜外脂肪组织比例明显减少。
- 血管化减少；血管间断堵塞。
- 慢性炎症过程。

脊髓栓系综合征

脊髓栓系综合征是一种临床上较为复杂的疾病。脊髓栓系是一种椎管内病变，是固定在脊髓圆锥的紧绷、增厚甚至缩短的终丝或椎管内的脂肪瘤。

这些椎管内病变导致临床症状的共同机制是脊髓（特别是脊髓圆锥）纵向活动活动度受限。根据脊髓的生物物理特性，其结果是导致脊髓局部缺血。

由于术后瘢痕形成，主要在终丝区域发现纤维束形成与髓脊膜一起生长。由于这种病理结缔组织改变，脊髓圆锥的位置转移到所谓的下圆锥。

临床后果通常是出现一系列复杂的临床症状，包括：严重疼痛的腰痛；神经功能障碍，如下肢和臀部末梢的麻痹、营养障碍和敏感性障碍；膀胱功能障碍；脊柱错位和足部畸形等改变。

MRI 是证实脊髓栓系综合征的检查方法，对于

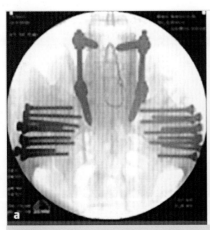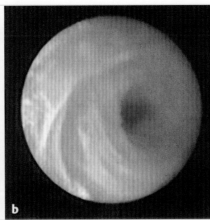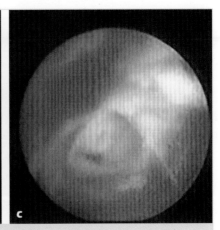

图 12.42　背部手术失败综合征复杂的硬膜外结构病变。（a）术后。（b）纤维化和狭窄。（c）慢性炎症反应

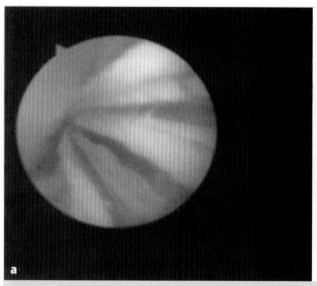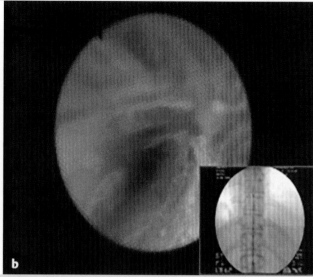

图 12.43　脊髓栓系综合征。（a）在脊髓圆锥术后，马尾区域出现单一的神经结构病理性改变。（b）胸椎粘连性蛛网膜炎伴 L5 节段栓系脊髓

特殊情况也可以使用 CT 脊髓造影的方法。

　　脊髓内镜可以作进一步检查并提供内镜下图像，揭示脊髓栓系综合征的病理解剖情况。脊髓，特别是脊髓圆锥的纵向活动范围受到限制，可导致前面提到的脊髓局部缺血（图 12.43）。当然，内镜下对终丝及其病理性硬膜改变的诊断与感染和硬膜渗漏的风险的增加有关。一般来说，脊髓内镜下检查是不成问题的。

　　通常，脊髓栓系综合征的治疗包括髓鞘分解的手术干预和患者特异性疼痛的治疗。

镜下识别

　　脊髓栓系综合征的椎管内病理表现为内镜下可见的变紧、增厚、变短的终丝或固定在脊髓圆锥的椎管内脂肪瘤。

参考文献

[1] Schütze G, Kurtze H. Percutaneous investigation of the epidural space using a flexible endoscope: A contribution to epiduroscopy. Reg Anesth Pain Med. 1993; 18:24.

[2] Schütze G. Interventionelles Schmerzmanagement—Bildgestützte Verfahren zur Diagnostik und Therapie rückenmarksnaher Schmerzsyndrome-Spinale Endoskopie, pharmakologische und elektrische Neuromodulation. Bremen, Germany: UNI-MED Verlag AG; 2011.

[3] Schütze G. Epiduroscopy [multilingual DVD-ROM]. Tuttlingen, Germany: Karl Storz; 2006.

[4] Beltrutti D, Groen GJ, Saberski L, Sandner-Kiesling A, Schütze G, Weber G. Epiduroscopy: consensus decision March 2006. Pain Clin. 2007; 19(2):47–50.

[5] Choi YK, Tan MH, Barbella JD, Grubb WR. Epiduroscopic analysis of persistent back and leg pain and the efficacy of epiduroscopy in the treatment of failed back pain syndrome. Reg Anesth Pain Med [Suppl]. 2001; 26(2):90.

[6] Schütze G. Epiduroscopy—Spinal Endoscopy. New York, NY: Springer-Verlag; 2008.

[7] Faustmann PM. Neuroanatomic basis for discogenic pain. [in German]. Z Orthop Ihre Grenzgeb. 2004; 142(6):706–708.

[8] Greenberg M. Handbook of Neurosurgery, 6th ed. New York, NY: Thieme; 2006.

[9] Jayson MIV, Keegan A, Million R, Tomlinson I. A fibrinolytic defect in chronic back pain syndromes. Lancet. 1984; 2(8413):1186–1187.

[10] Olmarker K, Rydevik B, Holm S. Edema formation in spinal nerve roots induced by experimental, graded compression. An experimental study on the pig cauda equina with special reference to differences in effects between rapid and slow onset of compression. Spine. 1989; 14(6):569–573.

[11] Krams M, Frahm S, Kellner U, Mawrin C. Kurzlehrbuch Pathologie. Stuttgart: Thieme; 2013.

[12] Kuslich SD, Ulstrom CL, Michael CJ. The tissue origin of low back pain and sciatica: a report of pain response to tissue stimulation during operations on the lumbar spine using local anesthesia. Orthop Clin North Am. 1991; 22 (2):181–187.

[13] Omarker K, Myers RR. Pathogenesis of sciatic pain: role of herniated nucleus pulposus and deformation of spinal nerve root and dorsal root ganglion. Pain. 1998; 78(2):99–105.

[14] Freund M, Hutzelmann A, Steffens JC, Buhl R, Heller M. MR myelography in spinal canal stenosis. [in German]. Rofo. 1997; 167(5):474–478.

[15] Krämer J. Bandscheibenbedingte Erkrankungen. Stuttgart: Thieme; 1994.

[16] Roshan M. Topographisch anatomische Grundlagen zur epiduralen

perineuralen Injektion an der Lendenwirbelsäule [inaugural dissertation]. Bochum, Germany: Ruhr-Universität Bochum; 2007.

[17] Smith S. The Adhesive Arachnoiditis Syndrome. Circle of Friends with Arachnoiditis (COFWA); 2003 http://www.cofwa.org/AASYNDROME-10–03.pdf.

[18] Richardson J, McGurgan P, Cheema S, Prasad R, Gupta S. Spinal endoscopy in chronic low back pain with radiculopathy. A prospective case series. Anaesthesia. 2001; 56(5):454–460.

[19] Aldrete A. Epidural Fibrosis after Permanent Catheter Insertion and Infusion. Chipley, FL: Pain and Spine Institute; 1995.

[20] Burton CV. Lumbosacral arachnoiditis. Spine. 1978; 3(1):24–30.

[21] Deer T, Krames ES, Hassenbusch SJ, et al. Polyanalgesic consensus conference 2007: recommendations for the management of pain by intrathecal (intraspinal) drug delivery: report of an interdisciplinary expert panel. Neuromodulation. 2007; 10(4):300–328.

[22] Hardwig S. Postoperative Adhäsions-prophylaxe mittels Perfluorcarbon [dissertation]. Berlin, Germany: Medizinischen Fakultät der Charité Universitätsmedizin Berlin; 2011.

[23] Laus M, Bertoni F, Bacchini P, Alfonso C, Giunti A. Recurrent lumbar disc herniation: what recurs? (A morphological study of recurrent disc herniation). Chir Organi Mov. 1993; 78(3):147–154.

[24] Koch T, Hübler M. Thorakale epidurale Anästhesie und Analgesie. Munich, Germany: Arcis Verlag GmbH; 2003.

[25] Brown JH. Pressure caudal anesthesia and back manipulation. Conservative method for treatment of sciatica. Northwest Med. 1960; 59:905–909.

[26] Greenberg MS. Handbook of Neurosurgery, 5th ed. New York, NY: Thieme; 2001:314.

[27] Cicuendez M, Munarriz PM, Castaño-Leon AM, Paredes I. Dorsal myelopathy secondary to epidural fibrous scar tissue around a spinal cord stimulation electrode. J Neurosurg Spine. 2012; 17(6):598–601.

[28] Krames E, Peckham HP, Rezai AR. Neuromodulation. New York: Elsevier; 2009.

[29] Alexander GE, Provost TT, Stevens MB, Alexander EL. Sjögren syndrome: central nervous system manifestations. Neurology. 1981; 31(11):1391–1396.

[30] Jerosch J, Steinleitner W. Minimal invasive Wirbelsäulen-Intervention. Cologne, Germany: Deutscher Ärzte-Verlag Köln; 2005.

[31] Marshall LL, Trethewie ER, Curtain CC. Chemical radiculitis. A clinical, physiological and immunological study. Clin Orthop Relat Res. 1977(129):61–67.

[32] Boudelal R. Topographie der lumbalen Nervenwurzeln in Relation zu den Bandscheiben [inaugural dissertation]. Bochum, Germany: Ruhr-Universität Bochum; 2009.

[33] Reina MA, De Andrés JA, Hernández JM, Prats-Galino A, Machés F, Peláez J. Transforaminal or translaminar approach for dorsal root ganglion and dorsal nerve root. Anatomical reason for technique decision. Eur J Pain Suppl. 2010; 4 S4:287–297.

[34] Obata K, Tsujino H, Yamanaka H, et al. Expression of neurotrophic factors in the dorsal root ganglion in a rat model of lumbar disc herniation. Pain. 2002; 99(1–2):121–132.

[35] Kizelshteyn G, Heavner JE, Levine S. Epidural balloon catheter system lysing epidural adhesions. Reg Anesth. 1991; 15 1S:87.

[36] Warnke JP, Köppert H, Bensch-Schreiter B, Dzelzitis J, Tschabitscher M. Thecaloscopy part III: first clinical application. Minim Invasive Neurosurg. 2003; 46 (2):94–99.

[37] Day PL. Arachnoiditis: A brief Summary of the Literature. Christchurch: New Zealand Health Technology Assessment Clearing House; 2001.

[38] Rice I, Wee MY, Thomson K. Obstetric epidurals and chronic adhesive arachnoiditis. Br J Anaesth. 2004; 92(1):109–120.

[39] Saxler G, Krämer J, Barden B, Kurt A, Pförtner J, Bernsmann K. The long-term clinical sequelae of incidental durotomy in lumbar disc surgery. Spine. 2005; 30(20):2298–2302.

[40] Kothbauer K, Seiler RW. Tethered spinal cord syndrome in adults. [in German]. Nervenarzt. 1997; 68(4):285–291.

[41] Maliszewski M, Ładziński P, Majchrzak H. Tethered cord syndrome in adults. [in Polish]. Neurol Neurochir Pol. 2000; 34(6):1269–1279.

[42] Yamada S, Lonser RR. Adult tethered cord syndrome. J Spinal Disord. 2000; 13(4):319–323.

[43] Berthold H. Epidural granulations as a cause of paraplegic syndromes. [in German]. Dtsch Z Nervenheilkd. 1958; 177(3):209–221.

[44] Mok CC, Lau CS, Chan EY, Wong RW. Acute transverse myelopathy in systemic lupus erythematosus: clinical presentation, treatment, and outcome. J Rheumatol. 1998; 25(3):467–473.

[45] Kurunlahti M, Kerttula L, Jauhiainen J, Karppinen J, Tervonen O. Correlation of diffusion in lumbar intervertebral disks with occlusion of lumbar arteries: a study in adult volunteers. Radiology. 2001; 221(3):779–786.

[46] Hashizume Y, Iijima S, Kishimoto H, Yanagi T. Pathology of spinal cord lesions caused by ossification of the posterior longitudinal ligament. Acta Neuropathol. 1984; 63(2):123–130.

[47] Schütze G. Epiduroskopie. Ein praxisorientierter Leitfaden zur epiduroskopischen Diagnostik und Therapie rückenmarksnaher Schmerzsyndrome. Lengerich, Germany: Pabst Science Publishers; 2006.

[48] Kurt A. Die klinischen Langzeitfolgen der intraoperativen Duraverletzung in der Wirbelsäulenchirurgie [inaugural dissertation]. Bochum, Germany: Ruhr-Universität Bochum.

[49] Black P. Cerebrospinal fluid leaks following spinal surgery: use of fat grafts for prevention and repair. Technical note. J Neurosurg. 2002; 96(2) Suppl:250–252.

[50] Raj PP, Lou L, Erdine S, et al. Interventional Pain Management: Image-Guided Procedures. 2d ed. New York, NY: Elsevier; 2009.

[51] Weber F, Knopf H. Incidental findings in magnetic resonance imaging of the brains of healthy young men. J Neurol Sci. 2006; 240(1–2):81–84.

[52] Ryu KS, Rathi NK, Kim G, Park CK. Iatrogenic intradural lumbosacral cyst following epiduroscopy. J Korean Neurosurg Soc. 2012; 52(5):491–494.

[53] Putz R. The detailed functional anatomy of the ligaments of the vertebral column. Ann Anat. 1992; 174:40–47.

[54] Kalb S, Martirosyan NL, Perez-Orribo L, Kalani MY, Theodore N. Analysis of demographics, risk factors, clinical presentation, and surgical treatment modalities for the ossified posterior longitudinal ligament. Neurosurg Focus. 2011; 30(3):E11.

[55] Smith ZA, Buchanan CC, Raphael D, Khoo LT. Ossification of the posterior longitudinal ligament: pathogenesis, management, and current surgical approaches. A review. Neurosurg Focus. 2011; 30(3):E10.

[56] Choi BW, Song KJ, Chang H. Ossification of the posterior longitudinal ligament: a review of literature. Asian Spine J. 2011; 5(4):267–276.

[57] Inamasu J, Guiot BH, Sachs DC. Ossification of the posterior

longitudinal ligament: an update on its biology, epidemiology, and natural history. Neurosurgery. 2006; 58(6):1027–1039, discussion 1027–1039.

[58] Kawauchi Y, Yone K, Sakou T. Myeloscopic observation of adhesive arachnoiditis in patients with lumbar spinal canal stenosis. Spinal Cord. 1996; 34 (7):403–410.

[59] Witteler A. Vergleich von kernspin-tomographischen Befunden beim lumbalen Bandscheibenvorfall mit dem histopathologischen Korrelat nach Resektion [inaugural dissertation]. Bochum, Germany: Ruhr-Universität Bochum; 2009.

[60] Sairyo K, Biyani A, Goel VK, et al. Lumbar ligamentum flavum hypertrophy is due to accumulation of inflammation-related scar tissue. Spine. 2007; 32 (11):E340–E347.

[61] Ohba T, Ebata S, Ando T, Ichikawa J, Clinton D, Haro H. Lumbar ligamentum flavum hematoma treated with endoscopy. Orthopedics. 2011; 34(7):e324–e327.

[62] Saetia K, Cho D, Lee S, Kim DH, Kim SD. Ossification of the posterior longitudinal ligament: a review. Neurosurg Focus. 2011; 30(3):E1.

[63] Hirai T, Korogi Y, Takahashi M, Shimomura O. Ossification of the posterior longitudinal ligament and ligamentum flavum: imaging features. Semin Musculoskelet Radiol. 2001; 5(2):83–88.

[64] Yabuki S, Kikuchi S. Endoscopic surgery for cervical myelopathy due to calcification of the ligamentum flavum. J Spinal Disord Tech. 2008; 21(7):518–523.

[65] Bloch J, Hawelski S, Benini A. Cyst of the ligamentum flavum of the lumbar spine: description of 6 cases. [in German]. Schweiz Med Wochenschr. 1997; 127(17):728–732.

[66] Payera M, Bach-Kliegel B. Spinal epidural lipomatosis: known or misunderstood? [in German]. Schweiz Med Forum. 2007; 7:921–923.

[67] Kawai M, Udaka F, Nishioka K, Houshimaru M, Koyama T, Kameyama M. A case of idiopathic spinal epidural lipomatosis presented with radicular pain caused by compression with enlarged veins surrounding nerve roots. Acta Neurol Scand. 2002; 105(4):322–325.

[68] Roy-Camille R, Mazel C, Husson JL, Saillant G. Symptomatic spinal epidural lipomatosis induced by a long-term steroid treatment. Review of the literature and report of two additional cases. Spine. 1991; 16(12):1365–1371.

[69] Igarashi T, Hirabayashi Y, Seo N, Saitoh K, Fukuda H, Suzuki H. Lysis of adhesions and epidural injection of steroid/local anaesthetic during epiduroscopy potentially alleviate low back and leg pain in elderly patients with lumbar spinal stenosis. Br J Anaesth. 2004; 93(2):181–187.

[70] Jensen JT. Epidural placement of Pantopaque after myelography. Neuroradiology. 1973; 5(4):197–201.

[71] Korsten HH, Ackerman EW, Grouls RJ, et al. Long-lasting epidural sensory blockade by n-butyl-p-aminobenzoate in the terminally ill intractable cancer pain patient. Anesthesiology. 1991; 75(6):950–960.

[72] Balga I, Gerber H, Schorno XH, Aebersold Keller F, Oehen HP. Bupivacaine crystal deposits after long-term epidural infusion. Anaesthesist. 2013; 62 (7):543–548.

[73] Heavner JE, Bosscher H, Dunn D, Lehman T. Xanthosis in the spinal epidural space—an epiduroscopy finding. Pain Pract. 2004; 4(1):39–41.

[74] Cosnard G, Cordoliani YS, Sarrazin JL, Soulie D. Imaging studies for failed back surgery syndrome. [in French]. Sem Hop Paris. 1995; 71(25–26):782–792.

[75] Khoshhal KI, Murshid WR, Elgamal EA, Salih MAM. Tethered cord syndrome: A study of 35 patients. J Taibah Univ Med Sci. 2012; 7(1):23–28.

第13章　诊断性和功能性的硬膜外腔镜检查

Dae Hyun Jo，Jee Youn Moon

13.1　概述

背痛的原因是很复杂的，因为它往往是多因素的，并且也常常存在可能与临床症状无关的解剖学异常情况。硬膜外腔镜可以显示硬膜外解剖结构的形态和彩色图像，包括硬脊膜、黄韧带、后纵韧带、血管、结缔组织、神经和脂肪组织。使用硬膜外腔镜检查，可以通过辨别硬膜外腔的病变或在目标结构上进行诊断性阻滞来确定疼痛的来源。透视可以精确定位柔性内镜的尖端相对于骨性椎管的位置，从而直观显示腰骶椎硬膜外腔周围解剖结构的相对位置。

除了确定腰椎硬膜外的病变，硬膜外腔镜也可以用于研究治疗的效果。在 Bosscher 和 Heavner 的一项研究中，硬膜外腔镜治疗基于直接的视觉信息（充血、血供和纤维化）和机械信息（触痛、扩散程度和通畅性）预测治疗结果。在 Bosscher 和 Heavner 的研究中，114 例患者中 89 例（准确率为 78%）使用诊断性硬膜外腔镜检查对预后的预测是正确的，敏感性和特异性分别为 75% 和 82%。这些结果表明，通过硬膜外腔镜获得的信息可能具有重要的诊断和预后价值。

本章回顾了硬膜外腔镜的诊断性和功能性检查的应用。

13.2　硬膜外粘连的诊断

在硬膜外腔镜检查中，粘连表现为白色纤维呈条状排列的组织或致密的白色组织，无论其严重程度如何，通常表现为无血管（图 13.1）。在一些患者中，粘连非常牢固，纤维瘢痕组织使得硬膜外无法进行机械性粘连松解（图 13.2）。在这种情况下，可以进行硬膜外腔镜下钬：钇铝石榴石激光消融粘连治疗（图 13.3）。如果存在炎症，可用生理盐水冲洗硬膜外腔，腔内注射药物可能起到重要的治疗作用（图 13.4）。

Bosscher 和 Heavner 根据纤维粘连的严重程度，对硬膜外腔镜检查过程中发现的纤维粘连进行了分级，分级系统从 1 级（松散的纤维线和纤维化片）到 4 级（连续致密的纤维组织，硬膜外腔镜无法进一步检查）（图 13.5）。

13.3　硬膜外腔炎症的诊断

在硬膜外腔镜检查中，通常可以看到正常的硬脊腔内有脂肪组织（白色或淡黄色球状组织簇，有光泽）、硬脊膜（灰白色，有血管）、静脉、动脉、

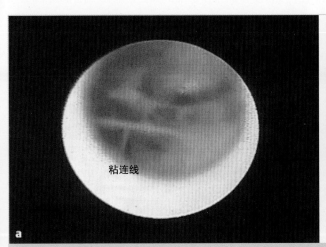
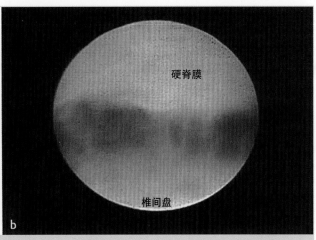

图 13.1　硬膜外粘连。（a）伴随纤维束改变的可辨别的硬膜外结构。可见无血管结构的白色纤维束。（b）可见硬脊膜（上）和椎间盘（下）之间的纤维组织

纤维线或纤维片和韧带。与硬膜外腔的正常外观相比，在急性和慢性炎症中，可以观察到充血是硬膜神经根袖、硬膜外膜或其他硬膜外结构所形成的一个离散的区域，可伴随粘连或无粘连（图13.6）。

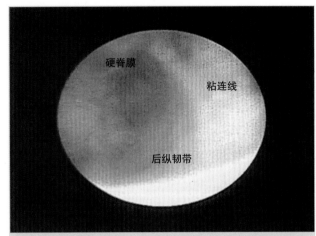

图13.2 硬膜外粘连。后纵韧带和硬脊膜之间的硬膜外间隙充满了纤维状组织

13.4 椎间盘突出的诊断

当硬膜外腔镜伸入硬膜外腔腹侧时，可以看到椎间盘。如果椎间盘膨出较大且无纤维环撕裂，则椎间盘可推动硬脊膜向上突起（图13.7）。镜下可见硬脊膜是白至淡黄色的条带状，有血管穿行其间；有时，硬脊膜看起来也有可能是灰白色的。如纤维环撕裂，可在红色或淡黄色炎症液中看到白色的髓核（图13.8）。如果椎间盘向下移位，则移位的椎间盘可显示为团块样病变（图13.9）。

13.4.1 其他硬膜外病变的诊断

黄韧带囊肿或关节突关节囊囊肿不常见（图13.10，图13.11）。这些囊肿可导致神经根受压。在硬膜外腔镜确认囊肿后，可以尝试使用腔镜尖端进行靶向激光消融或机械性穿刺（图13.12）。

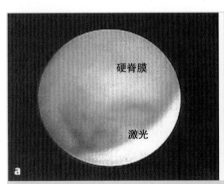
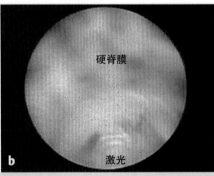
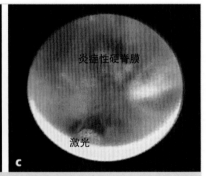

图13.3 （a~c）硬膜外腔镜下用钬：钇铝石榴石激光（绿光）尝试处理硬脊膜和后纵韧带之间的粘连

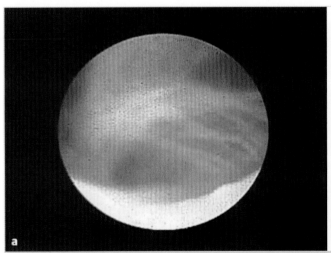
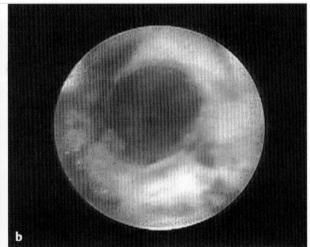

图13.4 硬膜外粘连伴炎症。（a）红色炎症性硬脊膜上可见纤维组织的线状和片状粘连。（b）脊柱手术后，由于瘢痕组织形成和发生粘连，骶管硬膜外间隙变窄

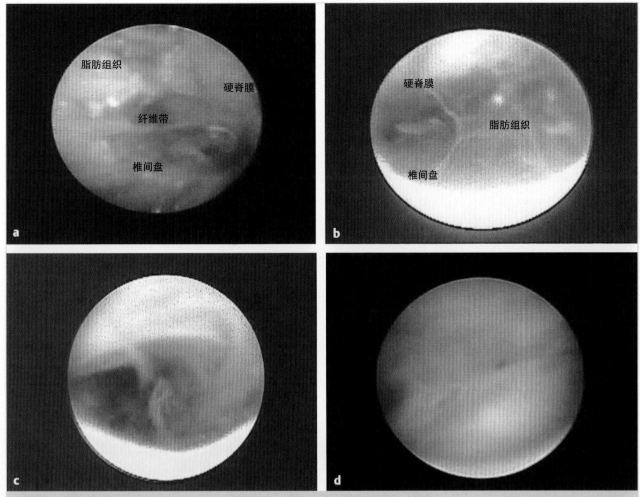

图 13.5 硬膜外粘连程度。（a）1级：粘连初期。可见松散的纤维线和纤维化片。（b）2级：连续的线状纤维化和片状纤维化连接硬脊膜（顶部）和椎间盘（底部），但不会阻碍内镜的探查。（c）3级：致密连续的纤维组织形成；难以扩大探查范围。（d）4级：硬膜外腔被纤维组织完全阻塞，无法探查

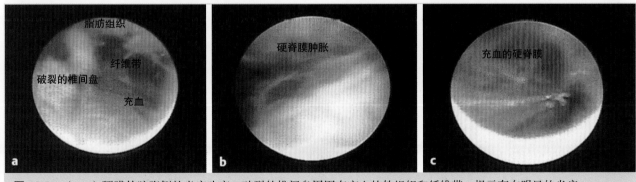

图 13.6 （a~c）硬膜外腔腹侧的炎症改变。破裂的椎间盘周围有充血的软组织和纤维带，提示存在明显的炎症

13.4.2 硬膜外疼痛激发试验

除了在视觉上识别结构的优势外，硬膜外腔镜还可以用来检查目标区域是否引起明显的疼痛。患者可描述硬膜外探查引起的疼痛是否与日常感觉一致。这种诊断硬膜外结构疼痛的功能测试是合乎逻辑的，是为了找出疼痛的原因。也可以通过镜下刺激病变的神经根，以测试刺激是否引起与日常疼痛相一致的感觉或诱发疼痛再现，以确保我们的诊断具有高度的准确性。

一般认为硬膜外瘢痕本身并不是很痛。硬膜外纤维组织可引起机械性问题，并导致瘢痕与邻近

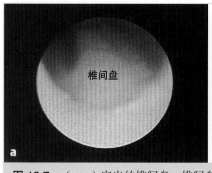
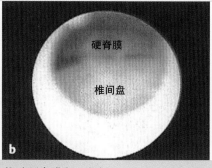
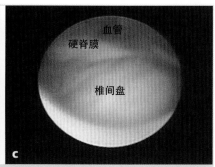

图 13.7 （a~c）突出的椎间盘。椎间盘推动硬脊膜向上突起

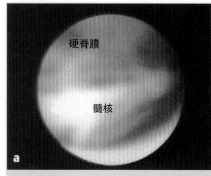
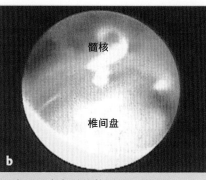
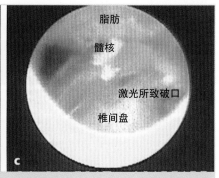

图 13.8 （a~c）椎间盘突出。慢性炎症反应可见白色髓核伴纤维环撕裂

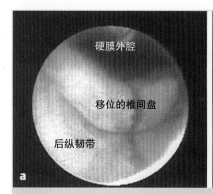
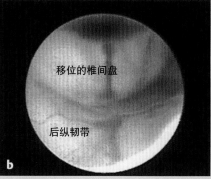
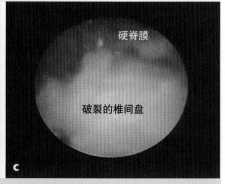

图 13.9 椎间盘突出。（a，b）硬膜外腔前侧未破裂的椎间盘。（c）破裂的椎间盘向下移位，形成不规则的白色团块样病变

神经根的相连。由于瘢痕组织的移动而引起的长度变化导致神经根的牵拉和机械性刺激，最终引起神经根病的症状。神经根发炎时可引起疼痛（图 13.13）。在硬膜外腔镜下，可对目标区域进行测试，判断是否可诱发明显的诊断性疼痛。

另外，在硬膜外激光疼痛激发试验的辅助下，硬膜外腔镜可应用于脊柱疼痛综合征的患者，以检查放射学或硬膜外腔镜确定的硬膜外病变和解剖结构与患者疼痛相关的程度。用激光束在目标硬膜外结构进行刺激，可诱发一致的痛感。激光发出非常短和陡峭的热脉冲，无须直接接触，并激活疼痛系统的相应性表现。

根据 Bosscher 和 Heavner 的研究，在确定与腰痛或腿痛相关的目标椎体节段时，应用了临床评价、磁共振成像（MRI）和硬膜外腔镜检查 3 种方法，87% 的患者（n=125）报告了硬膜外腔镜下所诱发的疼痛与实际疼痛相一致的可重复性疼痛。由临床评估确定的疼痛节段与硬膜外腔镜检时疼痛再现的节段相一致的患者占 28%（n=40）。由 MRI 确定的疼痛节段与硬膜外腔镜检时疼痛再现的节段相一致的患者占 20%（n=28）。Bosscher 和 Heavner 的研究结果表明，在下腰痛和 / 或神经根病患者中确定与临

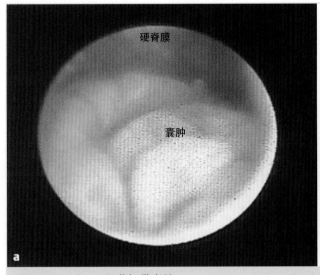
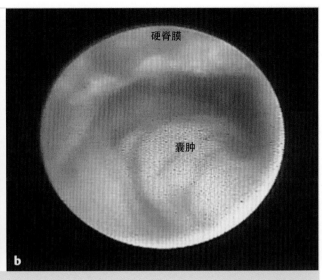

图 13.10 （a，b）黄韧带囊肿

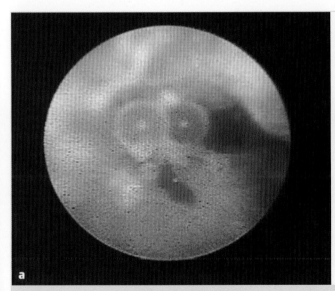
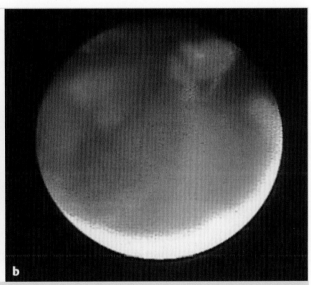

图 13.11 （a，b）不同类型的硬膜外腔囊肿

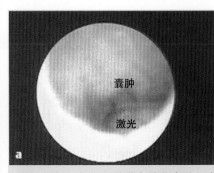
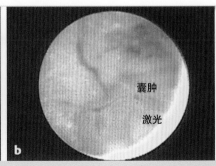
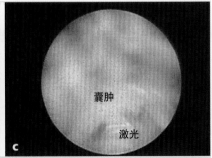

图 13.12 （a~c）关节突关节囊肿。尝试用钬：钇铝石榴石激光（绿光）进行靶向消融

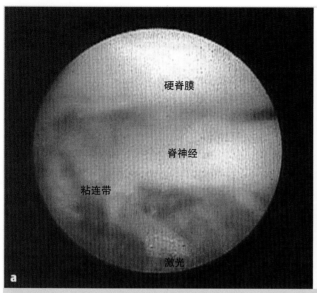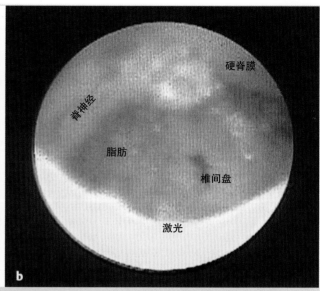

图 13.13 （a，b）椎间盘突出导致神经根发炎的病例，在进行硬膜外腔镜检查时可引起疼痛。激光对准粘连带和突出的椎间盘

床相关的目标节段时，硬膜外腔镜检查比临床评估或 MRI 更可靠。

参考文献

[1] Schutze G. Epiduroscopy – Spinal Endoscopy. Heidelberg: Springer; 2008.

[2] Kallewaard JW, Vanelderen P, Richardson J, Van Zundert J, Heavner J, Groen GJ. Epiduroscopy for patients with lumbosacral radicular pain. Pain Pract. 2014; 14(4):365–377.

[3] Bosscher HA, Heavner JE. Lumbosacral epiduroscopy findings predict treatment outcome. Pain Pract. 2014; 14(6):506–514.

[4] Bosscher HA, Heavner JE. Incidence and severity of epidural fibrosis after back surgery: an endoscopic study. Pain Pract. 2010; 10(1):18–24.

[5] Bosscher HA, Heavner JE. Diagnosis of the vertebral level from which low back or leg pain originates. A comparison of clinical evaluation, MRI and epiduroscopy. Pain Pract. 2012; 12(7):506–512.

第 14 章　硬膜外腔镜的组织病理学和微生物学发现

Günter Schütze

14.1　概述

疼痛医学文献中，借助脊髓内镜从脊髓附近采集的神经轴组织样本的组织学（细组织）分析不是目前疼痛诊断的核心，但这可能会改变。不同的方法可用于从组织学上研究和评估硬膜外腔组织。组织样本的细胞学和组织学光镜实验室检查是常规诊断的基础。对取出的脑脊液（CSF）和硬膜外冲洗液的分析也是细胞学诊断的一部分。

感染性炎症疾病是导致患者神经轴疼痛的原因，但不是最重要的原因。根据患者的年龄、病程、炎症途径和感染部位，通常可以得出感染病原体的结论。但在许多感染病例（包括我们自己的病例）中，只有通过内镜支持的活检和随后的组织学检查，才能对临床研究结果做出明确的鉴别诊断。活检也有助于控制治疗过程和评估治疗结果。患者疼痛治疗的策略也可以利用内镜检查结果和组织学检查结果进行优化。

此外，在侵入性疼痛医学中，每一块手术切除的组织都必须进行组织学分析。

一种新的内镜技术，即显微内镜技术，正日益成为普通内镜和组织学诊断的中心。在内镜检查过程中，内镜检查可实时生成内镜检查可视化组织的组织学类型图像，使组织学评估成为可能。这种细胞水平的活体诊断，或光学活检，将来可能作为已建立的硬膜外活检的补充或替代品发挥作用。

在互联网上，数不清的最高质量的组织学制剂的描述是可用的，可随时检索，数字化，也可通过 Photoshop（美国加利福尼亚州圣何塞市 Adobe Systems）、CorelDRAW（加拿大安大略省渥太华市 Corel 公司）和 PowerPoint（美国华盛顿州雷德蒙市微软公司）编辑。这些描述可用于与研究结果进行比较，或用于创建患者报告和显示比较图像。

14.2　组织学和细胞学研究的预分析

在诊断性疼痛管理中，获取和制备组织样本以进行组织学和细胞学评估的方法非常重要。这些预分析包括患者标本材料的提取、检查、储存和运输。样本材料进入实验室前所处的条件对组织学和微生物学实验室结果的可靠性也有决定性影响。

14.2.1　样本材料的提取、检查、储存和运输

在脊柱内镜检查期间，可借助抓取钳通过内镜的工作通道提取用于活检的神经轴组织样本。从硬膜外腔固定的组织标本首先固定在手术室（或）4% 福尔马林溶液中，并以特殊包装送至实验室。在实验室中，进行组织样本的显微镜检查。对于大多数组织学研究，使用光学显微镜（分辨率为 200nm）。

为了进行组织学研究，将来自神经轴间隙的小组织标本嵌入石蜡中，从中制备 1.0~3.0μm 的半透明切片。为此，在组织处理器中从组织样本中去除水分。然后，将组织标本用石蜡饱和并倒入石蜡块中。冷却石蜡后，可以在植入盒背面的石蜡块的上表面上找到组织样本。在切片机上，现在可以制作 3.0μm 的薄片。在水浴中，组织样本随后在玻片上升高。玻片上剩余的薄而半透明的组织切片现在可以自动或手动染色，以显示细胞核、细胞边界和某些组织结构。

> **组织病理学特征：色斑**
>
> 　　使用苏木精 / 伊红（HE）对组织学制剂进行标准染色。
>
> 　　染色的结构如细胞核、细菌或碳酸钙呈蓝色，细胞质和结缔组织呈红色。
>
> 　　进一步的染色方法包括，例如刚果红、Ziehl-Neelsen、普鲁士蓝、柏林蓝、吉姆萨、Elastica van Gieson 和银染色。

随着特殊问题的出现，更多的诊断方法，如酶组织学和免疫组织学以及分子生物学调查方法（聚合酶链反应 PCR 和微阵列分析）开始使用。

14.2.2 微生物学研究中的去除、储存和运输

对于好氧和厌氧细菌的分离、分化和培养的细菌学研究，可从行业获得必要的带有培养基和培养系统的测试玻璃器皿。

为了移除、运输和保存临床标本以供研究，使用无菌、一次性使用系统。制造商关于一次性使用系统的使用说明非常有用。

硬膜外导管

取出、储存和运输

用无菌剪刀切开 2~3cm 的导管尖端，并放置在无菌试管中。应避免使用液体输送介质或血培养瓶，否则无法进行半定量测定。导管样品应立即送至实验室。应尽可能避免储存。如有必要，导管尖端可在 4℃下储存 24h。

脑脊液和硬膜外冲洗液

移除、储存和运输

在发送脑脊液（CSF）或硬膜外冲洗液样本之前，应联系实验室记录其即将到达。应严格无菌清除脑脊液或液体。根据研究范围，在无菌试管中接种至少 2mL 脑脊液或液体。

血清学用的天然脑脊液

对于脑脊液抗原检测，应与脑脊液样本同时进行血液培养。如果怀疑为多发性神经根炎或神经莱姆病，则需要根据情况进行脑脊液细胞学诊断。脑脊液研究样本应在收集后 2h 内在实验室进行处理，无须冷却。

静脉血

取出、储存和运输

血样用于基本实验室评估：血沉（ESR）、C–反应蛋白（CRP）值、血细胞计数、血小板计数、肝肾功能以及肌酸激酶值。当有合理的怀疑为博雷氏菌病（莱姆病）或带状疱疹时，扩大血液血清学

检查是有帮助的。血液培养的血液样本应尽可能在温度上升的早期阶段、抗生素治疗开始之前或当前抗生素治疗下一次抗生素剂量之前获取。在用酒精对皮肤消毒并干燥后，使用一次性手套和血液培养专用装置（每瓶 8~10mL）进行抽血。如果无法立即运送到实验室，则制备好的血液培养物不需要冷却，而是在 35~37℃下培养。

神经轴组织材料

去除、储存和运输

经内镜、显微外科手术获得的神经轴组织样本应放入无菌试管中，在室温下储存，并立即运输至实验室。如有必要并在 2h 内储存，组织样本应置于运输介质中，如室温下的 4% 福尔马林溶液中，以便储存和运输。

14.3 虚拟组织学

14.3.1 通过显微内镜进行光学活检

将小型共焦显微镜集成到传统内镜的远端，使一种新的内镜成像方法，即共聚焦激光显微内镜成为可能。它通过激光支持的共焦荧光技术，在内镜检查过程中以更高的分辨率提供黏膜和黏膜表面的显微视图。细胞、血管和结缔组织结构可在内镜检查期间通过内镜进行区分和立即评估。通过改变颜色光谱（可视化工具），即使是最精细的组织结构也可以通过内镜进行识别。可见光谱的深红色部分被过滤掉，彩色光谱的其余部分被扩展。通过这项技术，如 Storz 专业图像增强系统（SPIES；Karl Storz，德国图特林根），可直接在监视器上方便区分不同组织类型的能力（图 14.1）。通过放大内镜下可见的组织，可以在内镜检查期间实时对解剖结构进行组织学评估。因此，内镜检查使细胞水平的活体诊断（光学活检）成为可能。从技术角度来看，内镜还没有准备好在脊柱内镜中用于评估细胞和组织的临床应用。

14.3.2 超声支持的虚拟组织学

血管内超声（IVUS）技术提供了关于患者解剖结构组成的详细超声信息。一根超声导管，通过上尿路镜的工作通道，产生超声图像。虚拟组织学图

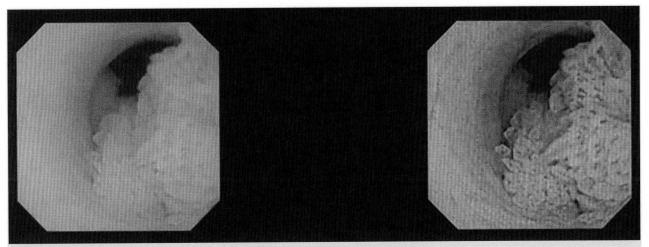

图 14.1　白光内镜图像（左）和 Storz 专业图像增强系统（SPIES）内镜图像（右）

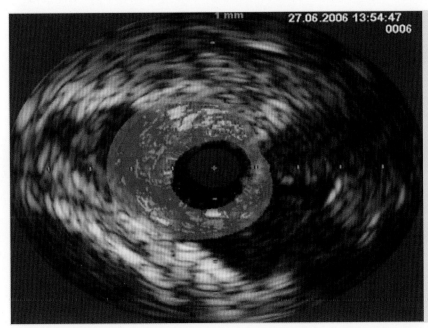

图 14.2　1 例患者硬膜外腔横截面的血管内超声图像。腰背部手术失败综合征（FBSS）。该虚拟硬膜外组织学图像显示了血管内超声中的 4 个主要组织成分，以及回声差和回声密集区域，在该彩色编码频谱分析虚拟硬膜外组织学中：显示硬膜外纤维化（绿色）、硬膜外脂肪粘连（黄色）、坏死组织（红色）和含钙组织（白色）

像在火山成像控制台和鹰眼金 IVUS 导管（美国加利福尼亚州兰乔科尔多瓦火山公司）（图 14.2）的帮助下进行处理，然后实时显示，因此，进行干预的疼痛治疗师可以在患者仍躺在手术台上时对其进行评估。这项技术提供了一种自动测量工具，以简化图像的解释，并使用预定义的颜色键显示特定神经轴区域的组成，如硬脊膜或硬膜外腔。

随着内镜成像，虚拟组织学的彩色表现同时描

绘了 4 种类型的组织成分：纤维、纤维 / 脂肪、致密钙和坏死细胞核。

14.4　神经轴病理形态学改变

从结构和功能上看，细胞是最小的独立生命单位。具有相似结构和功能的细胞组合被指定为组织。与上皮组织一样，神经轴间隙中的结缔组织、支持组织和神经组织也具有特殊意义。

借助于内镜研究技术，可以获得关于神经轴病理形态学过程基础的诊断线索，如粘连、纤维瘤、炎症变化（蛛网膜炎、附睾炎、神经根炎）、隔离、缺血、水肿、囊肿或肿瘤。神经轴间隙对循环、炎症、

> **组织病理学特征：虚拟组织学**
>
> 　　虚拟组织学在超声虚拟组织学中，4 种类型的组织成分纤维、纤维 / 脂肪、致密钙以及坏死细胞核的组织成分通过颜色进行区分。

创伤、代谢毒性和退行性损伤敏感。

14.4.1 神经轴区细胞和组织的适应性反应

神经轴结构的细胞和组织因其适应改变的环境条件的能力而与众不同，包括：

- 增加或减少负载要求。
- 有毒物质的存在和影响。
- 死亡组织的替换（再生）。

以下是神经轴区细胞和组织对环境条件改变的适应性反应：

- 细胞或组织萎缩、功能减退和功能减退。
- 发育不良：组织的病理变化。
- 增生：组织中功能细胞的增加，功能需求和能力增加。
- 肥大：细胞体积增大，伴随组织增大和功能增强。
- 化生：细胞分化的改变。
- 再生：用功能和结构相同的组织完全替换丢失的组织（恢复完整）。
- 修复（再修复）：在结构和功能上丢失或受损的组织的替换，如在瘢痕形成中。

14.4.2 细胞和组织损伤

神经轴间隙中的病理过程引起的细胞和组织损伤常见于上皮组织（鳞状上皮、内皮）、结缔组织和支持组织以及细胞、纤维细胞、组织细胞、肥大细胞和浆细胞。

硬膜外结缔组织的纤维，如胶原纤维、弹性纤维、晶格纤维和无定形凝胶样物质，可因粘连、纤维化或隔离等病理变化而严重受损。由平行纤维构成的结缔组织是黄韧带和后纵韧带的重要组成部分，具有很高比例的弹性纤维，因此很容易通过黄色在宏观上识别。在光学显微镜下，它们形成网或组织成开窗片层。例如，根据 Weigert 或 Van Gieson 的说法，特殊结缔组织结构用醛品红、地衣红、间苯二酚和弹性蛋白染色。

硬膜外脂肪组织在内镜检查中通常表现为扁平、对称、块状或面团状的脂肪组织结构，由于没有包膜，通常无法与脂肪瘤分开来。显微镜下，脂肪瘤不能与正常脂肪组织区分开来。它们表现为成熟单个液泡脂肪细胞的不规则、非分裂性增殖，并向邻近结

构内呈舌状流注。

在神经轴区发现的神经组织，由神经细胞、神经纤维、神经节和神经胶质组成，特别代表病理解剖焦点，例如神经病变、蛛网膜炎和神经根炎。

氧气不足和／或接触化学、物理和生物毒素可导致神经轴细胞和组织的形态学损伤。随着可逆的结构变化，不可逆的组织破坏也会导致坏死。

程序性细胞死亡，一种特殊形式的细胞破坏，也会发生，甚至没有毒素的影响下。

组织病理学特征：坏死

细胞通常通过其强嗜酸性细胞质和受损或缺失的细胞核来识别。

恶性肿瘤

恶性肿瘤表现为自主增殖的组织块，可与正常组织分隔，其细胞与正常生理调节机制不耦合。使用国际癌症控制联盟（UICC）和国际肿瘤疾病分类（ICD）的 TNM 系统（其中 T 代表原发肿瘤的范围，N 代表淋巴结受累的范围，M 代表转移的范围）对这些肿瘤进行表征

组织病理学特征：良性肿瘤

在良性肿瘤的显微镜检查中，细胞结构没有改变或仅有轻微改变。

组织病理学特征：恶性肿瘤

在恶性肿瘤中，大量有丝分裂，甚至非典型有丝分裂，是细胞高增殖活性的独特组织病理学标志。这些肿瘤的另一个特征是侵袭性的、破坏性的或侵入性的生长模式。细胞核增大、细胞核多形性和多色性以及大量核仁增大也是恶性肿瘤细胞的特征。

免疫病理学

非特异性免疫系统的所有反应的首要任务是保护机体免受入侵微生物或各种对机体有害的生物或非生物制剂的侵害。单核细胞、巨噬细胞、自然杀伤细胞和中性粒细胞是非特异性免疫系统的细胞因子。

特异性免疫系统的细胞因子是 T 淋巴细胞和 B 淋巴细胞，对特定病原体具有特异性免疫。此外，免疫系统必须容忍身体自身的组织，也就是说，它必须是自我容忍的。B 淋巴细胞负责体液免疫反应，T 细胞负责细胞介导的免疫反应。B 淋巴细胞和 T

淋巴细胞的特异性免疫系统在特殊情况下会过度反应。这些过程称为超敏反应。在免疫反应增强的过程中，可能发生炎症反应，这反过来又具有疾病价值。

此外，免疫系统必须容忍身体自身的组织，也就是说，它必须是自我容忍的。

免疫缺陷综合征

获得性免疫缺陷基本上比先天性免疫缺陷更常见。最重要的获得性免疫缺陷是人类免疫缺陷病毒（HIV）感染（导致获得性免疫缺陷综合征、艾滋病）和恶性疾病引起的免疫系统变化。

> **组织病理学特征：免疫缺陷综合征**
>
> 先天性和获得性免疫缺陷通常伴随淋巴器官的组织学改变。

自身免疫性疾病

易感性和遗传在自身免疫性疾病的发生中起着重要作用，同时也受到环境影响、药物因素和病毒感染的影响。自身免疫性疾病是由自身反应性 T 细胞或自身反应性免疫球蛋白作为体液因素引起的。

> **组织病理学特征：自身免疫性疾病**
>
> 在自身免疫性疾病的组织中，发现慢性淋巴细胞炎症的迹象。组织结构受到不同程度的破坏。

14.4.3　炎症

在神经轴性疼痛综合征的发生和维持过程中，非细菌性炎症反应起着至关重要的作用。

炎症表现为化学物质、物理效应、创伤事件、异物或微生物对组织损伤的反应。在炎症过程中，由于细胞或组织受到炎症刺激而产生的一系列有规律的效应。切除组织的复杂反应是由各种炎症介质引起的，其中毛细血管和白细胞起决定性作用。

所有炎症过程的目标都是愈合组织损伤以及清除微生物、有害物质或异物，如果无法再生组织（恢复完整），则会导致组织修复（修复）。

神经轴炎症过程的控制

炎症的细胞控制元件

白细胞和中性粒细胞是神经轴炎症的一线细胞控制元件。巨噬细胞也被血清学和细胞炎症介质（花生四烯酸衍生物、组胺、血清素、干扰素和血小板激活因子）激活。它们从神经轴血管渗透到受损组织，在那里以吞噬和分泌蛋白水解酶的形式发挥垃圾收集功能。单核细胞也从血液到达组织。单核细胞在组织中转化为巨噬细胞或特殊的组织巨噬细胞，如组织细胞、库普菲尔细胞、破骨细胞和小胶质细胞。上皮样组织细胞是巨噬细胞的特殊激活形式。巨噬细胞和上皮样组织细胞可以融合成多核巨细胞。巨细胞尤其出现在肉芽肿性炎症过程中。

B 淋巴细胞和 T 淋巴细胞负责特异性免疫反应，它们也能长期抑制炎症反应。在罕见的感染性脊髓炎症反应中，B 淋巴细胞和 T 淋巴细胞对防止再次感染也起着决定性作用。

炎症的体液控制元件

细胞炎症介质由参与炎症反应的细胞产生和分泌。体液炎症介质也存在于血清中，作为被相应刺激物激活的非活性前体。例如，在抗原接触分泌细胞（例如肥大细胞）后，细胞炎症介质的释放是主动的，或在破坏静止细胞后是被动的。炎症介质是炎症过程的中心，控制血管扩张、毛细血管通透性增加、白细胞迁移、吞噬和患者一般临床症状的发展。

急性炎症

根据时间进程，大多数炎症被归类为急性炎症，即病程较短。急性炎症的常见诱因是接触化学物质、物理效应、创伤事件、病毒或过敏源。一个特征是液体和白细胞从毛细血管中逸出（渗出性炎症）。

根据炎性液体的白蛋白含量，分为渗出液。如果是渗出液，则按其成分分为浆液性、纤维蛋白性、化脓性、出血性或淋巴细胞性。应该注意的是，浆液性炎症大多是非细菌性的。

急性炎症过程导致触发因子的消除。在某些情况下，这种消除不会成功；触发组织因子的炎症持续存在。结果导致慢性炎症反应。

慢性炎症

在慢性炎症中，巨噬细胞、淋巴细胞、浆细胞和嗜酸性粒细胞起决定性作用。这些细胞分泌的细胞因子会导致脱落组织发生显著而持久的变化。慢性炎症经常导致原器官组织结构的广泛破坏，并留下瘢痕。

慢性炎症过程分为慢性淋巴细胞性、慢性肉芽肿性（慢性化脓性）炎症。原发性慢性病炎症的起源机制不同于继发性慢性炎症。

慢性炎症的表现形式是血管和结缔组织对组织损伤的复杂反应。

在神经轴慢性炎症过程（蛛网膜炎、附睾炎、神经根炎）患者的组织制备中，硬膜外结缔组织结构及其成纤维细胞增殖成为可见的纤维形式或组织细胞和毛细血管芽形式的瘢痕结构。作为慢性炎症的结果，硬膜外瘢痕随着伤口愈合而发展。

组织病理学特征：慢性炎症过程

慢性炎症组织的病理组织学制剂中主要的独特发现是：

- 由于大量淋巴细胞、组织细胞和浆细胞或肥大细胞或多形核白细胞的细胞增殖而形成的肉芽组织。
- 狭义的肉芽组织，即毛细血管芽和成纤维细胞。
- 浸润性肉芽组织。

14.5 神经轴组织的病理组织学和微生物学发现

神经轴组织病理学的相关组织学结果为：

- 胶原形成增加（粘连、纤维病）。
- 隔离物质引起的炎症过程。
- 组织细胞性肉芽肿。
- 慢性炎症过程（蛛网膜炎、附睾炎、神经根炎）。
- 细菌感染和排泄物。

我们在此仅报告我们自己患者群体的组织病理学发现。

14.5.1 胶原形成增加（硬膜外粘连和纤维性病变）

在我们的疼痛患者中，最常见的组织学和内镜检查病理解剖发现是硬膜外粘连和纤维性病变。文献和临床上用于硬膜外粘连和纤维性病变的术语包括硬膜外硬化、纤维化、骨痂、瘢痕和硬结。它们的意思相同。

神经轴区的损伤首先导致受损细胞脱皮以及炎症反应，其表现为细胞浸润、血清血渗出物的形成和周围细胞的增殖。

发病机制

在脊柱附近的手术或介入手术后以及在神经轴间隙的炎症中，尤其是肿瘤坏死因子 α（TNF）和白细胞介素 1 和 6（IL 1 和 IL 6）被释放。这些介质导致纤溶酶原激活物抑制剂的增加。这些酶抑制组织型纤溶酶原激活剂和尿激酶型纤溶酶原激活剂，后者将非活性纤溶酶原转化为纤溶酶。纤溶酶的作用是将纤维蛋白凝胶基质切割成单个纤维蛋白单体。

因此，纤维蛋白化合物持续存在于结缔组织链中，并转化为硬膜外粘连或纤维瘤。在黏附或纤维病的发展阶段，黏附链主要由巨噬细胞、成纤维细胞、吞噬细胞和肥大细胞组成。随着时间的推移，成纤维细胞的数量逐渐减少，黏附从胶原纤维分化成血管束。

迁移入的免疫防御细胞以及受损细胞释放细胞介质（白细胞介素、肿瘤坏死因子、肿瘤生长因子 β – 转化生长因子、血小板衍生生长因子 PDGF）。它们导致进一步的免疫防御细胞迁移，如单核细胞、白细胞和核分裂的粒细胞。作为非特异性免疫系统的细胞成分，单核细胞分化为巨噬细胞并附着在硬膜外伤口表面。通过巨噬细胞释放细胞介质和凝血活酶（因子 III）的表达，纤维蛋白膜可启动凝血级联反应的外源性凝血途径。纤维蛋白膜还包括白细胞、红细胞、内皮细胞、上皮细胞、肥大细胞和细胞碎片。

如果被纤维蛋白膜覆盖的受损硬膜外表面相互接触，则两个表面之间会形成粘连。这个过程可以在术后立即开始，也可以在术后 5 天内开始。

正常情况下，纤维蛋白原和纤维蛋白溶解过程发生在完全平衡的生理平衡中。这种有利于纤维蛋白形成的动态平衡的改变在硬膜外粘连和纤维瘤的病理生理学中起着决定性的作用。通过纤维蛋白网络和结缔组织的构建，出现形态最为多样的硬膜外粘连。

纤溶活性决定性地依赖于免疫活性细胞和炎症减轻刺激物的活性，然而，在硬膜外腔炎症区域或介入操作后，这些细胞和炎症减轻刺激物的活性降低。

胶原纤维增多或不同类型胶原的结构改变表明病理组织改变。纤维蛋白或弹性蛋白等结构蛋白可发生病理改变。

慢性炎症、长期水肿和填充组织缺损时，每个组织单位的胶原纤维增加。在硬膜外纤维化中，胶原纤维的增加导致脱落组织的异常病理硬化（纤维化）。

> **组织病理学特征：粘连和纤维性病变**
>
> 显微镜下，硬膜外瘢痕、增生、纤维性病变和粘连由胶原纤维、成纤维细胞和新生毛细血管组成，由淋巴细胞、巨噬细胞、肥大细胞和一些嗜酸性粒细胞定植。有时我们还发现周围有巨细胞和淋巴细胞的异物肉芽肿。

伤口愈合

伤口愈合在不同的阶段进行。急性纤维蛋白炎症反应实质上对应于渗出期。在吸收阶段，缺陷组织被迁移到该区域的巨噬细胞和粒细胞清除。肉芽组织在修复期形成。在这个阶段，血管生成开始，然后干细胞，分化成成纤维细胞，从血流迁移到伤口。在几周的过程中，成纤维细胞形成越来越稳定的胶原纤维作为瘢痕组织（伤口愈合）。

> **组织病理学特征：瘢痕组织**
>
> 胶原纤维（瘢痕组织）的增加可以很容易地被识别，并且，随着情况的发生，甚至可以定量评估，特别是通过特殊染色，如 Elastica van Gieson（弹性纤维：黑色；透明结缔组织：红色；肌肉组织，纤维蛋白：黄色）。
>
> 注：临床诊断为硬膜外瘢痕意味着结缔组织伤口愈合。

14.5.2　椎间盘突出和游离

椎间盘退变晚期的材料碎片，称为游离，可在纤维环和后纵韧带断裂后进入硬膜外腔。完整的椎间盘由胶原纤维和细胞间质组成。它的髓核包括嵌入糖蛋白和高分子量多糖的凝胶物质。纤维环主要由相互缠绕的螺旋状胶原纤维组成。

由于压缩或伸展，椎间盘可能发生创伤性破裂。椎间盘碎片（游离）产生的机械压力，当分布到硬膜外腔时，以及由此产生的对硬膜外神经结构的生化影响，诱发炎症。

在暂时性液体吸收的基础上，突出的椎间盘肿胀可持续数周。在水合阶段之后，隔离的脱水阶段开始。随着液体体积的减少，对神经根的压力降低。

小的螯合物通过吞噬作用被酶直接再吸收。较大隔离的分解是通过周围脂肪组织的血管化和结缔组织来组织的。髓核组织被巨噬细胞和 T 细胞分解。

> **组织病理学特征：游离**
>
> 组织学上可显示分离的胶原纤维束（纤维蛋白样坏死）、透明软骨细胞、多核巨细胞、淋巴细胞和中性粒细胞。

14.5.3　组织细胞肉芽肿（硬膜外异物）

肉芽肿的形成主要用于防御兼性或专性细胞内细菌（上皮样细胞肉芽肿）或异物再吸收（组织细胞肉芽肿）。内镜检查可见的所谓异物肉芽肿是机体自身物质或组织中异物的反应。硬膜外腔中神经轴向放置的异物，如导管、缝合材料、电极或断针，是此类肉芽肿形成的特征性原因。

如果异物无法分解，异物巨细胞会持续数年。这些细胞的组织病理学特征是细胞核交替排列，并作为慢性炎症的刺激物。

代谢性疾病和暴露于细胞和组织损伤剂可导致硬膜外腔废物沉积增加以及直接细胞损伤。在硬膜外应用 10% 对氨基苯甲酸正丁酯（BAB）后，36 天后仍发现硬膜外腔有沉积物。

> **组织病理学特征：组织细胞性肉芽肿**
>
> 组织细胞性肉芽肿的特征是中央沉积物周围有多核巨细胞、巨噬细胞、淋巴细胞、中性粒细胞和增生的毛细血管。巨细胞通常已经将异物（如导管、电极或缝合材料）吸收到细胞质中。

病例介绍

在这名女性患者的外镜检查过程中，使用图希针进行经皮硬膜外多次穿刺以进行疼痛治疗后，在背部腰椎硬膜外组织标本中可以在组织学上显示具有异物型多核巨细胞特征的双折射颗粒（图 14.3）

14.5.4　慢性炎症引起的附睾炎

对于内镜诊断的附睾炎，可以在硬膜外间隙观察到可见的炎症过程，这是结缔组织和血管装置对炎症刺激的反应。

与炎症过程相对应，该过程可转化为增殖过程，也就是说，成纤维细胞可生成大量结缔组织纤维，这些纤维紧密地相互重叠，使组织硬化。纤维可以将细胞甚至血管压在一起，因此组织看起来苍白。纤维收缩，因此产生瘢痕，这些瘢痕通常可以在硬

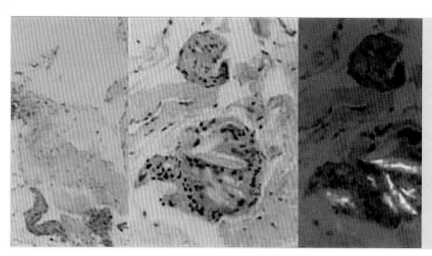

图 14.3　在多次硬膜外穿刺后，患者的组织学制剂中出现具有异物型多核巨细胞特征的双折射颗粒

组织病理学特征：附睾炎

与 T 淋巴细胞浸润有关的强烈充血是附睾炎显微镜图像的特征。附睾炎中的慢性淋巴细胞炎症反应与慢性炎症的组织病理学发现相对应。

膜外腔的炎症灶上通过镜下确定。

化脓性炎症主要由细菌引起。化脓性炎症的外观根据病原体的类型，以特有的方式改变，这种情况并不少见。

神经根炎

在发生神经根性疼痛事件的患者中，常常会出现疼痛的炎症成分问题。神经根病变是由神经根的炎症性改变引起的，可分为炎症性神经病变或代谢性和营养性 / 毒性神经病变。与神经的组成部分相对应，神经损伤的形式也可区分为神经元神经病、轴突神经病、脱髓鞘神经病和间质神经病。

因硬膜外椎间盘突出引起的压力升高，例如，引起根部细菌性炎症性肿胀（神经根炎）。此外，术中未注意到的硬膜外气囊可导致脊髓或神经根受压以及慢性炎症性神经损伤。水肿和缺血（神经根炎）在组织病理学上是可识别的。

临床注意

在没有神经损伤临床症状的情况下，尤其是在夜间发生的对治疗有抵抗力且不受腰椎运动影响的疼痛可能是由螺旋体引发的细菌性神经根炎。对于鉴别诊断，代谢性神经根病也是可能的，尤其是在患有糖尿病的情况下。

组织病理学特征：神经根炎

神经缺损部分的神经外膜、神经束膜和神经内膜的渗出和增生是神经根炎的主要组织病理学特征。结缔组织纤维的水肿性变化、髓鞘的干燥和炎性细胞的迁移也会留下印象。

在组织中，可以看到炎症浸润、坏死以及出血。

组织病理学特征：代谢性/营养性/中毒性神经根炎

某些节段有髓神经纤维的缺失，偶尔轴突解体是中毒性神经损伤的重要组织病理学特征。

蛛网膜炎

蛛网膜是一种胶原纤维小梁结构，包裹在鳞状上皮中，在硬脑膜上形成板层细胞层。蛛网膜炎是一种慢性炎症过程经内镜诊断的硬脑膜，尤其是蛛网膜。蛛网膜炎是神经轴性组织损伤的一种特殊病理反应，其进展具有显著的临床症状和不良预后。

宏观上，蛛网膜炎是指蛛网膜外叶的慢性炎症，伴有硬膜外纤维瘤，即位于硬脊膜外侧的纤维瘤。蛛网膜炎通常与硬膜外纤维化有关，但并非相反。

在文献中，术语硬膜外纤维化、硬膜外粘连和脊柱瘢痕经常用于蛛网膜炎的临床诊断。

组织病理学特征：蛛网膜炎

蛛网膜炎的组织病理学特征为慢性肉芽或肉芽肿性炎症，伴有巨噬细胞、淋巴细胞、浆细胞和成纤维细胞的毛细血管网。

显微镜检查显示慢性炎症蛛网膜血管内动脉炎的特征性发现。

14.5.5　细菌感染

在椎管附近的所有操作中，如内镜检查、穿刺和注射、脊髓刺激（SCS）、神经轴干预和脊柱手术干预，必须严格遵守无菌规定。

尽管进行了仔细的注射，但仍可能发生椎管外皮下、椎旁关节内或椎管内感染或脓肿。在硬膜外介入治疗中，椎管内感染（如脓肿、脑膜炎）可能主要由感染继发性扩散至椎管引起，或是一种罕见的后果。

金黄色葡萄球菌已被证明是最常见的病原体。凝固酶阳性、革兰氏阳性葡萄球菌可暂时或长期定植于患者皮肤和黏膜；它们也是医院感染的重要原因（约12%），尤其是术后伤口感染。

导管和电极感染

从传统的导管放置到第一次神经系统感染症状的出现，可能需要1~60天的时间。硬膜外导管感染后神经系统并发症是罕见事件；其范围从刺激个别神经根或马尾综合征到完全麻痹综合征。根据文献，使用硬膜外导管进行围手术期治疗时，危及生命的并发症的发生率为1/3000~1/900。在长期导管治疗中，可以假设并发症的发生率增加。除了导管引起的感染外，导管错位和治疗失误引起的感染也是发病率增加的基础。

使用经皮穿刺导线植入SCS后，感染发生率为3%~6%。

当怀疑硬膜外导管或电极感染时，应立即取出导管或电极，并进行进一步的诊断检查，如使用照影剂进行MRI检查。导管尖端细菌学调查和血液培养抽血有助于诊断或怀疑导管或电极感染。每种感染都必须根据临床表现进行手术治疗。

特别的发现

一名45岁女性患者因背部手术失败综合征（FBSS）而入院接受脊柱内镜检查。患者报告说，几天前，通过骶管裂孔在她体内放置了一根多功能导管用于疼痛治疗。在最初的术前临床检查中，在骶管裂孔的骶部通路区域发现了一个深部上皮伤口，伴有渗出的纤维蛋白原和可见的纤维蛋白斑块。还记录了从伤口边缘开始表皮化的肉芽组织形成增加（图14.4）

硬膜外脓肿

细菌性炎症和硬膜外脓肿是神经轴手术极为罕见且严重的并发症。

脓肿可与局部麻醉手术相关，但也可独立发生。然而，硬膜外脓肿比神经轴阻滞或介入治疗后更频繁地自发发生。神经轴穿刺部位的细菌血源性传播、细菌沿针头或导管的迁移或药物污染可能是导致穿刺失败的原因。

金黄色葡萄球菌和表皮葡萄球菌是主要的传染源。Reihsaus等分析了915例脊髓硬膜外脓肿患者的文献，并总结出最初的症状，这些症状为患者最为可疑存在脊髓硬膜外脓肿的表现，包括腰痛、局部敏感性、脑膜炎征象和急性炎症征象。

立即或紧急诊断措施（MRI）和治疗措施（椎板切除术和抗生素）是避免神经功能缺损或长期损伤的必要措施。

脑膜脑炎

细菌性脑膜脑炎与非其原因的神经轴侵入性手术有关，很少被观察到。

细菌性脑膜脑炎在鞘内镇痛程序后更频繁发生，但也可能在硬膜外麻醉后发生。当神经轴镇痛后发生细菌性脑膜脑炎时，通常认为硬膜损伤和血源性细菌传播到椎管引起的感染。

在介入治疗后脑膜脑炎中，经常出现溶血性链球菌。平均有3%的病例因植入外科导管进行脊柱给药而发生脑膜脑炎。

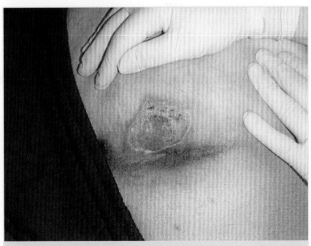

图14.4　通过骶骨进入硬膜外腔放置多功能导管后，深部和广泛的上皮伤口

14.6 神经轴性疼痛综合征的抗生素治疗

14.6.1 抗生素预防

以单剂量短静脉输注的形式在围手术期应用抗生素是脊柱内镜检查中有用的抗生素预防。例如，在脊柱内镜介入手术前 0.5~1h 进行麻醉。根据我们的经验，单剂量对于常规的经皮尿路镜神经轴介入治疗是足够的。

高风险患者（人工心脏瓣膜、生物瓣膜或既往细菌性心内膜炎患者）和中等风险患者［先天性心脏缺陷、风湿性或其他后天性瓣膜缺陷、肥厚型心肌病、感染的二尖瓣脱垂（二尖瓣关闭不全）患者］应接受抗生素预防。

14.6.2 抗生素治疗

抗生素的选择取决于预期的病原体谱和个体患者因素，如风险因素、既往住院和抗生素治疗、手术干预的类型和持续时间等。最常见的传染源是金黄色葡萄球菌和表皮葡萄球菌，应该被任何抗生素治疗覆盖。在临床实践中，头孢菌素（如头孢呋辛）的使用证明了其预防 EDS 抗生素的价值。

如果患者没有神经功能缺陷，可以考虑单独使用抗生素治疗细菌感染。在所有其他情况下，必须进行手术减压和局部康复。抗生素治疗的改变只能在从临床相关材料中明确证明传染源并使用当前的抗菌谱的情况下进行。

对于各种抗生素或抗生素组合的特殊适应证和剂量，应考虑最新文献和制造商的处方信息。

14.7 结论

对于神经轴性疼痛综合征的组织学诊断，强烈建议在内镜下进行目标导向活检。需要经验仔细解释相应的病理内镜检查结果和组织病理学调查结果，并确定最佳个体化治疗方案。

截至 2015 年，77.8% 的患者接受了外镜检查（超过 2000 次外镜检查），自 1992 年在我们的疼痛诊所临床引入脊柱内镜（包括外镜导管管理和内镜支持的介入治疗）以来，没有神经轴感染的报道，在我们的疼痛综合征患者的神经轴区（骶骨颈、背侧中央）经硬膜外腔镜检查并经微生物培养（Hans Günther Wahl, Mikrobiologiches Institute, Klinikum Lüdenscheid, 德国）获得的少于 1500 份涂片中，没有一种病原体生长。这些结果可归因于在医院和诊所每天实施非常严格的卫生和质量管理。我们的疼痛诊所和其他诊所一样，组织病理学在神经轴性疼痛综合征的诊断中具有特殊地位；它不仅有助于硬膜外腔镜检查的质量控制，而且有助于患者的诊断安全。

展望疼痛临床中组织病理学诊断的未来，我们提到了一种很有前途的新工具，内镜。除了分析组织的表面结构外，目前正在开发的一种内镜分子成像方法，即内镜技术，使在体内对黏膜细胞结构进行显微镜分析成为可能。诚然，它还不能用于临床疼痛诊断，但迄今为止在人类和动物身上进行的临床试验已经证明了内镜应用的可能性。

参考文献

[1] Schütze G. Interventionelles Schmerzmanagement—Bildgestützte Verfahren zur Diagnostik und Therapie rückenmarksnaher Schmerzsyndrome-Spinale Endoskopie, pharmakologische und elektrische Neuromodulation. Bremen, Germany: UNI-MED Verlag AG; 2011.

[2] Kiesslich R, Burg J, Vieth M, et al. Confocal laser endoscopy for diagnosing intraepithelial neoplasias and colorectal cancer in vivo. Gastroenterology. 2004; 127(3):706–713.

[3] Rey JW, Kiesslich R, Hoffman A. New aspects of modern endoscopy. World J Gastrointest Endosc. 2014; 6(8):334–344.

[4] Krams M, Frahm SO, Kellner U, Mawrin C. Pathologie. Stuttgart, Germany: Georg Thieme Verlag; 2013.

[5] Theuretzbacher U, Seewald M. Mikrobiologie im klinischen Alltag. Stuttgart, Germany: Verlag W. Kohlhammer; 1999.

[6] Goetz M, Watson A, Kiesslich R. Confocal laser endomicroscopy in gastrointestinal diseases. J Biophotonics. 2011; 4(7–8):498–508.

[7] Schütze G. Epiduroscopy—Spinal Endoscopy. New York, NY: Springer-Verlag; 2008.

[8] Curran R, Crocker J. Atlas der Histopathologie. 2000. Berlin, Germany: Springer-Verlag; 2000.

[9] Leonhardt H. Histologie und Zytologie des Menschen. Stuttgart, Germany: Georg Thieme Verlag; 1971.

[10] Rice I, Wee MYK, Thomson K. Obstetric epidurals and chronic adhesive arachnoiditis. Br J Anaesth. 2004; 92(1):109–120.

[11] Rosenow D, Tronnier V, Göbel H. Neurogener Schmerz. Heidelberg, Germany: Springer Medizin Verlag; 2005.

[12] Krämer J. Bandscheibenbedingte Erkrankungen. Stuttgart, Germany: Georg Thieme Verlag; 1994.

[13] Smith S. The Adhesive Arachnoiditis Syndrome. Circle of Friends with Arachnoiditis (COFWA); 2003 http://www.cofwa.org/AASYNDROME-10–03.pdf [Accessed in October 2003.].

[14] Thompson J. Pathogenesis and prevention of adhesion formation. Dig Surg. 1998; 15(2):153–157.

[15] Jerosch J, Steinleitner W. Minimal invasive Wirbelsäulen-Intervention. Cologne, Germany: Deutscher Ärzte-Verlag; 2009.

[16] Zühlke HV, Lorenz EM, Straub EM, Savvas V. Pathophysiology and classification of adhesions. [in German] Langenbecks Arch Chir Suppl II Verh Dtsch Ges Chir 1990;1990:1009–1016.

[17] Kamel RM. Prevention of postoperative peritoneal adhesions. Eur J Obstet Gynecol Reprod Biol. 2010; 150(2):111–118.

[18] diZerega GS. Biochemical events in peritoneal tissue repair. Eur J Surg Suppl. 1997(577):10–16.

[19] Thompson JN, Whawell SA. Pathogenesis and prevention of adhesion formation. Br J Surg. 1995; 82(1):3–5.

[20] Liakakos T, Thomakos N, Fine PM, Dervenis C, Young RL. Peritoneal adhesions: etiology, pathophysiology, and clinical significance. Recent advances in prevention and management. Dig Surg. 2001; 18(4):260–273.

[21] Koch T, Hübler M. Thorakale epidurale Anästhesie und Analgesie. Munich, Germany: Arcis Verlag GmbH; 2003.

[22] Eckard A. Praxis LWS-Erkrankungen. Berlin, Germany: Springer Verlag; 2011.

[23] Korsten HH, Ackerman EW, Grouls RJ, et al. Long-lasting epidural sensory blockade by n-butyl-p-aminobenzoate in the terminally ill intractable cancer pain patient. Anesthesiology. 1991; 75(6):950–960.

[24] Unterharnscheidt F. Pathologie des Nervensystems VI.B. Heidelberg, Germany: Springer- Verlag; 1993.

[25] Botwin KP, Brown LA, Sakalkale D, Savarese R. Side effects and complications of injection procedures: anticipation and management. In: Slipman CW, Derby R, Simeone FA, Mayer TG, eds. Interventional Spine—An Algorithmic Approach. Philadelphia, PA: Saunders-Elsevier; 2008:213–227.

[26] Kennedy TM, Ullman DA, Harte FA, Saberski LR, Greenhouse BB. Lumbar root compression secondary to epidural air. Anesth Analg. 1988; 67(12):1184–1186.

[27] Kurt A. Die klinischen Langzeitfolgen der intraoperativen Duraverletzung in der Wirbelsäulenchirurgie [inaugural dissertation]. Bochum, Germany: Ruhr-Universität Bochum; 2006.

[28] Coscia MF, Trammell TR. Pyogenic lumbar facet joint arthritis with intradural extension: a case report. J Spinal Disord Tech. 2002; 15(6):526–528.

[29] Michel H, Steffen P, Weichel T, Seeling W. Epiduritis after long-term pain therapy with an epidural catheter—review of the literature with a current case report. [in German]. Anaesthesiol Reanim. 1997; 22(3):69–79.

[30] Reihsaus E, Waldbaur H, Seeling W. Spinal epidural abscess: a meta-analysis of 915 patients. Neurosurg Rev. 2000; 23(4):175–204, discussion 205.

[31] Gerdesmeyer L, Wagner K, Birkenmaier C. Epineurolyse mittels Katheter nach Racz. In: Jerosch J, Steinleitner W, eds. Minimal invasive Wirbelsäulen-Intervention. Cologne, Germany: Deutscher Ärzte-Verlag; 2009:67–78.

[32] Tronnier V. Neuromodulation bei chronischen Schmerzzuständen. Bremen, Germany: UNI-MED Verlag AG; 2005.

[33] Wang LP, Hauerberg J, Schmidt JF. Incidence of spinal epidural abscess after epidural analgesia: a national 1-year survey. Anesthesiology. 1999; 91 (6):1928–1936.

[34] Weingarten TN, Hooten WM, Huntoon MA. Septic facet joint arthritis after a corticosteroid facet injection. Pain Med. 2006; 7(1):52–56.

第 15 章　硬膜外腔镜的麻醉管理

Shiraz Yazdani, Salahadin Abdi

15.1　概述

　　硬膜外腔镜是一种需要仔细麻醉管理的设备。虽然手术中使用的器械是一种小型纤维光学内镜，但内镜的尺寸比通常引入硬膜外腔的器械要大得多。如果在引导仪器时不小心，这可能会导致严重的并发症。适当的镇静是避免并发症的关键。当手术内镜可能对关键结构造成损伤时：麻醉太深可能导致患者无法说话；麻醉太浅可能会导致患者移动，使术者难以在硬膜外间隙操作内镜，并且可能更危险。

15.2　术前评估

　　选择进行硬膜外腔镜检查的患者疼痛超过 3 个月，并且在各种传统治疗中失败，包括硬膜外类固醇注射等介入治疗。介入性手术常采用清醒镇静。这些患者中的许多人药物治疗效果不佳，可能包括中剂量到高剂量的阿片类药物治疗。这对这些患者的术中管理提出了挑战。对计划进行硬膜外腔镜检查的患者进行彻底的术前评估至关重要。病史记录应包括以下内容：

- 回顾以前的麻醉记录：
  - 以前使用的镇静药物和患者反应。
  - 对不同药物类别的血流动力学反应。
  - 在以前的病例中需要补充氧气。
  - 麻醉后护理单元状态，包括麻醉后恢复评分和任何异常情况。
  - 俯卧位需要额外垫料的任何特定压力点。
  - 手术过程中患者舒适所需的头枕类型。
- 气道评估：
  - Mallampati 评分。
  - 仰卧、坐姿和俯卧位的呼吸状态。
  - 先前气道装置放置的方便性，包括气管插管或声门上装置，如喉罩气道。
  - 可拆卸的器具，如假牙。
- 药物使用：
  - 阿片类药物的使用和剂量，包括最后一次剂量。
  - 由于慢性疼痛患者中焦虑症的高患病率，苯二氮䓬类药物的使用很常见。
  - 精神活性药物的使用，如选择性 5- 羟色胺再摄取抑制剂和三环抗抑郁剂。
  - 药物过敏和反应。
- 医学共病：
  - 适当控制高血压对于降低硬膜外腔出血的潜在风险至关重要。
  - 糖尿病控制可能会限制介入性疼痛医师在治疗过程中使用皮质类固醇。
  - 糖尿病自主神经病变可导致对刺激和麻醉药物的异常心血管反应。
  - 冠状动脉或周围血管疾病可能会排除某些镇静药物的使用，这些药物对血流动力学有更明显的影响。
  - 慢性肝病可能会导致麻醉药物的生物转化，从而增加累积的可能性。
  - 慢性肾脏疾病导致清除率降低；必须进行剂量调整，并且应完全避免使用某些药物。
- 手术改变：
  - 在确定患者位置时，先前的颈椎、胸椎或腰椎手术可能会导致特殊考虑。
  - 以前的肢体手术或淋巴结清扫可能会限制静脉通路和血压测量的可用部位。

　　体格检查应侧重于以下方面：

- 神经学检查，包括术后测试的感觉、力量和反射，以测试是否存在任何损害。
- 呼吸状况包括补充氧气、持续气道正压通气装置的使用、阻塞性睡眠呼吸暂停、反应性气道疾病和慢性阻塞性肺疾病的易感性。
- 心脏评估是否有任何咔嗒声、杂音或奔马律表明存在新的或恶化的心脏病。
- 肌肉骨骼和皮肤检查，以评估可能出现的任何皮肤变化或溃疡，尤其是在手术部位，必须让疼痛医生知道。

15.3　患者体位

硬膜外腔镜检查需要长时间俯卧体位（图15.1），因此，应采取所有适当的预防措施：

- 应对所有压力点进行术前和术中评估。
- 所有这些压力点都必须使用软填料。
- 在服用任何重要的镇静剂或阿片类药物之前，应询问患者在这些情况下的舒适度。
- 应根据患者头围和回顾以往记录，选择大小合适的俯卧头枕。

应将患者固定在床上，以最大限度地降低患者移动的风险：

- 手臂通常在肩部弯曲 90°，肘部应放在臂板上。
- 必须注意避免使用泡沫垫压迫肘部神经。
- 必须检查静脉输液管的通畅性，尤其是在患者正确定位后，如果将其置于输卵管前窝。

15.4　患者监测

- 与所有监测的麻醉护理 / 清醒镇静病例一样，应按照美国麻醉师协会的建议使用标准监测器。
- 监护仪功能包括连续脉搏血氧饱和度测定、三导联或五导联心电图、间歇性无创血压测定和心电图。
- 可能需要补充氧气，并且通常通过鼻套管提供，尽管有些患者可能需要面罩以提供更高浓度氧气的吸入。
- 最重要的监护是适当镇静的患者，该患者能够与麻醉护理团队以及执行该程序的医生进行沟通，这对于评估和诊断疼痛源以及术中监测任何神经变化至关重要。

15.5　药物

15.5.1　苯二氮䓬类药物

- 苯二氮卓䓬类药物通过增强氨基丁酸（GABA）在 GABA-A 受体上的作用发挥作用。
- 它们引起镇静、抗焦虑、抗癫痫、顺行性遗忘和肌肉松弛剂效应。
- 最常见的是，它们用于治疗术前手术焦虑症。
- 其影响在老年患者中更为明显，剂量调整在该患者群体中至关重要。
- 肝和 / 或肾功能的改变需要剂量减少策略以避免累积。
- 在一小部分患者中，它们会导致去抑制，导致患者在手术过程中不合作。
- 最常用的是咪达唑仑等短效制剂。

15.5.2　阿片类物质

- 阿片类物质对各种内源性阿片受体发挥作用。
- 它们引起镇痛、镇静和呼吸抑制。
- 同时使用苯二氮䓬类药物可增强其功效。
- 与苯二氮䓬类一样，最常用的是短效变异体。
- 必须小心，因为强效镇痛可能会阻止操作者正确识别疼痛产生部位。

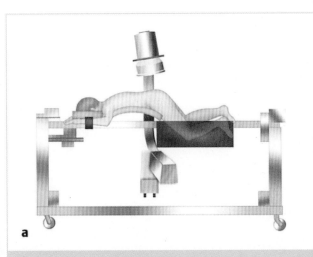
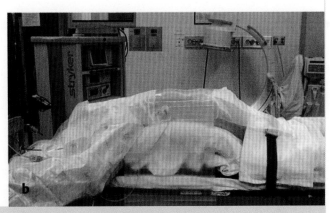

图 15.1　（a，b）患者定位。患者被放置在俯卧位，通常带有威尔逊框架。C 臂透视可用于定位

15.5.3 异丙酚

- 异丙酚是一种镇静催眠药。
- 它通过增强 GABA-A 受体发挥作用，尽管钠通道活性也被研究过。
- 在清醒镇静情况下使用，通常用于诱导全身麻醉。
- 它没有镇痛作用。
- 它具有显著的呼吸抑制特性。
- 由于它通常会导致意识的改变，即使是在亚诱导剂量下，由于需要有反应的患者，在脊柱内镜检查时通常避免使用它。
- 在将扩张器和内镜插入骶裂孔期间，可能会使用少量异丙酚，因为这通常是手术中最不舒服的部分，异丙酚的短期作用对于如此短的刺激时间是理想的。

15.5.4 氯胺酮

- 氯胺酮被归类为游离麻醉剂。
- 氯胺酮通过拮抗 N-甲基-D-天冬氨酸盐（NMDA）受体发挥作用，尽管也提出了其他作用位点，包括阿片受体和单胺转运位点。
- 它可用于全身麻醉诱导，并在较低剂量下用于镇静。
- 它具有镇痛、镇静和健忘症的特性。
- 可能出现幻觉和噩梦等神经后果。
- 呼吸驱动力最小，使氯胺酮成为存在呼吸系统疾病患者的一种选择。

15.5.5 α-2 受体激动剂

- 可乐定和右美托咪定属于用于镇静的 α-2 受体激动剂。
- 右美托咪定对 α-2 受体的选择性是可乐定的几百倍，这使得它成为近年来常用的镇静药物。
- 心血管缺陷可以很明显，包括心动过缓和低血压。
- 保持呼吸驱动力，使这些药物非常适合用于镇静情况。
- 它们确实具有温和的镇痛特性，但通常不足以干扰脊柱内镜检查程序的诊断部分。
- 由于上述心血管效应，应避免大剂量给药，建议通过静脉输液进行滴定。

表 15.1 为药物总结。

表 15.1 脊髓/硬膜外镇痛和药物治疗

药物	种类	作用机制	适应证	禁忌证	注意事项
利多卡因	局麻药	钠通道阻滞	神经阻滞、镇痛	成分过敏	有短暂神经症状的风险
布比卡因	局麻药	钠通道阻滞	神经阻滞、镇痛	成分过敏	具有较高心脏毒性风险的 R- 对映体
罗哌卡因	局麻药	钠通道阻滞	神经阻滞、镇痛	成分过敏	心脏毒性风险低于布比卡因
可乐定	交感神经阻滞药	α-2 受体激动剂	镇痛	心动过缓、低血压	增强局部麻醉剂的作用
氯胺酮	麻醉剂	NMDA 拮抗剂	镇痛	心动过速、高血压	潜在神经毒性
芬太尼	阿片类	Mu 受体激动剂	镇痛	镇静、呼吸抑制	作用时间短、亲脂
吗啡	阿片类	Mu 受体激动剂	阵痛	镇静、呼吸抑制	作用时间长、亲水
氢吗啡酮	阿片类	Mu 受体激动剂	镇痛	镇静、呼吸抑制	吗啡缺乏第二峰效应
地塞米松	糖皮质激素	糖皮质激素受体的反式激活	抗炎、抗伤害	无法控制的糖尿病或高血压、妊娠、严重骨质疏松症	无参与
甲泼尼龙	糖皮质激素	通过糖皮质激素受体反式激活	抗炎、抗伤害	无法控制的糖尿病或高血压、妊娠、严重骨质疏松症	小颗粒聚集
曲安奈德	糖皮质激素	通过糖皮质激素受体反式激活	抗炎、抗伤害	不受控制的糖尿病或高血压、妊娠、严重骨质疏松症	颗粒大小与甲泼尼龙相似
透明质酸	酶	降解透明质酸	瘢痕组织破裂	成分过敏	通常用于术后瘢痕组织的形成
臭氧	气体混合物	可减少自由基和促炎介质	抗炎、镇痛	椎间盘炎	用于硬膜外腔是实验性的
高渗盐水	溶液	粘连松解、神经松解	抗炎、抗伤害	成分过敏	对用于粘连松解的丸剂或输液

参考文献

[1] Eilers H. Intravenous anesthetics. In: Miller RD, Pardo MC, eds. Basics of Anesthesia. Philadelphia, PA: Elsevier Saunders; 2007:99-113.

[2] Sweitzer BJ. Preoperative evaluation and medication. In: Miller RD, Pardo MC, eds. Basics of Anesthesia. Philadelphia, PA: Elsevier Saunders; 2007:165-186.

[3] Lee JW, Cassorla L. Patient positioning and associated risks. In: Miller RD, Pardo MC, eds. Basics of Anesthesia. Philadelphia, PA: Elsevier Saunders; 2007:300-316.

[4] Reeves JG, Glass P, Lubarksy DA, et al. Intravenous anesthetics. In: Miller RD, Eriksson LI, Fleisher LA, et al., eds. Miller's Anesthesia. Philadelphia, PA: Churchill Livingstone Elsevier; 2005:720-758.

[5] Fischer SP, Bader AM, Sweitzer BJ. Preoperative evaluation. In: Miller RD, Eriksson LI, Fleisher LA, et al., eds. Miller's Anesthesia. Philadelphia, PA: Churchill Livingstone Elsevier, 2005:1001-1063.

[6] Cassorla L, Lee JW. Patient positioning and anesthesia. In: Miller RD, Eriksson LI, Fleisher LA, et al., eds. Miller's Anesthesia. Philadelphia, PA: Churchill Livingstone Elsevier; 2005:1151-1169.

[7] Barash PG, Cullen BF, Stoelting RK, et al., eds. Intravenous anesthetics. In: Handbook of Clinical Anesthesia. Philadelphia, PA: Wolters Kluwer Health/Lippincott Williams & Wilkins; 2013:248-268.

[8] Barash PG, Cullen BF, Stoelting RK, et al, eds. Preoperative patient assessment and management. In: Clinical Anesthesia. Philadelphia, PA: Wolters Kluwer Health/Lippincott Williams & Wilkins; 2013:569-595.

[9] Barash PG, Cullen BF, Stoelting RK, et al, eds. Patient positioning and potential injuries. In: Clinical Anesthesia. Philadelphia, PA: Wolters Kluwer Health/Lippincott Williams & Wilkins; 2013:793-813.

[10] Butterworth JF, Mackey DC, Wasnick JD, eds. Intravenous anesthetics. In: Morgan & Mikhail's Clinical Anesthesiology. New York, NY: McGraw-Hill; 2013:175-188.

[11] Butterworth JF, Mackey DC, Wasnick JD, eds. Preoperative assessment, premedication, & perioperative documentation. In: Morgan & Mikhail's Clinical Anesthesiology. New York, NY: McGraw-Hill; 2013:295-308.

第 16 章　硬膜外腔镜技术的操作步骤

Shiraz Yazdani, Salahadin Abdi

16.1　概述

　　慢性神经根性下背痛仍然是需要正确诊断和治疗的最具挑战性的症状之一。尽管计算机断层扫描（CT）和磁共振成像（MRI）等成像方式在过去几十年中取得了重大进展，但它们无法直接显示硬膜外瘢痕和纤维化组织。尽管自 20 世纪 30 年代起就开始描述脊髓镜检查，但直到 20 世纪 90 年代，文献中才定期描述了柔性光纤外镜检查。这是一种将小直径柔性内镜引入硬膜外腔的技术。这样可以直接显示硬膜外间隙以及硬膜、神经根和神经孔等结构。它还允许医生通过直接观察这些结构来诊断病理学，如硬膜外瘢痕或纤维化。由于这是经皮介入硬膜外手术领域的一项相对较新的技术，因此，外镜的注射口可以并且经常以治疗方式用于注射局部麻醉剂、皮质类固醇、透明质酸酶，以及回顾解剖和逐步技术显得尤为重要。

16.2　患者选择

- 最常用于椎板切除术后综合征患者的外镜检查。
- 患者的慢性疼痛持续时间应超过 3 个月。
- 患者的主要疼痛主诉应该是神经根性疼痛。
- 由于硬膜外腔镜主要用于诊断和治疗硬膜外瘢痕和纤维化，因此至少进行过一次脊柱外科手术的患者是该手术的候选者。
- 对于大部分无辐射性背痛的患者，应谨慎对待，因为尚未完全确定这些患者的疼痛源，如使用外镜。
- 应首先按照治疗部位的护理标准尝试保守和传统介入治疗，包括但不限于物理治疗、药物治疗、硬膜外皮质类固醇注射和硬膜外粘连松解。
- 患者应能耐受俯卧位，且镇静程度最低，以免混淆手术的诊断价值。
- 与所有介入手术一样，有手术部位 / 全身感染或出血素质的患者禁止使用硬膜外腔镜。

16.3　术前影像学检查

- 患者应进行 CT 或 MRI 检查，以排除任何其他可治疗的病理学检查。
- 神经根症状可能与影像学检查结果不一致，因为在这些影像学检查中，硬膜外瘢痕和纤维化的可视化较差。
- 严重的中央管狭窄或马尾神经受压可能是一个相对的禁忌证，因为将内镜引入接近受损的硬膜外腔可能会由于硬膜外腔镜技术以及硬膜外腔镜的尺寸（尽管相对较小）而导致神经受压。

16.4　患者准备

- 与所有程序一样，应与患者讨论程序的所有风险，并获得知情同意。
- 虽然已经描述了一种用于椎板间的硬膜外腔镜技术，但文献中的大多数方法支持通过骶管裂孔进入硬膜外腔。经口法也被越来越多地使用，其步骤已在本书中介绍。
- 无论采用哪一种方法，患者均以俯卧位放置，并适当填充骨性突起。
- 这种体位的耐受性只需要最少的镇静。由于手术的侵入性，术前 30min 内在皮肤应用抗生素已被描述，对于青霉素过敏的患者，可通过静脉注射 1000~2000mg 头孢唑林或 600~900mg 克林霉素来完成（应使用现行机构标准）。
- 按照现行机构标准，应使用氯己定或聚维酮碘对手术部位进行无菌准备。参与手术的人员应在彻底、标准的手部擦洗后穿上完整的手术服和戴上手套。腰骶椎无菌覆盖和手术透视应使用严格的无菌技术。

16.5　硬膜外腔镜的插入

- 小型、柔韧的纤维内镜大小不一，用于硬膜外腔镜检查的通常直径为 2.5~3mm。

- 内镜的尖端通常是双向的，并且在任一方向上旋转 170°。
- 内镜的工作端口较小，直径约为 1mm，可以引入注射液以及镊子和激光光纤等工具。图 16.1 展示了进行外镜检查所需的设备。
- 通过前后位（AP）和侧位透视确定骶骨裂孔的皮肤进入位置和轨迹。局部麻醉剂被注射到上面的皮肤中。
- 使用图希针（图 16.2~ 图 16.4）进入尾侧间隙。
- 经 AP 和侧位透视检查，注射不透射线的对比染料，确认进入该空间。
- 然后取下 Tuohy 针头，将导丝穿过针头进入硬膜外腔（图 16.5），并通过 AP 和侧位透视（图 16.6，图 16.7）进行确认。
- 然后取下针头（图 16.8），用刀片扩大皮肤进入部位（图 16.9）。
- 扩张器通过导丝引入（图 16.10）。
- 然后将扩张器和护套通过导丝引入硬膜外腔（图 16.11）。
- 拆除扩张器和导丝，将护套留在原位（图 16.12）。
- 重力冲洗连接到鞘，内镜引导器进入硬膜外腔（图 16.13）。
- 根据患者的解剖结构，可能有必要在引入内镜鞘之前逐步扩张骶裂孔。然后，内镜穿过鞘进入硬膜外腔（图 16.14，图 16.15）。

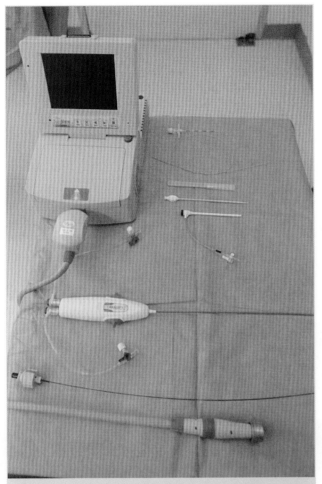

图 16.1　用于硬膜外腔镜导入的设备。自上而下：Tuohy 针、刀片、扩张器、护套、双通道内镜导入器、显微内镜、成像系统和光源的连接器。梅奥支架的左上角显示了成像系统和光源

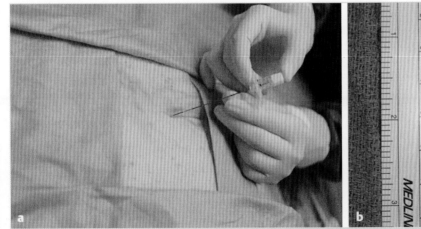
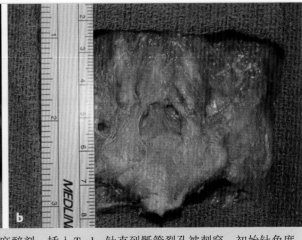

图 16.2　（a）骶管裂孔周围的穿刺部位和区域首先注射局部麻醉剂。插入 Tuohy 针直到骶管裂孔被刺穿。初始针角度约为 45°。（b）骶管裂孔的尸体解剖。底座宽度范围为 7~27mm，平均值为 17mm。骶管的平均前后径为 6mm，范围为 0~11mm。从骶管裂孔顶点到硬脑膜的平均距离为 47mm，范围为 19~75mm。骶管裂孔由尾骨韧带闭合。为了进入硬膜外腔，必须对韧带进行穿孔

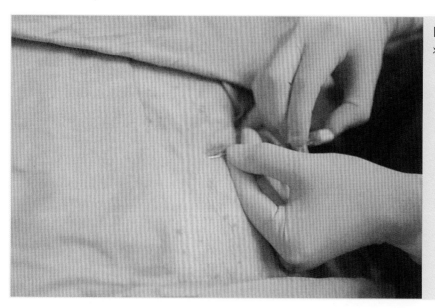

图16.3　进入皮肤后，在荧光镜引导下，将 Tuohy 针向骶管裂孔推进

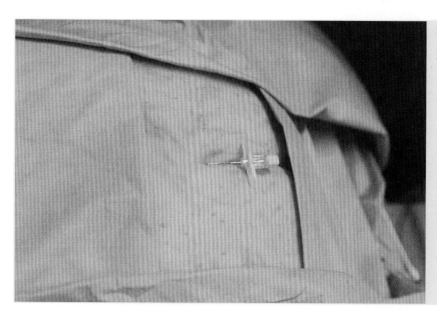

图16.4　骶尾部韧带穿孔后，针与椎管对齐。针头位置可通过透视确认

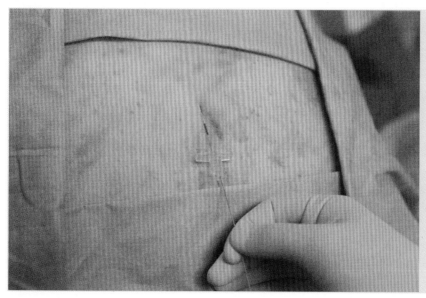

图16.5　取下 Tuohy 针的针芯，将导丝引入硬膜外腔

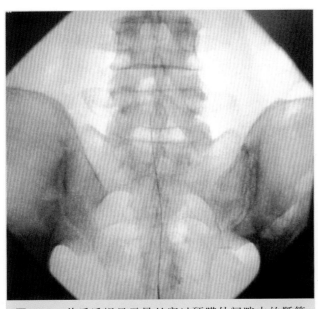

图 16.6　前后透视显示导丝穿过硬膜外间隙中的骶管裂孔

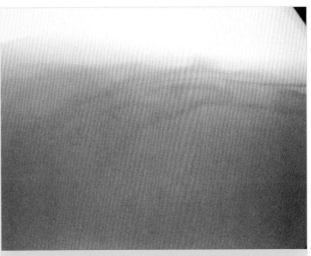

图 16.7　侧位透视显示脊髓针穿过硬膜外间隙的骶管裂孔。导丝穿过硬膜外间隙中的脊髓针

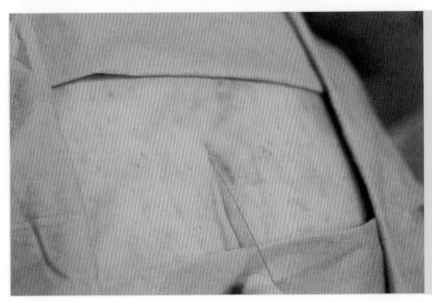

图 16.8　在保持导丝就位的同时，取下 Tuohy 针

16.6　硬膜外腔镜推进和病理可视化

- 硬膜外腔镜应在硬膜外腔自由推进，无阻力。
- 经硬膜外腔镜工作通道间断输注生理盐水，扩大硬膜外腔。
- 尚未确定可注射生理盐水的最大总体积数据，但通常设定为约 30mL，并应根据硬膜外压力快速或过度增加引起的患者不适情况进行滴定。
- 应始终保持直接可视化，且无论何时推进或重定向范围，都应使用实时荧光透视。

- 头侧推进极限通常为 L1~L2，超过此水平后，由于脊髓圆锥和脊髓直径增大，硬膜外间隙明显变窄。
- 正常和病理结构，包括硬脑膜、骨膜、硬膜外脂肪、血管、神经根和硬膜外瘢痕组织或纤维化，应在通过硬膜外腔镜获得的图像上进行分析。
- 脊柱外科手术后通常会发现纤维组织，并被认为因其黏附于神经结构（如神经根）而引起疼痛（图 16.16）。
- 已经描述了硬膜外纤维化的分级，分级范围从 1 级（松散的纤维组织线和薄片）到 4 级（致密、连续的纤维材料，不允许通过外镜）。
- 进一步的诊断可以通过注射不透射线的对比染料

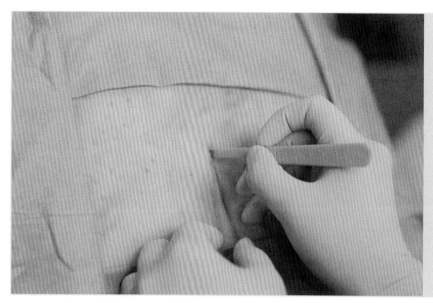

图 16.9 扩大皮肤进入部位以容纳扩张器

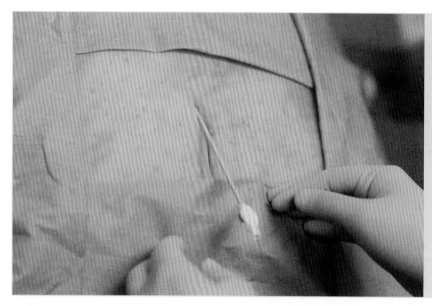

图 16.10 扩张器通过导丝

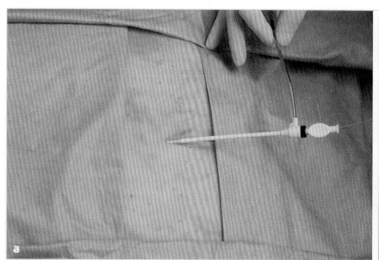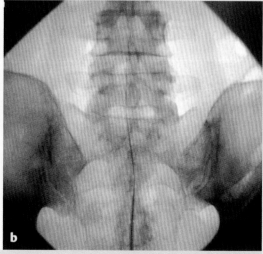

图 16.11 （a）扩张器和护套通过导丝进入硬膜外腔。（b）前后透视显示导丝穿过硬膜外间隙的骶骨裂孔

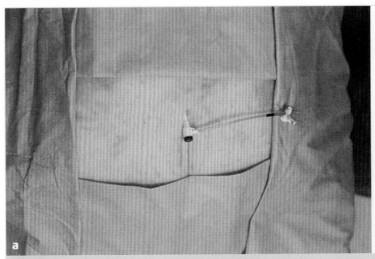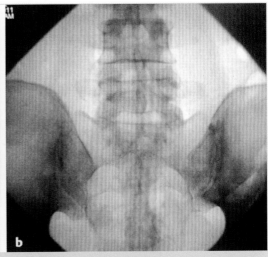

图 16.12　（a）移除扩张器，将鞘留在硬膜外腔。（b）前后透视显示，在移除导丝和扩张器后，鞘穿过硬膜外间隙中的骶管裂孔

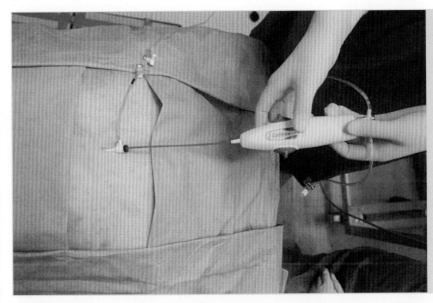

图 16.13　重力冲洗连接至鞘。双通道显微内镜引导器进入硬膜外腔

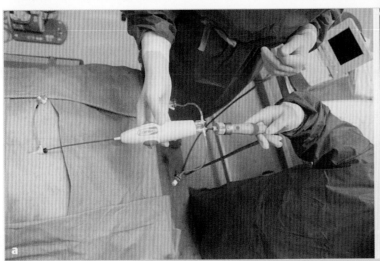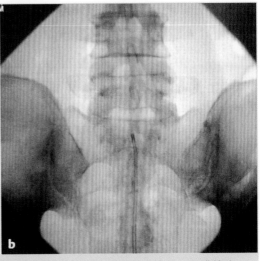

图 16.14　（a）显微内镜通过导管进入硬膜外腔。（b）前后位透视显示鞘穿过骶管裂孔并经硬膜外腔镜进入硬膜外腔

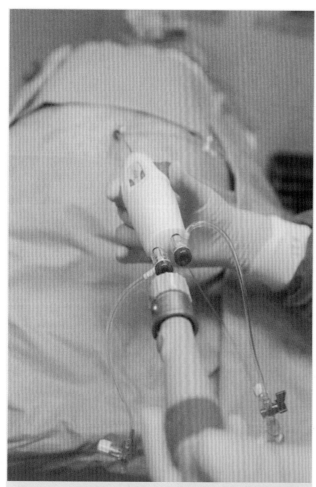

图 16.15　内镜通过导管进入硬膜外腔。通过在显示器上直接显示硬膜外解剖结构来确认硬膜外腔的内镜

来进行，以评估可疑病理水平的填充缺陷。

16.7　接触诊断和治疗性注射

- 与大多数诊断程序一样，谨慎的做法是在无症状侧开始程序的接触诊断部分，作为对照。
- 应直接接触神经结构和 / 或纤维组织，并黏附到这些结构上。
- 患者应该能够清楚、恰当地回答问题。
- 直接接触硬膜外结构可能导致疼痛，应将此类疼痛报告与患者通常的疼痛症状进行比较，以确定与临床检查和影像学结果的一致性或不一致性。
- 一旦确定了一致的疼痛结构，医生可以选择在该区域进行定向注射。
- 注射剂可包括但不限于局部麻醉剂、皮质类固醇、高渗盐水和透明质酸酶。
- 如果正在进行粘连松解，且注射前对比剂研究显示

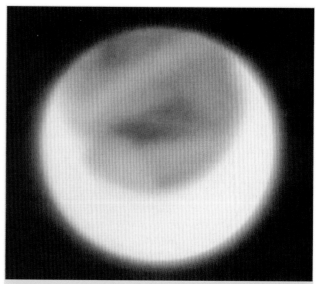

图 16.16　硬膜外腔镜显示硬膜外间隙有明显的纤维带

存在填充缺陷，注射后可重复注射对比剂，以评估适当的粘连松解。

16.8　硬膜外腔镜移除和操作完成

- 操作完成后，应将硬膜外腔镜返回至中性位置，并在荧光镜指导下缓慢取出。
- 由于护套的尺寸，因此应小心拆除护套。
- 浅表出血应采用压力封闭治疗。
- 如果扩张器插入后出现明显的皮肤缺损，则可使用真皮黏合剂和 / 或黏性皮肤条进行近似处理。
- 术后应监测患者是否有任何神经损害迹象，以及手术部位出血和硬膜穿刺头痛。
- 硬膜外腔镜检查是一种典型的门诊程序，患者在同一天出院。

参考文献

[1] Burmann MS. Myeloscopy or the direct visualization of the spinal cord. J Bone Joint Surg. 1931; 13(4):695-696.

[2] Bosscher HA, Heavner JE. Incidence and severity of epidural fibrosis after back surgery: an endoscopic study. Pain Pract. 2010; 10(1):18–24.

[3] Vanelderen P, Van Boxem K, Van Zundert J. Epiduroscopy: the missing link connecting diagnosis and treatment? Pain Pract. 2012; 12(7):499–501.

[4] Avellanal M, Diaz-Reganon G. Interlaminar approach for epiduroscopy in patients with failed back surgery syndrome. Br J Anaesth. 2008; 101 (2):244–249.

第 17 章　硬膜外腔镜粘连松解术

Kent H. Nouri

17.1　原理及适应证

　　内镜粘连松解术的原理是，通过安全地使用柔性光纤导管通过骶管裂孔进入硬膜外间隙，该间隙的三维可视化将允许疼痛性粘连的定向机械性破裂。该程序允许对神经根及其病理进行特定的光学研究，因此，如果疼痛归因于所观察到的可视化瘢痕，则允许粘连松解。粘连松解可通过使用光纤导管用注射液机械破坏结缔组织来实现。内镜下粘连松解术的适应证包括背部手术失败综合征 / 椎板切除术后疼痛综合征、硬膜外粘连和椎间盘突出。因此，内镜下粘连松解术适用于对慢性腰痛和神经根病进行适当诊断评估但对保守治疗方式无效的患者。

17.2　病理生理学

- 硬膜外纤维化是蛛网膜的炎症反应，蛛网膜是一种包裹中枢神经系统的非血管弹性组织。
- 病因包括血肿、感染、环状撕裂和手术创伤，这些都会导致炎症级联反应，包括水肿、静脉充血和纤维化。
  - 对 182 例背部手术失败患者的手术翻修进行回顾性分析，发现 60% 以上的翻修是由于硬膜外纤维化所致，而硬膜外纤维化对手术反应不佳。
- 反过来，纤维化和瘢痕导致神经根受到机械压力，脑脊液介导的营养传递减少，导致神经根对压迫过度敏感。
  - 由于神经根大约 75% 的营养依赖于脑脊液流量，在疾病状态下，如纤维化，这可能导致神经损伤的关键原因。
  - 一项在硬膜外腔镜粘连松解前后测试感觉神经功能的研究发现，$A-\beta$ 和 $A-\delta$ 神经传导值有显著改善。
- 突出的髓核也可能导致神经内毛细血管内快速形成血栓，导致血流受损，从而导致神经传导异常和疼痛产生。

17.3　解剖学

- 硬膜外间隙位于硬膜囊和椎管韧带边界之间（图 17.1）。
- 这个空间充满了网状结缔组织，它包围着硬膜囊，同时衬着椎板和椎弓根。硬膜外膜沿椎体排列，然后深入后纵韧带。膜也被侧向拉，在神经根的硬膜套周围形成鞘。

17.4　技术

- 最常用的硬膜外腔粘连松解方法包括经骶管裂孔入路；然而，经椎间孔入路可用于针对特定神经根的更具针对性的入路，使用硬膜外椎板间入路可能无法到达。
  - 通过尾侧入路直接进入的优点包括内镜装置易于进入硬膜外腔，并发症风险较小，包括硬膜穿刺和装置本身损坏（图 17.2）。
- 在进行内镜下粘连松解术之前，应采用更保守的治

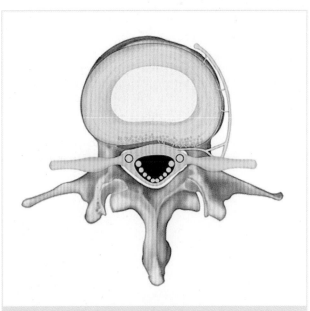

图 17.1　L4~L5 椎间盘水平的上视图。椎间盘与 L4 神经根和 L5 穿过硬膜外间隙神经根的关系正常。硬膜外间隙如图指示

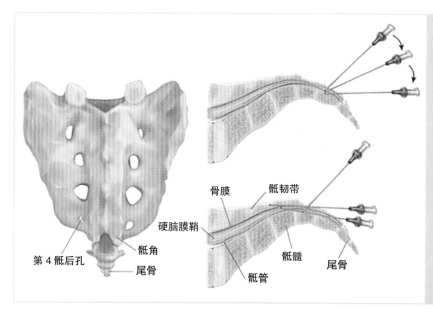

图 17.2　通过骶管裂孔进入骶管进行硬膜外腔镜检查。脊柱针进入骶管需要骶尾部韧带穿孔。针的初始进入角度约为45°。一旦骶尾部韧带穿孔，针与椎管轴线对齐。通过透视和照影剂注射确认正确进入

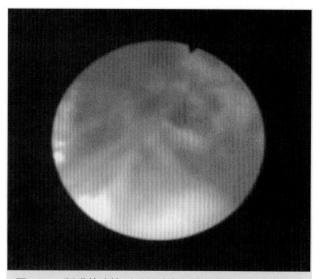

图 17.3　硬膜外腔镜下可见继发于蛛网膜炎的严重粘连

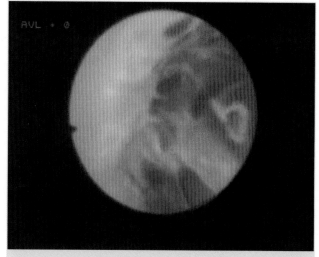

图 17.4　前向发射激光用于粘连松解

疗方法，包括药物治疗和硬膜外类固醇注射。

　○ 应进行适当的实验室检查以排除出血障碍，并应停止使用抗凝剂以避免术后出血。

● 利用无菌预防措施，将患者置于手术室手术台上俯卧位，并在腰骶部区域调整透视镜，以提供正位和侧位视图。

● 局部麻醉剂渗透后，在硬膜外腔内插入一根硬膜外针，并使用 2~5mL 的照影剂进行腰椎硬膜外造影。

　○ 进行硬膜外造影，检查造影剂流动，以发现填充缺陷。

● 然后将导丝插入针头，并推进至可疑病变节段。

● 此时，使用 Seldinger 技术开一个小切口，并通过

导丝将带扩张器的导管推进硬膜外腔。

● 然后将扩张器和导丝从导入器中取出，并用纤维光学脊柱内镜替换。

● 利用生理盐水温和冲洗以扩张硬膜外间隙并提供足够的视野，光纤脊髓镜轻轻推进并向多个方向旋转，直接显示受损的神经根。

　○ 在蛛网膜炎的病例中，观察到有纤维炎症组织存在的退行性炎症（图 17.3）。

　○ 狭窄可以观察到，不同结构的硬脑膜难以通过输液分离，导管前进时两层分离，但在硬膜外腔镜退出时立即恢复接触。

● 通过仪器接触再现疼痛可确认受损神经根。

● 粘连松解是通过使用脊柱内镜尖端、通过工作通道的解剖器、激光凝固（图 17.4）或球囊扩张（图

17.5），动员与受损神经根接触的粘连来进行的。

- 一些医生利用机械和静水粘连松解产生的囊袋，将含有麻醉剂和类固醇的溶液注射到缺损区域。
- 然后进行确认性硬膜外腔造影，显示造影剂流经先前堵塞的硬膜外腔，以验证粘连松解已完成。
- 一旦拔下导管并应用绷带，患者将被监测是否存在神经和麻醉问题，判断是否能够出院。
- 常见并发症可能包括手术部位疼痛、类固醇副作用、硬膜穿刺伴头痛和脑脊液漏、感染、感觉异常以及注射时使用麻醉剂的短暂蛛网膜下腔阻滞。
- 文献中报道的更严重的并发症包括视网膜出血继发的视力损害，这是由于大剂量液体注射增加脑脊液压力所致。

17.5　病例

- 一名患者先前使用后路器械进行 L4~L5 椎体间融合（图 17.6，图 17.7）。硬膜外腔镜检查证实硬膜外腔粘连（图 17.8）。粘连松解在直视下用解剖器进行（图 17.9）。
- 一名 59 岁女性，左腿有 4 个月疼痛史。腰椎的

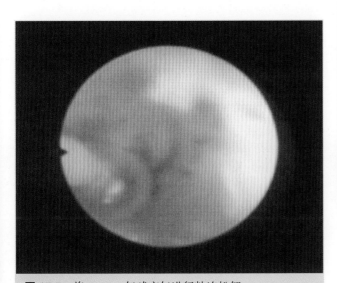

图 17.5　将 Fogarty 气球充气进行粘连松解

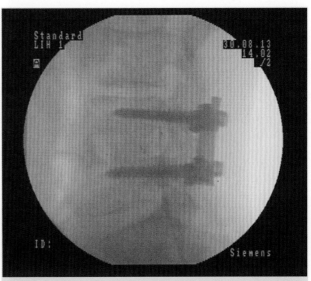

图 17.6　腰椎手术失败综合征患者前路 L4~L5 椎体间融合后路内固定的侧方透视图。在椎管的腹侧可以看到硬膜外腔镜

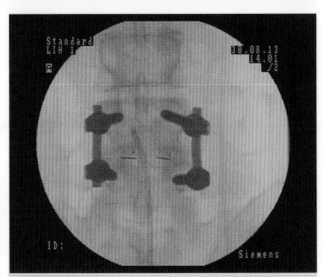

图 17.7　腰椎手术失败综合征患者前路 L4~L5 椎体间融合后路内固定的前后透视图。在左 L4 椎弓根的水平面上可以看到硬膜外腔镜

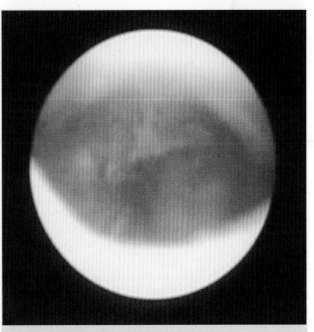

图 17.8　硬膜外腔镜显示硬膜外腔明显粘连

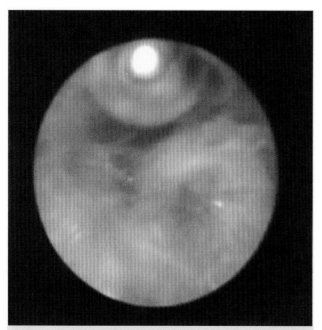

图 17.9 腰椎硬膜外间隙粘连松解

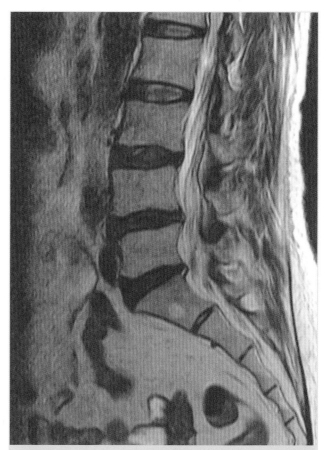

图 17.10 一名有 4 个月左腿疼痛病史的 59 岁女性腰椎中矢状位 T2 MRI

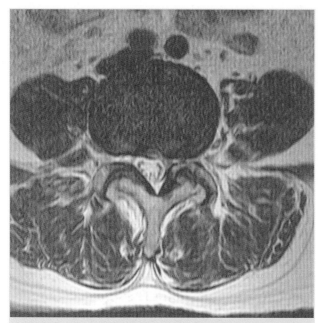

图 17.11 图 17.10 中同一患者 L3~L4 处腰椎的轴向 T2 MRI

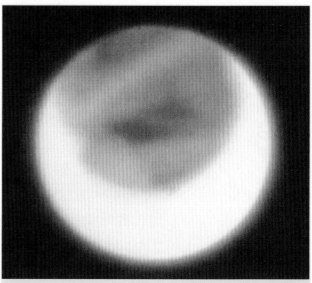

图 17.12 硬膜外腔镜显示硬膜外间隙有明显的纤维带

中矢状位 T2 MRI（图 17.10）和轴向 T2 MRI（图 17.11）分别显示中央椎管和侧隐窝狭窄。硬膜外腔镜检查发现硬膜外腔有明显粘连（图 17.12，图 17.13），采用激光凝固法进行粘连松解。

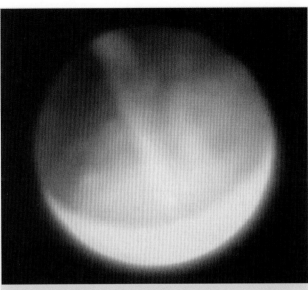

图 17.13 硬膜外腔镜显示硬膜外间隙有明显的纤维带

参考文献

[1] Manchikanti L, Saini B, Singh V. Spinal endoscopy and lysis of epidural adhesions in the management of chronic low back pain. Pain Physician. 2001; 4 (3):240–265.

[2] Fritsch EW, Heisel J, Rupp S. The failed back surgery syndrome: reasons, intraoperative findings, and long-term results: a report of 182 operative treatments. Spine. 1996; 21(5):626–633.

[3] Rydevik B, Brown MD, Lundborg G. Pathoanatomy and pathophysiology of nerve root compression. Spine. 1984; 9(1):7–15.

[4] Sakai T, Aoki H, Hojo M, Takada M, Murata H, Sumikawa K. Adhesiolysis and targeted steroid/local anesthetic injection during epiduroscopy alleviates pain and reduces sensory nerve dysfunction in patients with chronic sciatica. J Anesth. 2008; 22(3):242–247.

[5] Kayama S, Konno S, Olmaker K, Yabuki S, Kikuchi S. Incision of the annulus fibrosus induces nerve root morphologic, vascular and functional changes. An experimental study. Spine. 1996; 21:2539–2543.

[6] Wiltse LL, Fonseca AS, Amster J, Dimartino P, Ravessoud FA. Relationship of the dura, Hofmann's ligaments, Batson's plexus, and a fibrovascular membrane lying on the posterior surface of the vertebral bodies and attaching to the deep layer of the posterior longitudinal ligament. An anatomical, radiologic, and clinical study. Spine. 1993; 18(8):1030–1043.

[7] Avellanal M, Diaz-Reganon G. Interlaminar approach for epiduroscopy in patients with failed back surgery syndrome. Br J Anaesth. 2008; 101(2):244–249.

[8] Gill JB, Heavner JE. Visual impairment following epidural fluid injections and epiduroscopy: a review. Pain Med. 2005; 6(5):367–374.

第 18 章 硬膜外腔镜激光治疗

Jae Do Kim，Gun Woo Lee

18.1 概述

用于处理脊柱相关问题的硬膜外腔镜手术是最常用的干预措施之一；这是一种微创方法，理论上有几个优点，包括：（1）病变的粘连松解，如粘连和瘢痕组织；（2）盐水的冲洗作用；（3）使用类固醇的额外抗炎作用。然而，只有中等比例的患者在疼痛和功能水平上有所改善，这些相对不令人满意的结果表明，应寻求其他方法来提高其疗效，因此，激光的附加使用是适应常规手术的理想选择。

激光的临床适应性已被证明在脊柱领域有良好的效果，因为激光可以通过蒸发一定体积的椎间盘材料来降低压力，从而降低髓核和椎间盘周围组织之间的压力，导致突出物从硬脑膜和神经根处回缩。在临床或实验水平上已报道了用于治疗脊柱疾病的各种类型的激光，包括钕：钇铝石榴石（Nd：YAG）激光、倍频 Nd：YAG 激光、Ho：YAG 激光和半导体激光。其中，Ho：YAG 激光器的波长为 2100nm，在组织中的深度为 0.5mm。组织通透性低，组织汽化良好，对周围组织的损伤最小。作者认为，与其他类型的激光相比，Ho：YAG 激光在小的封闭空间内对周围组织如硬脑膜或神经根造成的损伤更小，因此我们使用了它。

18.2 操作流程

18.2.1 步骤 1：体位和麻醉

指示患者以俯卧位躺在放射学检查台上；骶

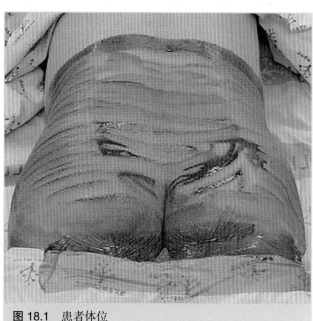

图 18.1 患者体位

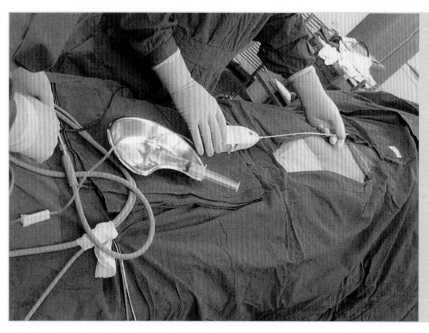

图 18.2 准备工作

管裂孔区域的皮肤用消毒剂擦洗消毒（图18.1，图18.2），并使用1%利多卡因（或阿斯利康）进行局部麻醉（图18.3）。

在手术过程中，除静脉注射盐酸哌替啶（25mg，Sanofi-aventis V.S.LLC）外，未使用其他镇静剂，以帮助缓解患者在手术过程中出现的疼痛，并在整个手术过程中促进手术医生和患者之间的口头交流。

18.2.2　步骤2：手术入口

使用18号Tuohy硬膜外针刺穿骶管裂孔，并在C臂引导下推进骶管（图18.4~图18.6）。然后，通

过针将导丝插入开口（图18.7，图18.8）。在导丝插入部位切开1cm纵向皮肤切口后，通过开口插入扩张器，以获得所需的骨间隙（图18.9），一旦间隙固定，将其移除。在那之后，应该开始硬膜外腔镜检查。

18.2.3　步骤3：进入目标病灶

插入导管，然后通过导管将柔性内镜（MYLETEC，型号75298871）插入硬膜外腔（图18.10）。然后操纵柔性内镜到达马尾腹侧或背侧的目标病灶（图18.11）。硬膜外生理盐水用于冲洗和清除可视区域，施加压力以扩大硬膜外间隙，并通过内镜视频屏幕提高清晰度。这使得硬脑膜和神经根周围带、炎性组织、纤维结缔组织和脂肪组织以及前后狭窄病变（如黄韧带增厚、小关节肥大和椎间盘突出）的黏附状态得以可视化（图18.12）。

除了在内镜下确保硬膜外可见外，还注射了照影剂（碘海醇，Nycomed）进行硬膜外腔造影，以在透视图像下清晰地识别粘连性病变。我们甚至通过内镜刺激病变处的神经根。这是为了测试刺激是否会引起患者的一致感觉或疼痛再现，并确保我们的诊断具有更高的准确性（如果确实如此）。接下来，我们在硬膜外神经根病变内操作柔性内镜，并进行粘连松解和椎间孔成形术（图18.13）。

18.2.4　步骤4：病理性病变处的激光消融

在内镜可视化下，通过工作通道将用于放置激

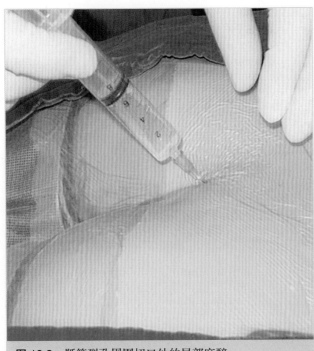

图18.3　骶管裂孔周围切口处的局部麻醉

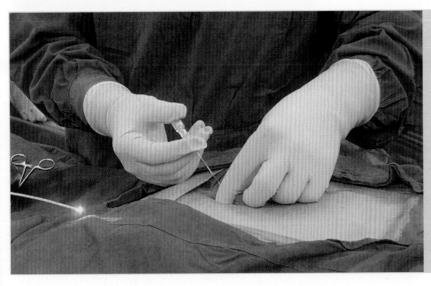

图18.4　插入18号Tuohy针

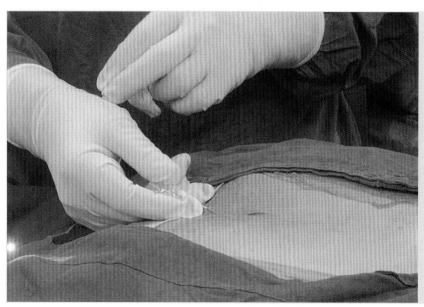

图 18.5　推进针并向后倾斜

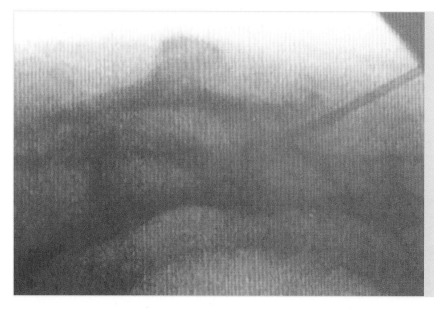

图 18.6　确认将针置入骶管裂孔

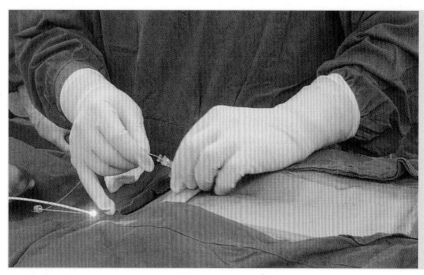

图 18.7　通过 18 号 Tuohy 针插入外镜的导丝

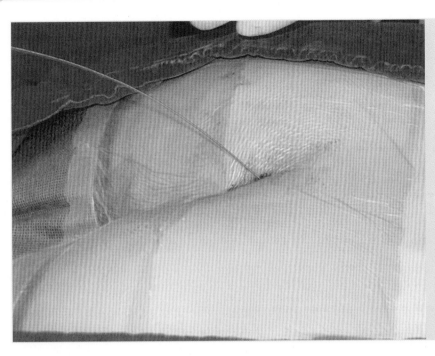

图 18.8 撤去针后留下的导丝

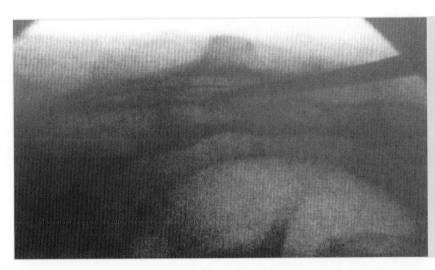

图 18.9 通过开口插入扩张器以获得所需的骨间隙，在透视图像下确认位于骶管内

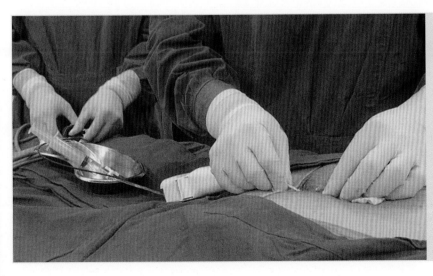

图 18.10 硬膜外腔镜检查程序的启动

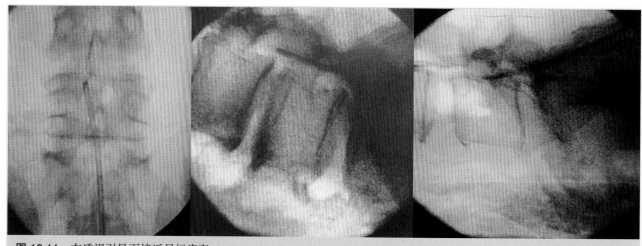

图 18.11　在透视引导下接近目标病变

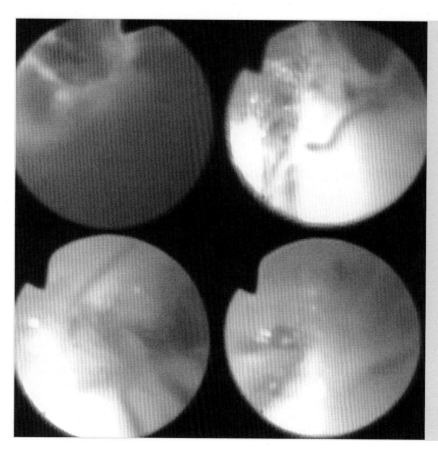

图 18.12　各种病理损伤

光导管的导丝直接导入病灶处。当在内镜下观察到导丝与病理性病变的接触时，激光导管被推进到病变处。当硬脊膜腹侧或背侧的病理性病变通过内镜摄像机进行激光消融烧灼时，病变缩小，硬脊膜和神经根减压（图 18.14）。手术后，在治疗区域直接注射 80mg 曲安奈德（Kenalog，Bristol Myers Squibb CO.），以最大限度地提高治疗效果。

18.3　硬膜外腔镜手术激光消融过程中的重要注意事项

硬膜外腔镜手术加用激光消融有几个优点，包括蒸发突出的椎间盘材料，破坏炎症材料和病理性病变，以及萎缩病理性软组织，如肥厚的黄韧带，环纤维化和小关节囊这将是该手术相对于前几篇文

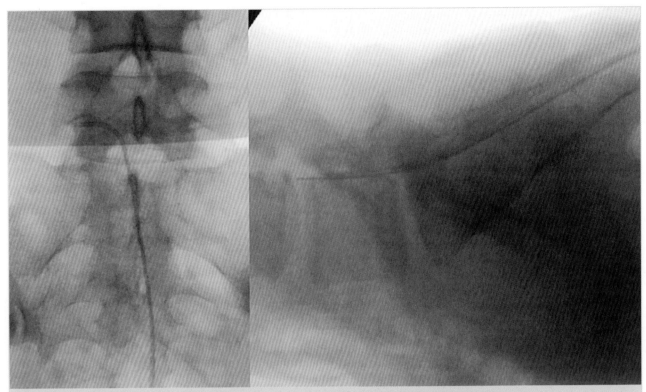

图 18.13　在硬膜外神经根病变内操作柔性内镜，并在透视指导下进行粘连松解和椎间孔成形术

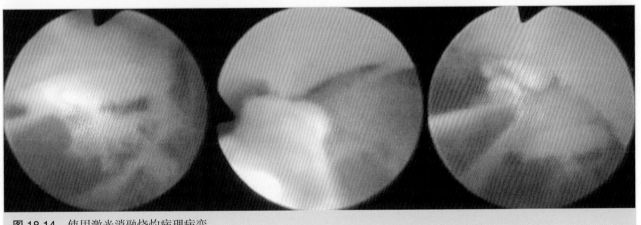

图 18.14　使用激光消融烧灼病理病变

章中所讨论的传统硬膜外腔镜手术的优势。

然而，激光消融也可能与其自然并发症有关，包括硬脊膜或神经根的热损伤以及对正常结构的消融。为了避免这些问题，作者建议如下：

- 激光消融应用生理盐水冲洗以减少热损伤。
- 在激光消融之前，导管尖端的最佳位置和方向应通过使用导丝来确定。
- 外科医生应确认导管尖端远离神经结构的位置。
- 导管尖端应尽可能靠近病变部位。

18.4　使用或不使用激光的硬膜外腔镜治疗的临床结果

18.4.1　分组

患者 A 组（硬膜外腔镜神经减压术，END 组）共有 20 例患者，B 组（硬膜外腔镜神经减压术）共有 78 例患者接受硬膜外腔镜激光神经减压术（ELND 组）被纳入本研究并进行评估。人口统计学数据在年龄、性别、身高、体重、既往疾病和其他方面没有显著差异。

18.4.2 测量

主要的治疗后研究终点是腰背疼痛强度和下肢放射痛。疼痛强度用视觉模拟评分（VAS）进行评价，患者被指示在水平方向的 10 点的 VAS 标尺上做标记，在标尺的最左边代表没有疼痛，在标尺的最右边可能有最大疼痛。分别在术前、术后第 1 个月每周、术后 3 个月和 6 个月以及术后 2 年进行评分。

次要终点包括以下内容：（1）基于 Roland Morris Disability 残疾问卷（RMDQ）的临床结果，（2）手术结果，（3）手术相关并发症。根据与手术相关的详细信息评估手术结果，包括估计手术时间、每级矫正手术时间、失血量和住院时间。此外，详细记录术后问题和并发症，包括术中神经根或脊髓损伤、术后神经症状或恶化、术后感染及精神状态。

18.4.3 结果

在终末组，腰痛的平均 VAS 评分术前为（8.5±1.3）分，术后 1 个月为（3.8±0.4）分，术后 2 年为（6.7±0.9）分（$P=0.12$），呈 V 形上升趋势，腿痛的平均 VAS 评分术前为（6.7±0.8）分，术后 1 个月为（3.1±0.7）分，术后 2 年时为（5.2±0.6）分（$P=0.15$）。术前平均 RMDQ 评分为（12.6±1.2）分，术后 1 个月为（8.6±0.6）分，术后 2 年为（10.4±0.5）分（$P=0.09$），也呈现 V 形上升趋势，最终随访时的评分与手术治疗前几乎相同。

ELND 组术前腰痛的平均 VAS 评分为（8.1±0.7）分，术后 1 个月为（3.1±0.3）分，术后 2 年为（4.4±0.5）分（$P=0.01$），在随访期间表现出相对一致的改善，腿部疼痛的平均 VAS 评分为术前（6.2±0.9）分，术后 1 个月为（2.8±0.4）分，术后 2 年时为（4.7±0.6）分（$P=0.07$）。术前平均 RMDQ 评分为（13.2±1.6）分，术后 1 个月为（7.2±0.5）分，术后 2 年为（8.1±0.3）分（$P=0.03$），这也表明在随访期间功能活动方面有相对一致的改善。与终末组相比，ELND 术后 6 个月，VAS 和 RMDQ 评分有显著改善。

基于 MacNab 标准的治疗后 1 年结果，82% 的 ELND 组为阳性，而终末组为 45%（$P=0.02$）。

我们经历了一些与硬膜外腔镜相关的并发症，包括暂时性头痛（$n=3$）、内镜插入部位疼痛（$n=3$）、进入部位局部感染（$n=2$）和轻度脑膜炎（$n=1$）。然而，在卧床休息和药物保守治疗后，所有症状都有所改善。术后发生 1 例与激光相关的足下垂并发症，6 个月内痊愈。

参考文献

[1] Lee GW, Jang SJ, Kim JD. The efficacy of epiduroscopic neural decompression with Ho:YAG laser ablation in lumbar spinal stenosis. Eur J Orthop Surg Traumatol. 2014; 24 Suppl 1:S231–S237.

[2] Epstein JM, Adler R. Laser-assisted percutaneous endoscopic neurolysis. Pain Physician. 2000; 3(1):43–45.

[3] Kim JD, Jang JH, Jung GH, et al. Epiduroscopic laser disc and neural decompression. J Neurosurg Rev. 2012; 1:14–19.

[4] Imhoff AB. The use of lasers in orthopaedic surgery. Oper Tech Orthop. 1995; 5:192–203.

[5] Abrisham SMJ, Kermani-Alghoraishi M, Ghahramani R, Jabbari L, Jomeh H, Zare M. Additive effects of low-level laser therapy with exercise on subacromial syndrome: a randomised, double-blind, controlled trial. Clin Rheumatol. 2011; 30(10):1341–1346.

[6] Yeldan I, Cetin E, Ozdincler AR. The effectiveness of low-level laser therapy on shoulder function in subacromial impingement syndrome. Disabil Rehabil. 2009; 31(11):935–940.

[7] Ruetten S, Meyer O, Godolias G. Application of holmium:YAG laser in epiduroscopy: extended practicabilities in the treatment of chronic back pain syndrome. J Clin Laser Med Surg. 2002; 20(4):203–206.

第19章　使用1414nm Nd：YAG 激光（Lutronic激光）的硬膜外腔镜操作流程

Jun Young Kim，Il Sup Kim，Jae Taek Hong

19.1　概述

自20世纪80年代以来，激光脊柱手术一直用于脊柱疾病的治疗。脊柱疾病的激光治疗大多采用经皮和内镜方法。在这种方法中，皮肤切口以及对脊柱周围肌肉、血管和神经的损伤被最小化。由于手术是在局部麻醉下进行的，并且由于手术时间短，患者的满意度高，因此这也是有利的。

1986年2月，Choy 等对腰椎间盘突出症实施经皮激光椎间盘减压术（PLDD）。从那时起，脊柱疾病激光治疗的发展集中于腰椎间盘疾病，在1991年美国食品和药品监督管理局（FDA）批准后，PLDD成为一种积极的治疗方法。近年来，其应用范围不断扩大，包括腰椎管狭窄症的治疗和颈椎间盘破裂的内镜治疗。

19.2　激光的类型及其各自的优点

激光自1960年代初以来就已用于医学。有几种类型的激光器用于腰椎，最常见的是钬：钇铝石榴石（Ho：YAG）和钕：钇铝石榴石（Nd：YAG）激光器。Ho：YAG 激光器（2090nm），由于其接近于 2m 的强吸收带，似乎是激光椎间盘切除术临床试验的可行候选。此外，与连续波近红外激光器相比，Ho：YAG 激光器是一种脉冲激光器，因此具有在相邻组织中产生最小热量的优势。

从脊柱外科的角度来看，Choy 等于1987年报道了 Nd：YAG 激光辅助椎间盘减压术的首次结果，12例患者中有9例患者的坐骨神经痛得到了初步缓解。据推测，由于水的蒸发，椎间盘内部压力降低，进而导致椎间盘减压以及邻近神经元件减压。目前正在进行的中红外激光系统的研究已引发在医疗领域使用更精细和合适的光学波长。适用于人类椎间盘的特定波长，目前已获得 FDA 批准，包括532nm 的磷酸钛钾激光、1064nm 和1440nm 的 Nd：YAG 激光、10 600nm 的 CO_2 激光和2100nm 波长的

Ho：YAG 激光。除 CO_2 激光器外，每种激光系统都可以通过柔性光纤传输，使其适合用于椎间盘。

目前，Ho：YAG 激光治疗是最常用的激光消融疗法。Ho：YAG 激光因其低组织穿透性而被认为是最安全的激光。Nd：YAG 激光器是在 Ho：YAG 激光器之前引入的，它不用于深层组织穿透。然而，Nd：YAG 激光器也可以通过将其波长调整为 Ho：YAG 激光器的波长来提供浅层组织穿透。Nd：YAG 激光的优点包括更容易的激光控制、更低的制造费用和模棱两可的效率。Moon 等报道，1414nm Nd：YAG 激光在活体猪模型和人体尸体模型的脊柱外镜指导下，对椎间盘进行减压是有效和安全的。

19.3　经皮内镜激光环形成形术

Lee 和 Kang 介绍了经皮内镜激光环形成形术（PELA）程序，该程序烧灼与受损纤维环相关的肉芽组织。PELA 手术的主要优点是通过最大限度地减少对椎间盘中心和前部的损伤来保持健康的髓核。他们报告了 PELA 治疗后腰痛的显著改善以及符合Macnab 标准的显著改善。然而，根据 Carragee 等的研究，只有大约30%的患者表现出改善。特定并发症或感染的发生率不高。通过缩短治疗时间和使用内镜，很可能将对其他部位的损伤降至最低。

19.4　硬膜外腔镜激光神经减压术

硬膜外腔镜激光神经减压术（ELND）使用硬膜外内镜进行。对于大多数患者，进行神经根阻滞或姑息性手术。然而，如果这些措施失败，手术后没有改善，则考虑 ELND。它允许医生和患者在局部麻醉和硬膜外粘连剥离下进行沟通。ELND 还能清除受损组织、炎症和突出的椎间盘，以减轻对神经的压力。此外，类固醇和局部麻醉剂可以直接注射到病变周围。因此，ELND 对于各种病变的患者是一种很好的治疗方法。Jo 等使用 Ho：YAG 激光器实

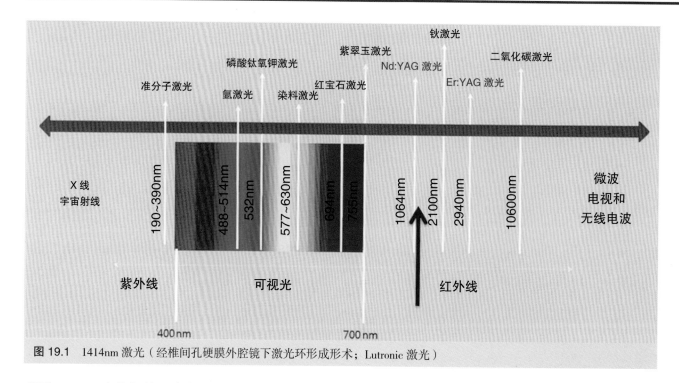

图 19.1 1414nm 激光（经椎间孔硬膜外腔镜下激光环形成形术；Lutronic 激光）

现了 ELND。在他们的程序中，选择 2100nm 波长用于切除组织。然后将激光插入 0.3~0.5mm 的深度，烧灼组织，从而最大限度地减少对周围组织的损伤。然而，由于存在神经根受损或椎间盘炎的情况，因此需要谨慎操作。

19.5 经椎间孔硬膜外腔镜下激光环形成形术

经椎间孔硬膜外腔镜下激光环形成形术（TELA）最近被引入，并被认为是一种新的治疗方法，不仅治疗腰椎间盘突出症、椎管狭窄和腰椎手术后综合征，而且还可治疗慢性难治性腰痛，其他介入治疗效果不佳。这是一种使用硬膜外腔镜和激光治疗脊柱疼痛的微创手术。对于激光照射，使用波长为1414nm 的 Nd: YAG 激光（Lutronic 激光），工作范围为 200~600mJ（图 19.1）。

我们可以用硬膜外腔镜观察硬膜外腔，也可以用激光切除椎间盘突出、纤维化和粘连等病变。与背部手术相比，TELA 的优点包括相对无创性、手术时间短、与全身麻醉相关的风险降低、手术过程中与患者沟通的可能性（导致意外神经损伤的风险降低）以及更容易进入腹侧硬膜外腔。

TELA 手术在局部麻醉下进行，患者处于俯卧位。术中透视（C 臂）用于选择和接近确切的手术部

位。由于使用了局部麻醉，外科医生可以与意识清醒的患者沟通并确认患者的反应。通常皮肤进入点位于中线外侧 10~12cm 处。外科医生沿着接近关节突关节的轨迹推进针头，通常针头的轴向与水平面成20° ~30°。将 18 号脊柱针推进至内侧椎弓根线外侧的靶环（椎间孔区）。然后，将导丝穿过脊柱针插入。接下来，在透视引导下，将 14 号 Tuohy 针插入导管，直到针尖到达腹侧硬膜外间隙（图 19.2）。

在导丝与皮肤表面接触处，用 15 号手术刀进行皮肤切口。接下来，在导丝上放置扩张器，并轻轻推进腹侧硬膜外腔。将扩张器插入硬膜外腔后，使用硬膜外腔造影勾勒出鞘囊和退出神经根的神经组织轮廓，以避免神经损伤（图 19.3）。接下来，将导管鞘和扩张器套插入导丝上方的腹侧硬膜外腔。然后，将 NeedleView CH（BioVision）插入硬膜外腔。并且，进行环形探测或椎间盘造影。手术器械包括 BioVision LLC 内镜抓取器和 ACCUPLASTI 激光系统（1414nm Nd: YAG 激光），用于完成椎间盘修复（图 19.4）。

内镜使用高清晰度视频平台投射光纤图像，实现出色的空间分辨率和实时图像。然后使用前射和侧射激光光纤光学系统对受损的纤维环进行热处理（图 19.5）。激光功率水平设置为 200~300mJ（10~20Hz）用于去神经和凝固，300~600mJ（10 ~20Hz）用于汽化和消融。术中图像显示侧射激光用于环形成形术（图 19.6）和椎间盘切除术（图

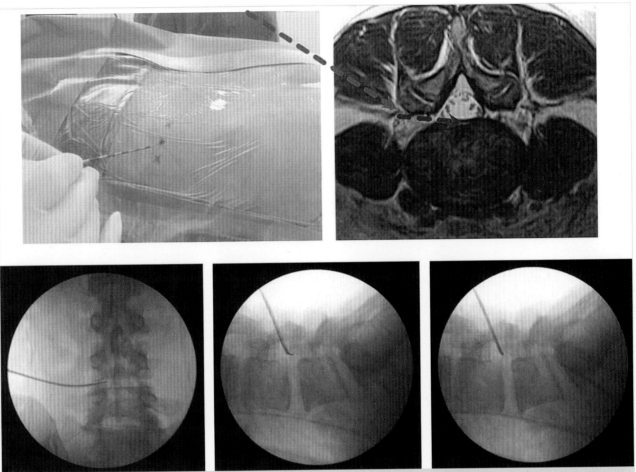

图 19.2 通常皮肤进入点位于中线外侧 10~12cm 处。在透视引导下，将 14 号 Tuohy 针插入导管，直到针尖到达腹侧硬膜外腔

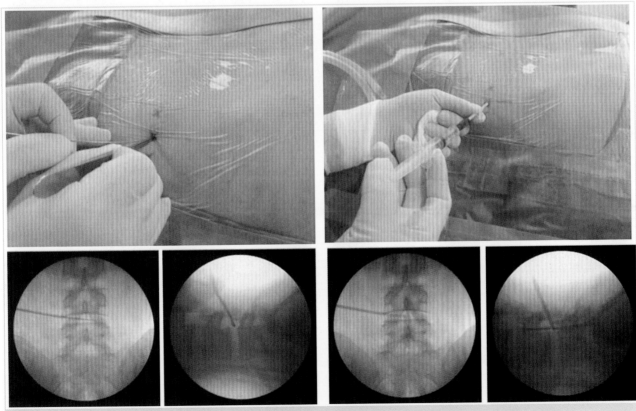

图 19.3 扩张器放置在导丝上，轻轻推进到腹侧硬膜外间隙。将扩张器插入硬膜外腔后，进行硬膜外腔造影

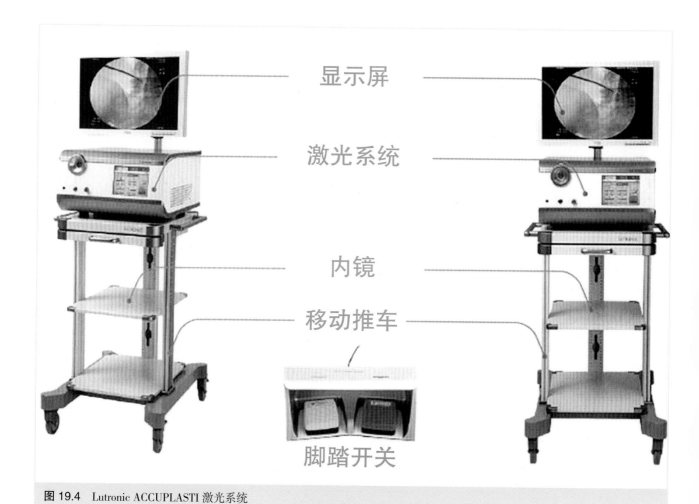

显示屏

激光系统

内镜

移动推车

脚踏开关

图 19.4 Lutronic ACCUPLASTI 激光系统

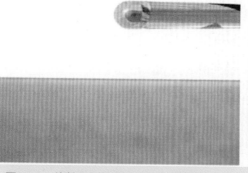

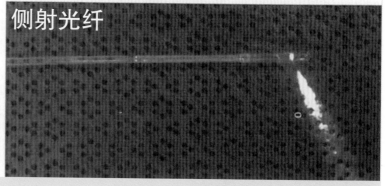

前射光纤

侧射光纤

侧射光纤

图 19.5 前射和侧射激光光纤光学系统

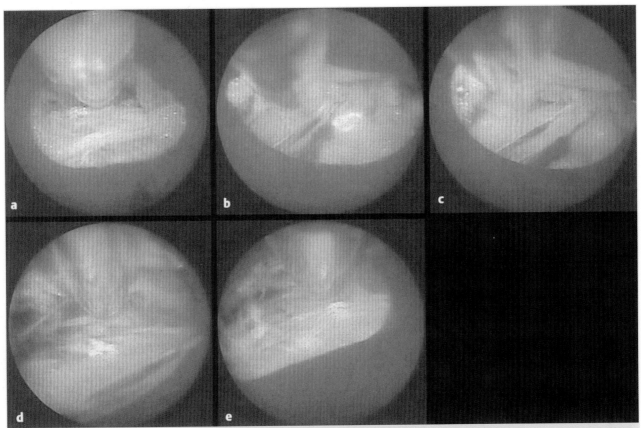

图19.6　（a）侧射激光可进行椎间孔成形术。（b）环形成形术是用侧射激光完成的。血管在激光环形成形术中被凝固。（c）环成形术是用侧射激光完成的。血管在激光环形成形术中被凝固。激光照射后，可以看到血管凝固。（d）在进行环形成形术时，可使用激光的远端将横行神经根收回。（e）侧射激光也可以到达腹侧硬膜外间隙的中线

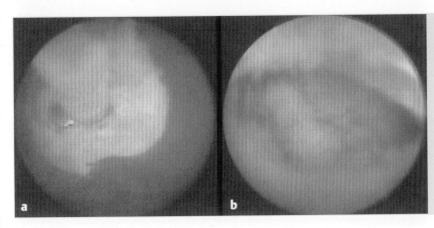

图19.7　（a）侧射激光凝固和收缩椎间盘内内容物。（b）激光凝固和椎间盘切除术后的椎间盘视图

19.7）。

在某些情况下，当在治疗过程中观察到较大的突出时，外科医生可以在同一工作通道中使用内镜钳以及激光（图19.8）。椎间盘修复完成后，取出内镜和套管，以便使用缝合线和胶布初步闭合伤口。

作者研究了1414nm Nd：YAG激光环形成形术中尸体腰椎间盘的热分布。使用新开发的1414nm Nd：YAG激光（ACCUPLASTI）在37℃循环水浴中对20具完整椎间盘的新鲜人尸体腰椎进行激光环形成形术（图19.9）。将五个热电偶（HYP0 C30 C1V2-T-G60-SMPW-M，ω）连接到圆盘上的不同位置，同时在每个位置测量和分析环形成形术期间的温度（图19.10，图19.11）

热探头的温度在靠近激光光纤末端和横向位置较高，而不是在距离较远和较深的位置。在距离激光光纤末端3mm深的位置，平均最高温度为（47±4.3）℃，

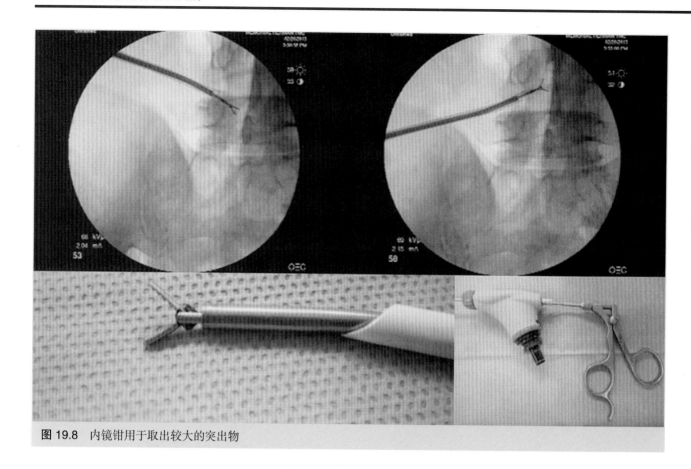

图 19.8 内镜钳用于取出较大的突出物

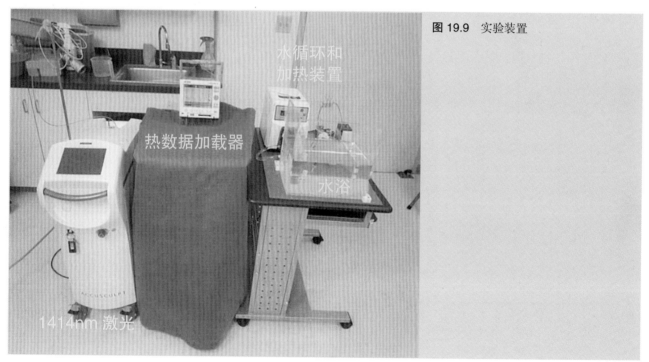

图 19.9 实验装置

在（13.6±0.8）s 时测量；在 6mm 深的位置，平均最高温度为（38.7±0.9）℃，在（24.8±3）s 时测量。在距离激光光纤末端 3mm、6mm 和 9mm 的侧面，温度分别为（69.5±13.3）℃、（37.8±0.7）℃

和（37.2±0.3）℃，测量时间分别为（10.6±0.5）s、（26.6±3.4）s 和（38.8±4.4）s。根据激光光纤末端和深度，在 3mm 深度测量触发 20 个级别（80%）中 16 个级别伤害性消融的 45℃以上的温度，根据

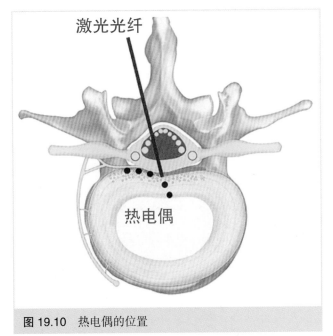

图 19.10　热电偶的位置

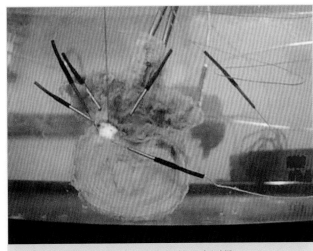

图 19.11　激光环形成形术期间的温度测量

激光光纤末端和偏侧性，每次测量的温度都在45℃以上，同时测量的温度也在60℃以上，可在20个水平（80%）中的16个水平触发胶原变性。

对于症状性腰椎间盘疾病，TELA有许多潜在的益处。首先，这项技术可以更容易地进入腹侧硬膜外腔，并通过弯曲镜清晰地显示，这是外科医生所熟悉的，因为它类似于PELD。与姑息性手术治疗相比，TELA具有创伤小、治疗周期短、恢复快等优点。未来的研究将评估这种治疗腰椎间盘疾病的新方法的临床有效性。

参考文献

[1] Choy DS, Case RB, Fielding W, Hughes J, Liebler W, Ascher P. Percutaneous laser nucleolysis of lumbar disks. N Engl J Med. 1987; 317(12):771–772.

[2] Choy DS. The true story of percutaneous laser disc decompression. J Clin Laser Med Surg. 2001; 19(5):231–233.

[3] Choy DS, Ngeow J. Percutaneous laser disc decompression in spinal stenosis. J Clin Laser Med Surg. 1998; 16(2):123–125.

[4] Deukmedjian AJ, Cianciabella A, Cutright J, Deukmedjian A. Cervical Deuk Laser Disc Repair(®): A novel, full-endoscopic surgical technique for the treatment of symptomatic cervical disc disease. Surg Neurol Int. 2012; 3:142.

[5] Raj PP. Intervertebral disc: anatomy-physiology-pathophysiology-treatment. Pain Pract. 2008; 8(1):18–44.

[6] Quigley MR, Shih T, Elrifai A, Maroon JC, Lesiecki ML. Percutaneous laser discectomy with the Ho:YAG laser. Lasers Surg Med. 1992; 12(6):621–624.

[7] Jayasree RS, Gupta AK, Bodhey NK, Mohanty M. Effect of 980-nm diode laser and 1064-nm Nd:YAG laser on the intervertebral disc—in vitro and in vivo studies. Photomed Laser Surg. 2009; 27(4):547–552.

[8] Marguet CG, Sung JC, Springhart WP, et al. In vitro comparison of stone retropulsion and fragmentation of the frequency doubled, double pulse Nd:YAG laser and the holmium:YAG laser. J Urol. 2005; 173(5):1797–1800.

[9] Choy DS, Altman P, Trokel SL. Efficiency of disc ablation with lasers of various wavelengths. J Clin Laser Med Surg. 1995; 13(3):153–156.

[10] Moon BJ, Lee HY, Kim KN, et al. Experimental evaluation of percutaneous lumbar laser disc decompression using a 1414nm Nd:YAG laser. Pain Physician. 2015; 18(6):E1091–E1099.

[11] Lee SH, Kang HS. Percutaneous endoscopic laser annuloplasty for discogenic low back pain.World Neurosurg. 2010; 73(3):198–206, discussion e33.

[12] Carragee EJ, Lincoln T, Parmar VS, Alamin T. A gold standard evaluation of the "discogenic pain" diagnosis as determined by provocative discography. Spine. 2006; 31(18):2115–2123.

[13] Jo DH, Yang HJ. The survey of the patient received the epiduroscopic laser neural decompression. Korean J Pain. 2013; 26(1):27–31.

第 20 章　脊柱硬膜外腔镜射频治疗

Paulo Pereira，Pedro Monteiro

20.1　概述

　　尽管复发性/持续性术后神经根性疼痛的机制及其与硬膜外纤维化的关系尚不完全清楚，但据报道，一系列患者通过治疗获益，即经椎间孔硬膜外类固醇、硬膜外腔镜和粘连松解术。虽然在脊柱手术后更常见，但非手术患者也可能发生硬膜外粘连，这是由于蛋白多糖通过纤维环撕裂从髓核释放到硬膜外腔，或由于硬膜外腔中存在感染、血肿或照影剂。

　　硬膜外腔镜粘连松解术使用了几种技术，即机械技术（使用内镜尖端、Fogarty 导管或类似物）、电热技术（使用激光或射频能量）和化学技术（透明质酸酶）。射频用于硬膜外粘连松解术的优点之一是蒸发和凝固硬膜外纤维带，使组织温度保持在50℃以下。

20.2　步骤 1：骶管裂孔硬膜外腔镜入路

- 内镜通过骶管裂孔进入腰 – 硬膜外间隙（图20.1）已在第9章中描述。通过脊柱针，射频探头可以进入硬膜外间隙并移动到感兴趣的区域（图20.2）。
- 当计划在硬膜外腔镜检查期间进行粘连松解时，强烈建议使用清醒镇静和全身镇痛，以使对患者的操作更加舒适。
- 硬膜外腔造影术有助于识别未填充照影剂的区域，

通常与广泛的硬膜外纤维化相对应，阻塞硬膜外或神经根周围间隙，而硬膜外腔镜主要用于该区域。

20.3　步骤 2：用生理盐水冲洗硬膜外腔

- 在硬膜外腔反复冲洗小剂量的等渗生理盐水，实现以下几个目的：
  - 打开硬膜外腔并清洁视野。
  - 撕裂轻度纤维化带。
  - 控制小出血。
  - 在进行硬膜外射频时冷却神经结构。
  - 从硬膜外腔冲洗炎性介质（如磷脂酶 A2、肿瘤坏死因子、白细胞介素 –1、白细胞介素 –6 或白细胞介素 –8）。
- 必须注意硬膜外腔注射的液体量以及注射速度和压力，以避免硬膜外和蛛网膜下腔压力增加以及可能产生的相关后果。我们监测但不限制用于冲洗的盐水体积。相反，我们不希望在内镜的入口使用阀门，而是以小剂量注射生理盐水，这样液体就可以通过入口和椎间孔流出椎管。此外，在罕见的情况下，患者报告任何相关症状，我们将停止手术观察几分钟。

20.4　步骤 3：机械性粘连松解

- 射频治疗前应进行机械性粘连松解，对于厚度较小的纤维化患者，可能只需进行机械性粘连松解

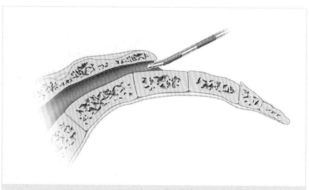

图20.1　经皮将脊柱针穿过骶管裂孔插入硬膜外腔

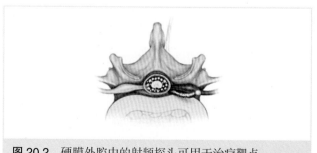

图20.2　硬膜外腔中的射频探头可用于治疗靶点

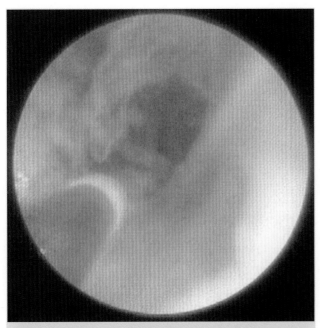

图 20.3 使用 Fogarty 导管尖端的硬膜外粘连松解

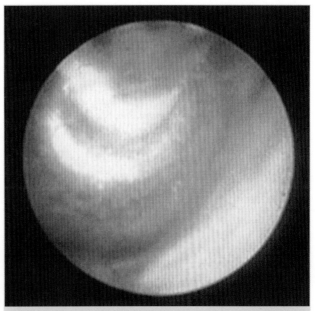

图 20.4 将 Fogarty 导管的气囊充气并前后移动以进行粘连松解

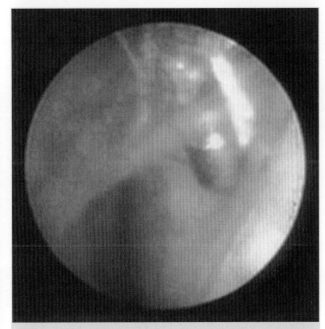

图 20.5 如果硬膜外瘢痕组织表面没有血管，可使用内镜钳抓取和撕裂硬膜外瘢痕组织

即可。

- Fogarty 导管尖端可用于剥离轻度粘连（图 20.3）。球囊通常充气并前后移动，以拉伸和撕裂致密的纤维化区域，并在局部硬膜外区域提供更多可用空间（图 20.4）。它也可以用于机械性止血。
- 如果附近未发现血管，则可使用 1mm 可弯曲内镜夹持钳去除硬膜外瘢痕组织（图 20.5）。

20.5 步骤 4：射频粘连松解

- 最厚和最硬的纤维化区域和隔膜可使用射频导管部分破坏。我们使用一次性单极电极，轴上有塑料绝缘层和直径为 0.8mm 的活动球头连接到磁共振发生器，磁共振发生器使用频率为 16 MHz（Resaflex 和 Resablator，MRT 分子共振技术，AMS 集团 S.R.L）（图 20.6）。它允许在不将局部温度升高到 50℃以上的情况下对硬膜外瘢痕组织进行烧灼和凝固（图 20.7）。
- 如果发现致密性纤维化，阻止了硬膜外腔镜的进展，则使用 RF 导管打开，然后将 Fogarty 导管插入开口，并对球囊进行充气，以扩大通道。
- 粘连松解后，必须检查硬膜外止血情况。小血管硬膜外出血可通过射频导管进行处理（图 20.8）。

20.6 步骤 5：重复进行硬膜外腔造影

- 当初始硬膜外腔造影出现填充缺陷并使用粘连松解技术时，再次硬膜外造影有助于评估该操作的有效性。
- 将含有生理盐水的注射器替换为另一个充满非离子造影剂的注射器（如 Ultravist 240，Bayer

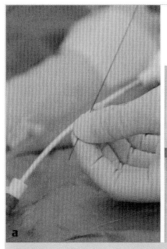
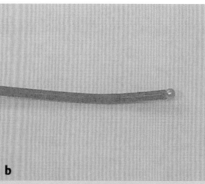
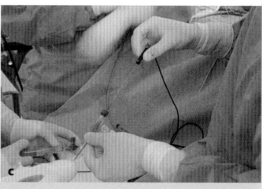

图 20.6 （a~c）将带有活动尖端的绝缘射频导管插入到硬膜外腔镜的入口

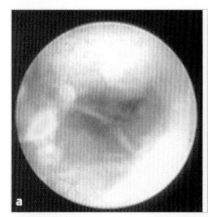
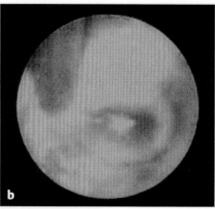

图 20.7 （a，b）使用射频导管进行粘连松解

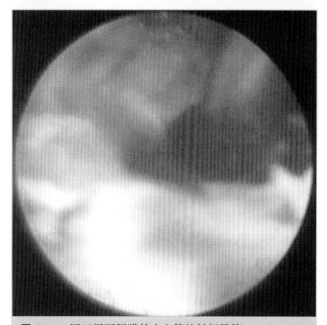

图 20.8 用于凝固硬膜外小血管的射频导管

Schering Pharma A.G.），并在硬膜外腔注射5~10mL，最后进行干预。

- 硬膜外造影后，用生理盐水冲洗硬膜外腔以分散造影剂。

20.7 步骤6：药物治疗

- 粘连松解术后，可在硬膜外腔直接注射大量治疗药物，直接在硬膜外腔周围注射干预和先前确定的疼痛区域，包括类固醇、局部麻醉剂、可乐定和透明质酸酶。我们使用 5mL 0.5% 的盐酸布比卡因和 12mg 倍他米松（倍他米松磷酸钠 6mg，倍他米松醋酸酯 6mg/2mL，Celesdepot，Schering-Plough，Merck & Co.）（图 20.9）。
- 在注射药物和取出硬膜外腔镜期间，必须注意避免治疗剂通过硬膜外腔镜或骶管裂孔流出（图 20.10）。

20.8 步骤7：术后护理

- 术后护理包括监测生命体征、头痛、颈部和腰痛、神经症状和手术敷料。
- 建立术后镇痛方案。

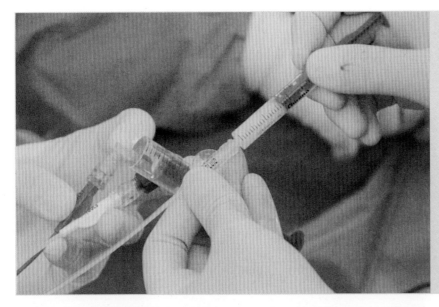

图20.9　在进行干预的硬膜外区域注射类固醇混合物

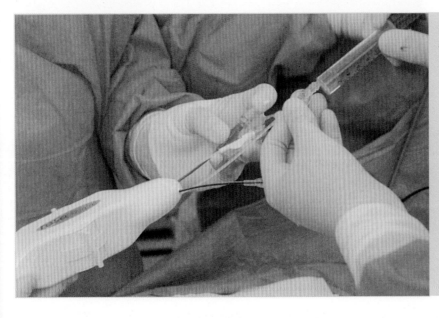

图 20.10　硬膜外腔注射药物期间，堵住入口以避免药物外流

● 术后患者卧床数小时，然后逐渐开始步行和日常活动。我们在第二天早上让患者出院。

参考文献

[1] Pereira P, Avelino A, Monteiro P, Vaz R, Castro-Lopes JM. New insights from immunohistochemistry for the characterization of epidural scar tissue. Pain Physician. 2014; 17(5):465–474.

[2] Pereira P, Severo M, Monteiro P, et al. Results of lumbar endoscopic adhesiolysis using a radiofrequency catheter in patients with postoperative fibrosis and persistent or recurrent symptoms after discectomy. Pain Pract. 2016; 16 (1):67–79.

[3] Schütze G. Epiduroscopy – Spinal Endoscopy. London: Springer; 2008.

[4] Raffaeli W, Righetti D, Andruccioli J, Sarti D. Periduroscopy: general review of clinical features and development of operative models. Acta Neurochir Suppl (Wien). 2011; 108:55–65.

[5] Raffaeli W, Righetti D. Surgical radio-frequency epiduroscopy technique (RResAblator) and FBSS treatment: preliminary evaluations. Acta Neurochir Suppl (Wien). 2005; 92:121–125.

第 21 章 经椎间孔硬膜外腔镜激光环形成形术治疗椎间盘源性疼痛

Victor P. Lo，Jongsun Lee，Ashley E. Brown，Alissa Redko，Daniel H. Kim

21.1 概述

在生命的某个阶段，下背部疼痛可能会影响85%的人。在大多数情况下，腰痛是自限性的；然而，在5%的患者中，它可能成为慢性病并致残。精确的解剖原因往往难以确定。据估计，约40%的慢性腰痛源自椎间盘。椎间盘组织学分析显示纤维环后外侧有明显的感觉神经支配。直接刺激体内纤维环外环可出现相似的疼痛。

慢性椎间盘源性腰痛的治疗一直具有挑战性。保守措施往往无法减轻疼痛或改善功能。腰椎关节融合术治疗椎间盘源性疼痛的临床疗效仅为46%。通过消除疼痛运动节段成功融合，未显示疼痛和功能状态的显著改善。此外，手术与并发症风险、发病率和长期恢复有关。这导致了微创椎间盘内治疗方法的发展，包括椎间盘内电热疗法（IDET）、射频消融（RFA）、冷冻疗法、经皮内镜下激光椎间盘切除术（PELD）和经皮内镜下激光环形成形术（PELA）。椎间盘内治疗的作用机制是破坏纤维环伤害感受器和椎间盘收缩的组合。

鉴于椎间盘源性疼痛的疼痛产生区域位于纤维环的后外侧，因此也可采用硬膜外入路进行评估和治疗。椎间盘外硬膜外入路的另一个好处是，可以通过灵活的内镜（硬膜外腔镜）直接显示硬膜外腔及其结构。此外，可以评估硬膜外结构，以确定其是否符合患者的临床症状。与临床评估或磁共振成像（MRI）相比，腰骶部外镜在确定椎体层面病理学方面更为准确。此外，硬膜外腔镜检查结果可预测治疗结果。以前有报道称，硬膜外腔镜治疗腰椎管狭窄症和背痛综合征。然而，传统的经骶管裂孔入路的硬膜外腔镜检查方法可能受到裂孔骨性狭窄、腰椎管狭窄或以往手术造成的硬膜外瘢痕的限制。

结合外镜，使用激光可以提高椎间盘源性疼痛的治疗效果。对激光用于腰椎间盘减压术文献的系统回顾显示了积极的结果，75%接受治疗的患者在12个月或更长时间内疼痛明显缓解。激光椎间盘减压术也被证明与椎间盘切除术相当。多种类型的激光已用于治疗脊柱疾病。一种类型，钕：钇铝石榴石（Nd: YAG）激光治疗，在几项临床研究中被证明是治疗脊柱疾病的有效方法。

在本章中，我们描述了一种利用新型弯曲脊柱内镜和导入技术结合 Nd: YAG 激光治疗椎间盘源性疼痛的方法。弯曲内镜提供了经椎间孔通道，当前的刚性脊柱内镜或解剖屏障可能会限制通道（图21.1）。经椎间孔硬膜外腔镜激光环形成形术（TELA）为椎间盘源性疼痛的评估和治疗提供了一种微创、直接的方法。

21.2 经椎间孔硬膜外腔镜激光环形成形术的适应证

- 椎间盘破裂。
- 突出的髓核（HNP），以轴性背痛为主。
- 环状撕裂。
- 继发于背部手术失败综合征的粘连。
- 椎间盘囊肿。
- 轻度至中度椎间孔狭窄。

21.3 经椎间孔硬膜外腔镜激光环形成形术的禁忌证

- 伴有神经根病的大型 HNP。
- 严重椎间孔狭窄。
- 脊柱不稳。
- Modic 退变。
- 高髂嵴和 L5~S1 水平病变的患者。

21.4 NeedleView CH 内镜系统

- 内镜系统是一种一次性半刚性光纤显微内镜，具有一个工作通道（NeedleView CH，BioVision

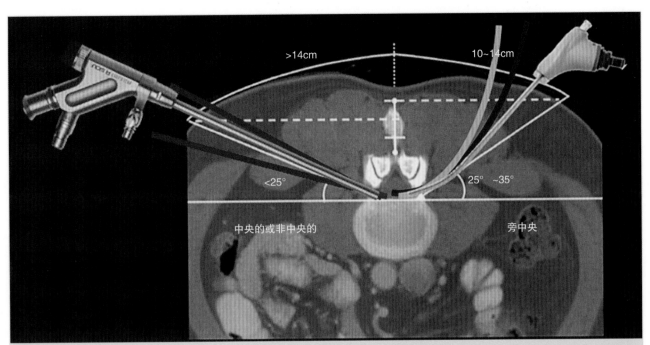

图 21.1 标准内镜（左）具有从皮肤进入部位到椎间孔的固定轨迹。弯曲内镜（右）具有类似的皮肤进入部位，可以以较不陡峭的轨迹进入椎间孔，从而绕过潜在的解剖屏障

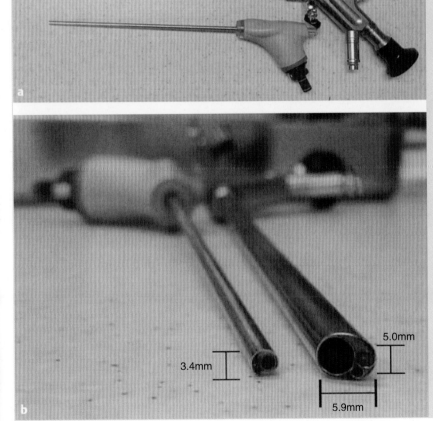

图 21.2 （a）针眼显微镜与椎体内镜的比较（Richard Wolf）。（b）NeedleView CH 的外径为 3.4mm，而 Vertebris 内镜的外径为 5.9mm × 5.0mm

Technologies）。内镜的工作长度为 160mm，外径为 3.4mm。有一个直径为 1.85mm 的工作通道和一个内置的 0.7mm 光纤通道，分辨率为 17 000 像素（图 21.2）。

• 内镜的远端 1/3 可弯曲至所需角度，以便于从经椎间孔入路进入腹侧硬膜外腔（图 21.3）。

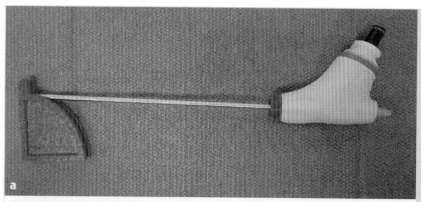
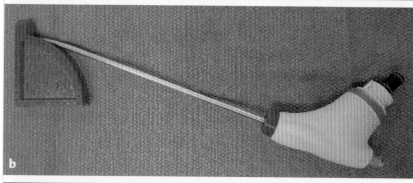
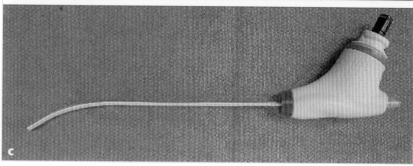

图 21.3 内镜弯曲至所需的进入角度。（a）内镜放置在成型框架上，（b）将远端的曲线做成所需的角度，（c）弯曲内镜的最终配置

21.5 NeedleCam 高清可视化系统

- NeedleCam 高清可视化系统（BioVision Technologies）将发光二极管光源和高分辨率摄像机集成在一个紧凑的单元中。
- 光源和视频图像通过一根电缆传输。视频输出连接到分辨率为 1920×1080 的高清显示器。

21.6 设备

- 波长为 1414nm 的脉冲 Nd:YAG 激光通过 3m 光纤（ACCUPLASTI，Lutronic）传输。
- 激光通过一个 550μm 的侧面发射口发射（图 21.4）。

- 内镜导入所需的设备包括以下设备（图 21.5）：
- 18 号脊柱针。
- 21 号脊柱针。
- 14 号 127mm Tuohy 针。
- 18 号 152mm Tuohy 针。
- 12 Fr 套管和 12 Fr 扩张器。
- 70cm 的导丝。
- 内镜折弯器。
- 15 号刀片。

21.7 麻醉

- 手术在清醒镇静下进行。
- 在皮肤进入部位和内镜轨迹处施用局部麻醉剂。

21.8　定位

- 患者俯卧在 Wilson 架和透光手术台上。

- 术中用 Wilson 架弯曲脊柱。
- C 臂透视装置定位用于前后（AP）和侧面图像。

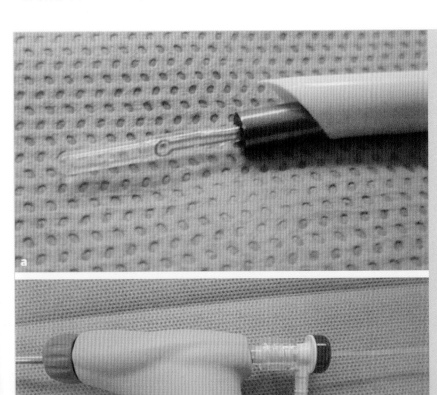

图21.4　（a）侧面发射 Nd：YAG 激光头。（b）通过内镜插入激光光纤

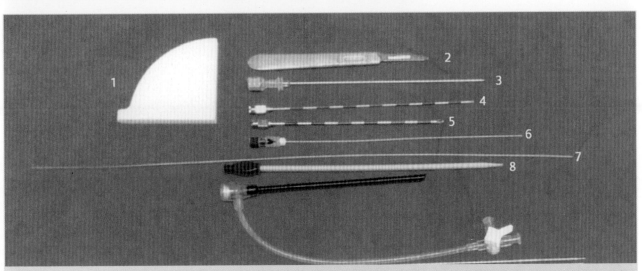

图21.5　引入弯曲内镜所需的仪器：（1）内镜弯曲机，（2）15 号皮肤切口刀片，（3）18 号脊柱针，（4）18 号针，（5）14 号针，（6）21 号脊柱针，（7）导丝，（8）可弯曲扩张器和护套

21.9　经椎间孔硬膜外腔镜激光环形成形术技术

- 轴位 MRI 或计算机断层图像用于计算皮肤进入部位从中线到椎间孔的距离。通常距离中线 9~13cm。
- 在皮肤入口点注射局部麻醉剂。
- 插入 18 号脊柱针，直到到达硬膜外间隙（图 21.6a、b）。AP 和侧位透视证实了这一点（图 21.6c、d）。
- 然后取下导针，将导丝穿过外侧隐窝（关节下区）的硬膜外间隙。通过 AP 和侧位图像确认导丝的硬膜外位置。

- 然后取下脊髓针，将 14 号针插入导丝上方的硬膜外腔。然后将导丝推进腹侧硬膜外间隙（图 21.7）。
- 取下 14 号针，并确认荧光透视上导线的位置。
- 将 12 Fr 扩张器和护套套在导丝上（图 21.8），并用照影剂（图 21.9a、b）确认硬膜外腔的腹侧位置。
- 取下扩张器后，通过前后和侧位透视检查确认硬膜外腔鞘的腹侧位置，然后进行照影剂注射（图 21.9c、d）。
- 将 NeedleView CH 显微内镜相机弯曲至所需角度，并插入鞘内至硬膜外腔（图 21.10），并通过荧光透视（图 21.11）进行确认。腹侧硬膜外解剖结构通过内镜检查确定（图 21.12）。

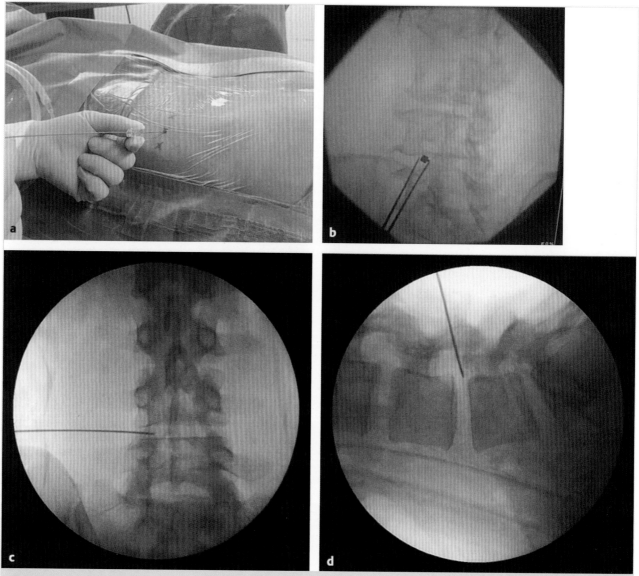

图 21.6 （a）插入脊柱针。（b）斜透视投影以确认到椎间盘的轨迹。（c）确定椎间孔处针位的正位片。（d）侧位片确定椎间孔处的针位

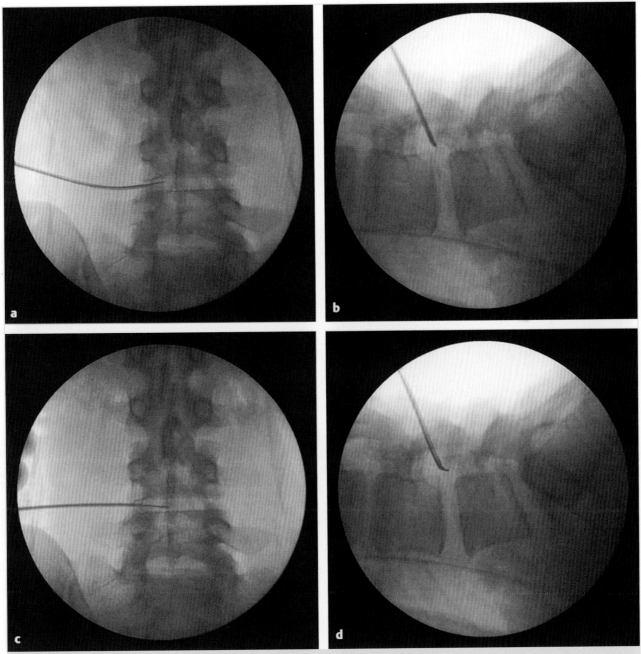

图21.7　（a）侧隐窝带导丝的14号Tuohy针的正位片。（b）14号Tuohy针的侧位片，带有穿过侧隐窝孔的导丝。（c）将导丝推进腹侧硬膜外间隙后的正位片。（d）将导丝推进腹侧硬膜外间隙后的侧位片

● 此时，可以探测硬膜外区域（图21.13a、b）或进行椎间盘造影（图21.13c、d）。也可以使用内镜钳去除游离突出物（图21.14，图21.15）。

21.10　激光环形成形术

● 侧射Nd:YAG激光通过工作通道进入硬膜外腔。

● 使用0.25W、150MJ、20Hz、0.5~1.0s脉冲、间隔1~2s的激光器，总能量输出为500J（图21.16）。

● 激光设置可以调整为热消融伤害性神经末梢或凝固环形收缩。

21.11　潜在并发症

● 硬膜或神经损伤。

● 环形损伤。

● 颅内高压引起的头痛。

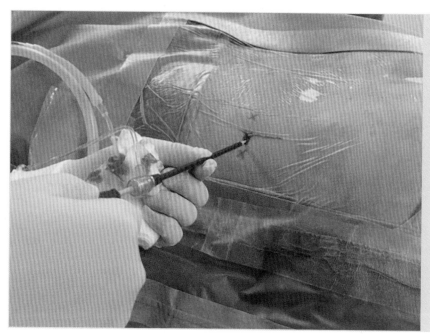

图 21.8　扩张器和护套通过导丝进入硬膜外腔

21.12　结论

　　椎间盘源性疼痛的主要机制之一是纤维环的损伤。纤维环中伤害性游离神经末梢的生长是产生疼痛信号的来源。初始管理方案包括药物和物理治疗。保守治疗失败后，人们会考虑手术。由于椎间盘源性疼痛的开放性手术治疗缺乏有效性，微创技术如 IDET、RFA、PELD 和 PELA，成了替代选择。

　　椎间盘内入路的微创治疗方案，如椎间盘内电热疗法、RFA 或 PELA，需要创建一个新的环形开口，以允许治疗设备进入。这可能导致新的椎间盘源性疼痛症状或椎间盘突出。椎间盘外硬膜外入路可消除治疗过程中进一步损伤椎间盘的风险。此外，在椎间盘内手术中，不能通过观察椎管内的整个环形表面来评估其他病理部位。为了检查椎管内的环形表面，可以使用内镜观察硬膜外腔。标准脊柱内镜，如 PELD 中使用的内镜，对于椎间盘切除术是有效的，与开放手术相比，组织破坏更少；然而，其刚性结构限制了整个磁盘表面的可视化。此外，工作通道的位置对手术的成功至关重要。为了看到椎间盘的整个环形部分，需要进入腰段硬膜外间隙的腹侧。

　　硬膜外腔镜是进入硬膜外腔的有效方法。此外，硬膜外腔镜还具有直接显示硬膜外腔内结构的优点，并能够进行探测，以评估是否可以重现症状。据报道，经骶管裂孔入路治疗腰椎管狭窄症和腰腿痛综合征。通过骶管裂孔将外镜引入腰椎间盘病理学需要相对较长的距离来导航内镜。此外，骶管裂孔或腰段硬膜外间隙的骨性狭窄可能使内镜无法到达目标部位。

　　我们描述了一种新的方法，TELA，通过腰椎间孔进入腹侧硬膜外间隙，并通过激光进行治疗。这是通过将外径为 3.4mm 的可弯曲内镜与总外径为 4mm 的可弯曲护套结合使用来实现的。此外，工作通道的存在允许内钳或激光通过。TELA 技术通过 1414nm 侧射 Nd：YAG 激光进入硬膜外腔，以热消融环内的游离神经末梢，并进行环收缩减压。

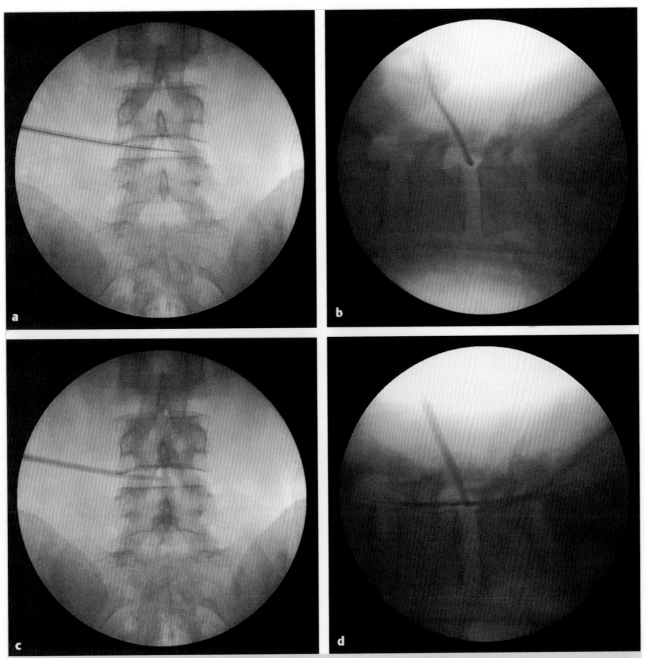

图21.9　（a）扩张器和鞘穿过导丝进入硬膜外腔的正位片。（b）硬膜外腔扩张器和鞘通道的侧位片。（c）经鞘内注射造影剂可在正位透视下确认腹侧硬膜外位置。（d）经鞘内注射造影剂可在侧位透视下确定硬膜外位置

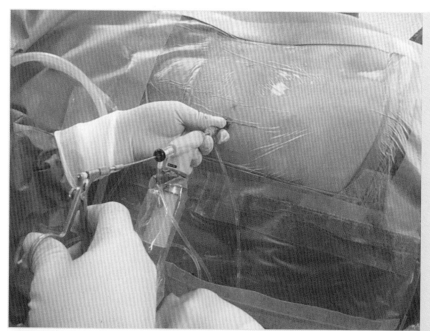

图 21.10 将内镜插入硬膜外腔

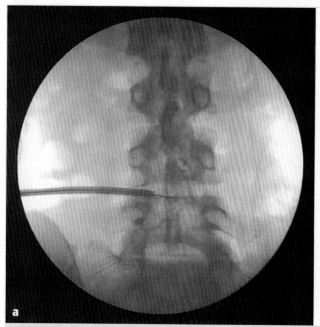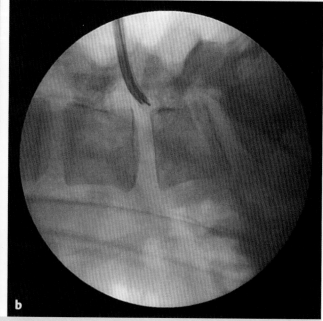

图 21.11 （a）内镜位置的正位片确认。（b）内镜位置的侧位片确认

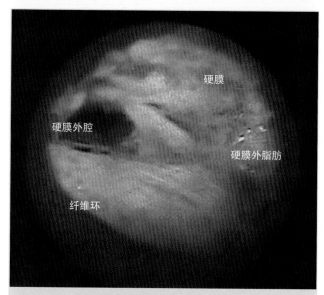

图 21.12 腹侧硬膜外腔镜。纤维环、硬膜外脂肪和硬膜外腔可见

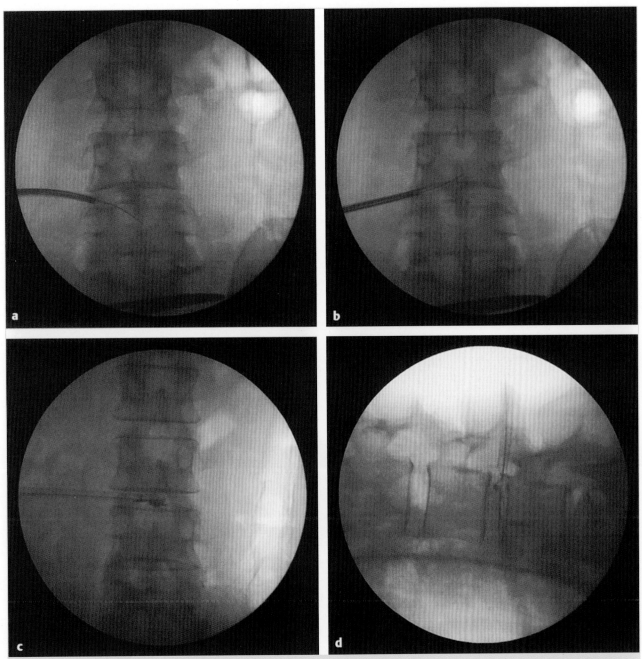

图21.13　（a）腹侧硬膜外腔尾端移动探头的正位片。（b）腹侧硬膜外腔头侧移动探头的正位片。（c）椎间盘造影的正位片。（d）椎间盘造影的侧位片

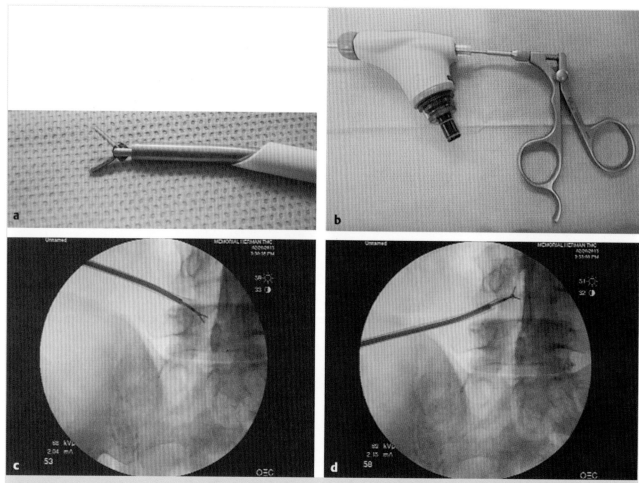

图 21.14 （a）内镜钳，1.5mm。（b）通过工作通道的内镜钳。（c）内镜钳在腹侧硬膜外间隙到达尾侧的正位片。（d）内镜钳在腹侧硬膜外间隙到达头侧的正位片

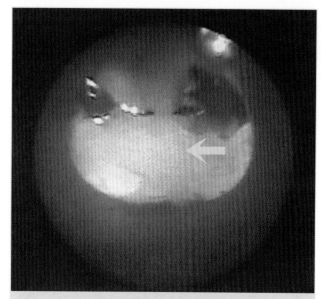

图 21.15 内镜钳移除椎间盘材料（箭头）

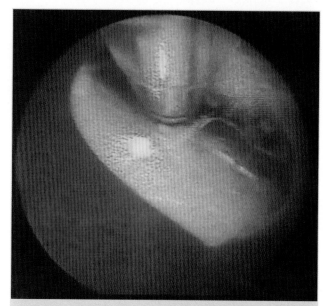

图 21.16 侧射 Nd∶YAG 激光环形成形术

参考文献

[1] Andersson GB. Epidemiological features of chronic low-back pain. Lancet. 1999; 354(9178):581–585.

[2] Andersson GB, Svensson HO, Odén A. The intensity of work recovery in low back pain. Spine. 1983; 8(8):880–884.

[3] Schwarzer AC, Aprill CN, Derby R, Fortin J, Kine G, Bogduk N. The prevalence and clinical features of internal disc disruption in patients with chronic low back pain. Spine. 1995; 20(17):1878–1883.

[4] Yoshizawa H, O'Brien JP, Smith WT, Trumper M. The neuropathology of intervertebral discs removed for low-back pain. J Pathol. 1980; 132(2):95–104.

[5] Kushlich SD, Ulstrom CL, Michael CJ. The issue origin of low back pain and sciatica: a report of pain response to tissue stimulation during operations on the lumbar spine using local anesthesia. Orthop Clin North Am. 1991; 22 (2):181–187.

[6] Wetzel FT, LaRocca SH, Lowery GL, Aprill CN. The treatment of lumbar spinal pain syndromes diagnosed by discography. Lumbar arthrodesis. Spine. 1994; 19(7):792–800.

[7] Mirza SK, Deyo RA. Systematic review of randomized trials comparing lumbar fusion surgery to nonoperative care for treatment of chronic back pain. Spine. 2007; 32(7):816–823.

[8] Singh K, Ledet E, Carl A. Intradiscal therapy: a review of current treatment modalities. Spine. 2005; 30(17) Suppl:S20–S26.

[9] Lee SH, Kang HS. Percutaneous endoscopic laser annuloplasty for discogenic low back pain. World Neurosurg. 2010; 73(3):198–206, discussion e33.

[10] Bosscher HA, Heavner JE. Diagnosis of the vertebral level from which low back or leg pain originates. A comparison of clinical evaluation, MRI and epiduroscopy. Pain Pract. 2012; 12(7):506–512.

[11] Bosscher HA, Heavner JE. Lumbosacral epiduroscopy findings predict treatment outcome. Pain Pract. 2014; 14(6):506–514.

[12] Lee GW, Jang SJ, Kim JD. The efficacy of epiduroscopic neural decompression with Ho:YAG laser ablation in lumbar spinal stenosis. Eur J Orthop Surg Traumatol. 2014; 24 Suppl 1:S231–S237

[13] Ruetten S, Meyer O, Godolias G. Endoscopic surgery of the lumbar epidural space (epiduroscopy): results of therapeutic intervention in 93 patients. Minim Invasive Neurosurg. 2003; 46(1):1–4.

[14] Jo DH, Kim ED, Oh HJ. The comparison of the result of epiduroscopic laser neural decompression between FBSS or not. Korean J Pain. 2014; 27(1):63–67.

[15] Kallewaard JW, Vanelderen P, Richardson J, Van Zundert J, Heavner J, Groen GJ. Epiduroscopy for patients with lumbosacral radicular pain. Pain Pract. 2014; 14(4):365–377.

[16] Igarashi T, Hirabayashi Y, Seo N, Saitoh K, Fukuda H, Suzuki H. Lysis of adhesions and epidural injection of steroid/local anaesthetic during epiduroscopy potentially alleviate low back and leg pain in elderly patients with lumbar spinal stenosis. Br J Anaesth. 2004; 93(2):181–187.

[17] Avellanal M, Diaz-Reganon G. Interlaminar approach for epiduroscopy in patients with failed back surgery syndrome. Br J Anaesth. 2008; 101(2):244–249.

[18] Sakai T, Aoki H, Hojo M, Takada M, Murata H, Sumikawa K. Adhesiolysis and targeted steroid/local anesthetic injection during epiduroscopy alleviates pain and reduces sensory nerve dysfunction in patients with chronic sciatica. J Anesth. 2008; 22(3):242–247.

[19] Manchikanti L, Abdi S, Atluri S, et al. An update of comprehensive evidencebased guidelines for interventional techniques in chronic spinal pain. Part II: guidance and recommendations. Pain Physician. 2013; 16(2) Suppl:S49–S283.

[20] Brouwer PA, Brand R, van den Akker-van Marle ME, et al. Percutaneous laser disc decompression versus conventional microdiscectomy in sciatica: a randomized controlled trial. Spine J. 2015; 15(5):857–865.

[21] Gottlob C, Kopchok GE, Peng SK, Tabbara M, Cavaye D, White RA. Holmium: YAG laser ablation of human intervertebral disc: preliminary evaluation. Lasers Surg Med. 1992; 12(1):86–91.

[22] Quigley MR, Shih T, Elrifai A, Maroon JC, Lesiecki ML. Percutaneous laser discectomy with the Ho:YAG laser. Lasers Surg Med. 1992; 12(6):621–624.

[23] Sato M, Ishihara M, Arai T, et al. Use of a new ICG-dye-enhanced diode laser for percutaneous laser disc decompression. Lasers Surg Med. 2001; 29(3):282–287.

[24] Choy DSJ, Case RB, Fielding W, Hughes J, Liebler W, Ascher P. Percutaneous laser nucleolysis of lumbar disks. N Engl J Med. 1987; 317(12):771–772.

[25] Choy DSJ, Ascher PW, Ranu HS, et al. Percutaneous laser disc decompression. A new therapeutic modality. Spine. 1992; 17(8):949–956.

[26] Gangi A, Dietemann JL, Ide C, Brunner P, Klinkert A, Warter JM. Percutaneous laser disk decompression under CT and fluoroscopic guidance: indications, technique, and clinical experience. Radiographics. 1996; 16(1):89–96.

[27] Yonezawa T, Onomura T, Kosaka R, et al. The system and procedures of percutaneous intradiscal laser nucleotomy. Spine. 1990; 15(11):1175–1185.

[28] Moneta GB, Videman T, Kaivanto K, et al. Reported pain during lumbar discography as a function of anular ruptures and disc degeneration. A re-analysis of 833 discograms. Spine. 1994; 19(17):1968–1974.

[29] Bogduk N, Tynan W, Wilson AS. The nerve supply to the human lumbar intervertebral discs. J Anat. 1981; 132(Pt 1):39–56.

[30] Bogduk N, Windsor M, Inglis A. The innervation of the cervical intervertebral discs. Spine. 1988; 13(1):2–8.

[31] Pan L, Zhang P, Yin Q. Comparison of tissue damages caused by endoscopic lumbar discectomy and traditional lumbar discectomy: a randomised controlled trial. Int J Surg. 2014; 12(5):534–537.

[32] Choi KC, Lee JH, Kim JS, et al. Unsuccessful percutaneous endoscopic lumbar discectomy: a single-center experience of 10,228 cases. Neurosurgery. 2015; 76(4):372–380, discussion 380–381, quiz 381.

第 22 章　脊柱 / 硬膜外镇痛和药物治疗

Shiraz Yazdani，Salahadin Abdi

22.1　概述

神经轴药物管理描述了一种直接向脊髓和神经根及其周围提供药物治疗的方法。这在麻醉学领域中常用作手术患者的主要或辅助麻醉剂。在疼痛医学领域，药物通常被送入硬膜外或鞘内空间用于治疗慢性疼痛。由于许多慢性疼痛的常见原因都可以追溯到脊神经根，因此有针对性地向这些区域提供药物是治疗慢性疼痛的一个有价值的工具。

使用硬膜外腔镜，这些药物可以通过病理可视化、接触诊断或诊断 / 治疗注射，直接作用于怀疑是疼痛产生原因的结构。硬膜外腔镜也可作为经皮导管放置的辅助工具，用于向疼痛产生结构持续 / 间歇输注药物。以下是最常用的局部麻醉剂、类固醇和其他药物。

22.2　局麻药

常用局麻药的药理学特性见表 22.1。
- 与脂质溶解度有关的效力。
- 与蛋白质结合相关的作用持续时间。
- 起效速度与酸解离常数（pKa）有关。

22.2.1　利多卡因

- 亲水性。
- 低蛋白结合。
- 起效迅速。

- 中等持续时间。
- 与其他局部麻醉药相比，短暂性神经症状的相对风险更高。

22.2.2　布比卡因

- 高蛋白结合。
- 中等起效。
- 持续时间长。
- 外消旋混合物：
  - R– 对映体更有可能引起中枢神经系统毒性和心脏毒性。

22.2.3　罗哌卡因

- 高蛋白结合。
- 中等起效。
- 持续时间长。
- 与同等剂量的布比卡因相比，促排卵和致心律失常作用更小。

22.3　可乐定

- α–2 受体激动剂。
- 目的作为鞘内镇痛剂。
- 用于硬膜外腔局部麻醉剂和阿片类药物的辅助：
  - 减少感觉阻滞所需的局部麻醉剂浓度。
  - 增加局部麻醉剂引起的运动阻滞程度。
- 可能导致低血压、心动过缓和镇静。

表 22.1　常用局麻药的药理学特性

局麻药	pKa	脂溶性（相对）	效价（相对）	蛋白质结合百分比 / %	起效	作用持续时间
普鲁卡因	8.1	1	1	6	慢	短
利多卡因	7.7	150	2	65	快	中等
布比卡因	8.1	1000	8	95	中等	长
罗哌卡因	8.1	400	6~8	94	中等	长

表 22.2   一些常用糖皮质激素的药理学特性

糖皮质激素	等效剂量 / mg	液体类型	颗粒聚集	颗粒大小 /μm
倍他米松	0.75	混悬液	一些	500
地塞米松	0.75	液体	无	0.5
甲强龙	4	混悬液	少量	> 500
曲安奈德	4	混悬液	广泛	> 500

22.4   氯胺酮

- N– 甲基 –D– 天冬氨酸受体拮抗剂。
- 用于神经轴镇痛仍在研究中。
- 如果不在不含防腐剂的溶液中使用，则可能具有神经毒性。
- 硬膜外腔联合局部麻醉药和阿片类药物可改善镇痛效果。

22.5   阿片类药物

- 通过区域性脊髓受体、脑受体和血管吸收引起的外周 / 中枢效应引起镇痛。
- 亲脂性阿片类药物（如芬太尼）起效快但持续时间短：
  - 镇痛节段较窄。
- 亲水性阿片类药物（如吗啡）起效较慢，但持续时间较长：
  - 更广泛的节段性镇痛。

22.6   糖皮质激素

　　常用糖皮质激素的药理学特性见表 22.2。
- 皮质醇的作用机制。
- 强效抗炎功效。
- 直接神经抗伤害效应。
- 必须小心大剂量糖皮质激素的不良影响。
- 溶解度在作用的持续时间和特定聚集的可能性中起作用：
  - 地塞米松是不发生聚集的。
  - 颗粒类固醇可能聚集成比红细胞大的簇，导致血管阻塞。

22.7   透明质酸酶

- 降解透明质酸的酶，透明质酸是细胞外基质的一种成分。
- 可以帮助分解可能形成并引起疼痛的瘢痕组织。
- 创伤神经外科手术后，瘢痕组织可能以硬膜外粘连的形式发展。
- 外镜可用于将透明质酸酶直接注射到密集瘢痕组织区域。

22.8   臭氧

- 每毫升氧气中添加 1~40μg 臭氧，作为氧气 – 臭氧混合气体。
- 已经发现了糖酵解增加、免疫调节改善、镇痛和抗炎作用。
- 可在椎间盘内使用。
- 在硬膜外腔的使用仍在研究中。
- 并发症罕见，但包括视网膜出血、化脓性椎间盘炎和硬膜外脓肿。

22.9   等渗 / 高渗盐水

- 等渗盐水通常与其他药物混合以增加作用面积。
- 生理盐水本身可能通过清除炎性细胞因子而产生镇痛作用。
- 当瘢痕组织形成被认为会直接引起疼痛或阻止药物扩散到受损神经根时，10% 高渗盐水可用于粘连松解。
- 可单次给药或通过导管持续输注。
- 硬膜外腔镜可用于将高渗盐水引导至瘢痕组织形成的可视区域。

22.10 结论

通过直接进针、导管放置或外镜注射口进行神经轴给药是治疗神经轴慢性疼痛的有效方法。许多药物的研究正在进行中，但常用的局部麻醉剂、糖皮质激素和阿片类药物的使用有大量的数据支持。直接将这些药物输送到疼痛发生器可能会最大限度地减少全身不良效应，并允许以最低有效剂量使用。在硬膜外粘连的情况下，直接注入可能是治疗潜在疼痛原因的唯一方法。

参考文献

[1] Subramaniam K, Subramaniam B, Steinbrook RA. Ketamine as adjuvant analgesic to opioids: a quantitative and qualitative systematic review. Anesth Analg. 2004; 99(2):482–495.

[2] Schilling LS, Markman JD. Corticosteroids for pain of spinal origin: epidural and intraarticular administration. Rheum Dis Clin North Am. 2016; 42(1):137–155, ix.

[3] Rahimzadeh P, Sharma V, Imani F, et al. Adjuvant hyaluronidase to epidural steroid improves the quality of analgesia in failed back surgery syndrome: a prospective randomized clinical trial. Pain Physician. 2014; 17(1): E75–E82.

[4] Gazzeri R, Galarza M, Neroni M, Esposito S, Alfieri A. Fulminating septicemia secondary to oxygen-ozone therapy for lumbar disc herniation: case report. Spine. 2007; 32(3):E121–E123.

[5] Manchikanti L, Rivera JJ, Pampati V, et al. One day lumbar epidural adhesiolysis and hypertonic saline neurolysis in treatment of chronic low back pain: a randomized, double-blind trial. Pain Physician. 2004; 7(2):177–186.

第 23 章　硬膜外腔镜辅助脊髓刺激器电极植入术

Billy K. Huh and Carrie E. Johnson

23.1　概述

在解剖上有困难的患者中，硬膜外腔镜可用于脊髓刺激器（SCS）电极植入。当传统的将电极推过 Tuohy 针的技术不可行时，硬膜外腔镜还可以精确显示硬膜外腔（图 23.1）并将电极尖端移动到其最佳位置（图 23.2）。当黏附（图 23.3）或瘢痕组织严重阻碍电极推进时，可使用硬膜外腔镜溶解黏附，去除瘢痕组织，并促进电极推进。

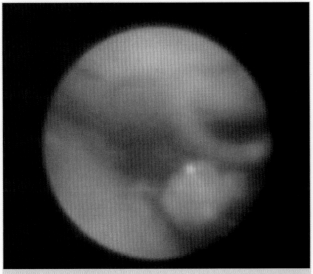

图 23.1　腹侧硬膜外腔镜可以清楚地识别导线放置的解剖结构

随着时间的推移，包裹 SCS 电极尖端的瘢痕或纤维生长增加可导致刺激随时间变得无效（图 23.4）。硬膜外腔镜可清除植入的 SCS 电极尖端附近的外来纤维组织或瘢痕，以便在长期使用后恢复神经调节功能，而无须更换电极。

电极尖端也容易随时间发生偏移。硬膜外腔镜有助于移位电极的重新定位，从而在不更换电极的情况下恢复效率。这降低了移除和重新植入 SCS 系统的相关风险。

硬膜外腔镜辅助电极植入可降低硬脊膜损伤、硬膜外出血、脊柱创伤和术中疼痛的风险。此外，可以避免不必要的刺激试验或更换电极，或者能够早期识别潜在的高风险情况。

23.2　适应证

困难的 SCS 电极植入可由以下原因引起：
- 硬膜外病变。
- 硬膜外粘连。
- 硬膜外纤维化。
- 硬膜外瘢痕形成。
- 椎管狭窄。
- 椎板切除术后疼痛或腰背手术失败综合征。

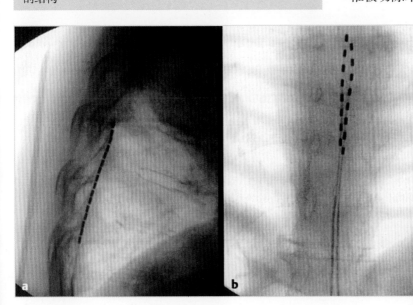

图 23.2　（a）侧位透视显示了硬膜外间隙中刺激器导线的位置。（b）正位透视显示中线附近硬膜外间隙刺激器导线位置

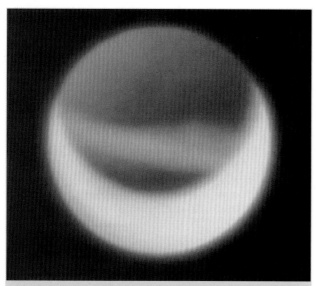

图 23.3 硬膜外腔镜可识别硬膜外间隙中可能限制刺激器导线放置的粘连和纤维带。除了识别外，还可以进行干预（例如粘连松解），以促进导线定位和放置

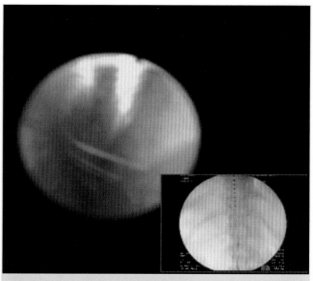

图 23.4 远端脊髓刺激器导线周围瘢痕组织的外镜视图

23.3 硬膜外腔镜辅助 SCS 电极植入的优点

- 有助于电极的放置和瘢痕组织的粘连松解。
- 允许精确定位具有多向推 / 拉功能的电极。
- 降低硬脊膜损伤的风险。
- 减少硬膜外出血、脊柱创伤和术中疼痛的发生率。
- 避免对移位电极进行不必要的刺激试验。
- 提高了成功植入的机会和患者满意度。
- 避免病理和解剖障碍。
- 移位后无须更换电极。
- 减少 X 线照射。

23.4 技术

使用阻力消失法，通过椎板间入路将 17 号 Tuohy 针引入硬膜外腔，在电极尖端下方一个椎体水平。在透视下确认针的位置后，使用 Omnipaque（美国新泽西州普林斯顿 GE Health Inc.）进行硬膜外腔造影，以确定硬膜外粘连的程度和严重程度。然后，一根导丝缓慢地穿过导管进入硬膜外腔，以避免穿破硬膜。用扩张器扩张穿刺部位，并在导丝上穿过导管鞘。拔出导丝后，将外镜穿过硬膜外导管护套。硬膜外腔镜显示硬膜外腔和电极。如果需要，可引

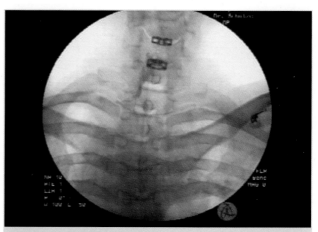

图 23.5 颈部硬膜外腔注射造影剂显示有限的扩散，表明粘连和纤维化。可以进行粘连松解以打开硬膜外腔

导导管可并排旋转以进行粘连松解。硬膜外间隙用生理盐水间断冲洗。注意，生理盐水的量不应超过100mL。硬膜外腔造影将确认粘连松解的程度和成功率（图 23.5）。使用荧光镜引导和内镜可视化，可以使用微型仪器或球囊导管去除或松解粘连（图23.6）。硬膜外腔镜有双重效果：第一，通过可控导管直接粘连松解；第二，通过设备钳重新定位电极，尤其是当通常的推送技术由于粘连而无法将电极尖端推进到所需位置时。

23.5 潜在不良影响

- 暂时性疼痛。

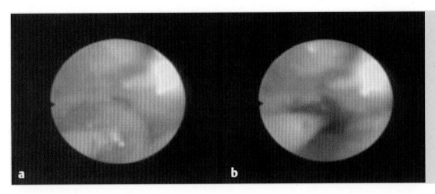

图 23.6　（a）为粘连松解而充气的 Fogarty 球囊导管的外镜视图。（b）球囊导管放气后，脊髓硬膜外间隙增加。这有助于刺激器导线的放置

- 瘀血。
- 酸痛。
- 头痛。
- 感染。
- 流血。
- 神经损伤。
- 症状恶化。
- 对注射药物和电极的过敏反应。

23.6　禁忌证

- 对任何注射药物过敏。

- 血液稀释性药物史。
- 活动性感染。

参考文献

[1] Schütze G. Epiduroscopy – Spinal Endoscopy. New York, NY: Springer-Verlag; 2008.

[2] Schütze G. Epiduroscopically guided percutaneous implantation of spinal cord stimulation electrodes. Management of pain a world perspective II. In: Raj P, Erdine S, Niv, eds. Management of Pain. Bologna: Monduzzi Editore S.p. A; 1996:301–304.

[3] Baheti DK. Interventional pain management. Bombay Hospital Journal. Available online at: http://www.bhj.org.in/journal/2002_4403_jul/review_414. htm; accessed May 5, 2015.

第 24 章　硬膜外腔镜臭氧疗法

Siddarth Thakur，Salahadin Abdi

24.1　概述

- 臭氧是氧的同素异形体，以氧气－臭氧混合气体的形式进行管理，浓度范围为每毫升氧气 1~40μg，并在臭氧发生器中制造。臭氧是由一个氧原子和一个氧分子形成的，如 $O+O_2=O_3$ 机制所示。
- 在过去的 20 年中，它被用于微创技术治疗背痛，尤其是在欧洲和南美洲。
- 臭氧可与类固醇、椎间盘内射频、局部麻醉剂、胶原酶或抗生素一起使用，并通过椎间盘内、肌肉内（进入椎旁肌）或硬膜外腔给药。
- 提出的作用机制包括机械和化学粘连松解、炎症减轻和椎间盘内容物收缩。
- 臭氧是一种强氧化剂，可与椎间盘髓核内的胶原蛋白和蛋白多糖快速反应，导致水分吸收和椎间盘体积缩小，进而减少了椎间盘纤维环周围神经的机械刺激，缓解了突出椎间盘对神经的压迫（图 24.1）。
- 臭氧可改善神经周围循环和组织氧合，也可作为抗炎剂。臭氧化蛋白抑制促炎信号，减少自由基产生，并阻断 COX-2 酶和产物（如前列腺素）的

表达。
- 外镜臭氧治疗包括内镜下粘连松解术，然后注入氧气－臭氧混合气体。

24.2　适应证

- 最常用于背部手术失败综合征（FBSS）患者；疼痛的病因可能是神经根炎性改变、局部缺血、脊柱结构改变、腰椎退行性疾病、硬膜外纤维化。和可能压迫神经结构的粘连（图 24.2）。
- 也可用于继发于神经源性跛行或神经根病、腰椎滑脱、椎管狭窄或腰椎间盘突出的退行性疾病的难治性腰痛，特别是对于保守治疗（物理治疗和止痛药）和常规介入治疗（硬膜外类固醇和关节突注射）失败的患者。
- 它可以作为额外开放式背部手术的替代方案。
- 禁忌证包括对臭氧过敏、葡萄糖 -6 磷酸脱氢酶缺乏症（蚕豆病）和甲状腺功能亢进症，此外还有外镜禁忌证（抗凝剂使用、活动性感染和心肺功能受损）。

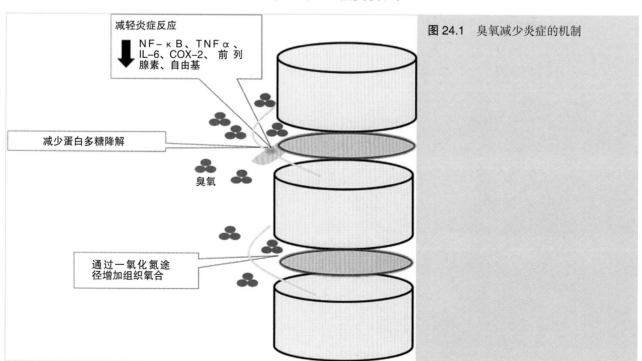

图 24.1　臭氧减少炎症的机制

减轻炎症反应 NF-κB、TNFα、IL-6、COX-2、前列腺素、自由基

减少蛋白多糖降解

臭氧

通过一氧化氮途径增加组织氧合

24.3 技术

- 硬膜外腔镜在局部麻醉下进行，并伴有轻度镇静。患者处于清醒状态，以避免硬膜外间隙出现意外的压力效应。
- 患者俯卧位，臀部下方放置枕头，以使患者感到舒适，并拉直腰部。
- 使用预防性抗生素。

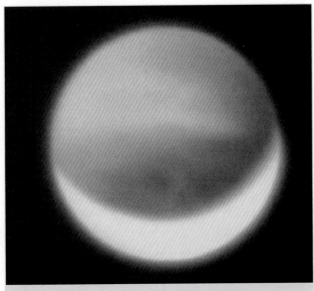

图 24.2 硬膜外腔镜视野下的硬膜外间隙粘连

- 采用无菌技术，并采用透视检查。
- 确定骶管裂孔并应用 5mL 0.5% 利多卡因局部麻醉。然后引入 18 号 Tuohy 针，并用荧光镜确认其位置（图 24.3）。
- 将一根 0.9mm 的导丝插入穿刺针，并推进至 L5-S1 水平（图 24.4）。
- 取下针头（图 24.5），用 11 号手术刀在导线周围切出 3mm 的切口（图 24.6），并将 3.8mm×17.8cm 扩张器推进导丝（图 24.7）。
- 取下内部扩张器（图 24.8），用光纤显微内镜（0.8mm 脊柱内镜）插入双通道视频引导导管（3.0mm×30cm）（图 24.9）。
- 在透视指导下，内镜被引导至可疑病灶水平（图 24.10）。
- 生理盐水冲洗用于硬膜外腔的轻度扩张，以便在多个层面上对神经根进行最佳可视化。
- 在确定目标神经根后，通过静水扩张进行钝性解剖，可以形成一个空间袋，臭氧可以进入病变神经根（图 24.11）。
- 在进行粘连松解后，给药含氧气 – 臭氧气体混合物（20mL，浓度 30μg/mL）。
- 然后取出导管，缝合切口。

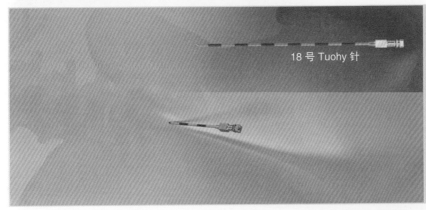

18 号 Tuohy 针

图 24.3 将 18 号 Tuohy 针插入骶管裂孔和硬膜外腔

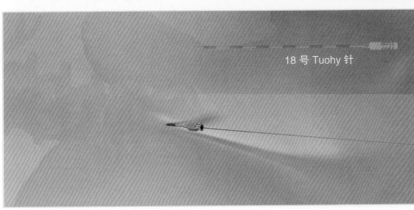

18 号 Tuohy 针

图 24.4 导丝穿过 Tuohy 针插入硬膜外腔

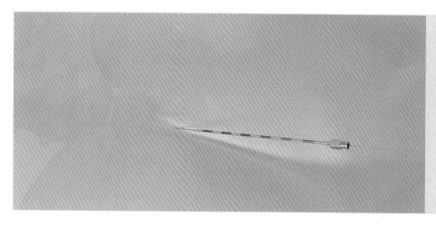

图 24.5 取下导丝上方的 Tuohy 针

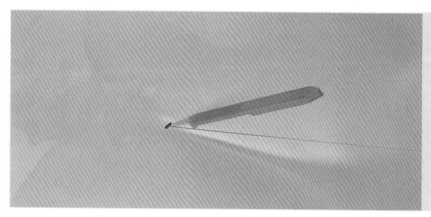

图 24.6 用刀片切割皮肤插入部位，以容纳扩张器和护套

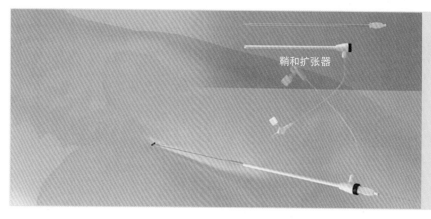

鞘和扩张器

图 24.7 扩张器和护套通过导丝进入硬膜外腔

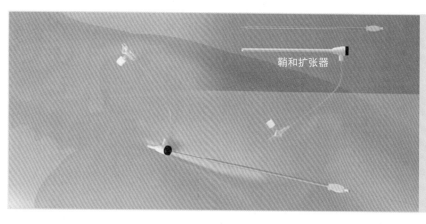

鞘和扩张器

图 24.8 拔出扩张器和导丝，将护套留在原位

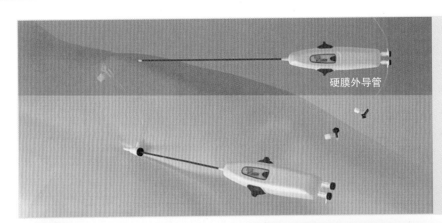

图 24.9　将外镜插入硬膜外腔

硬膜外导管

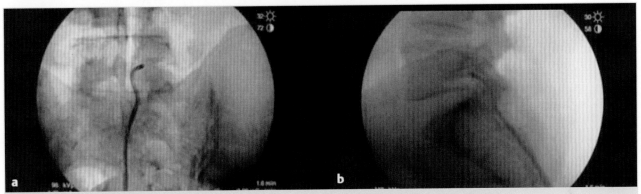

图 24.10　（a）正位透视证实硬膜外位置和腰椎水平。（b）侧位透视确认硬膜外位置和腰椎水平

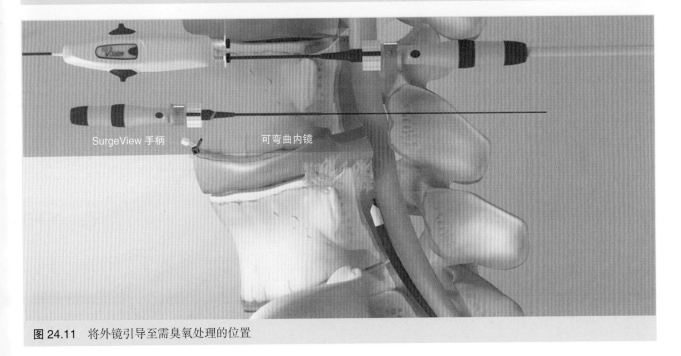

SurgeView 手柄　　可弯曲内镜

图 24.11　将外镜引导至需臭氧处理的位置

●术后患者应保持仰卧位 2~4h。

24.4　疗效和结果

●脊柱内镜检查是一种微创技术，允许有针对性的诊断和治疗。它保留了健康组织并作为手术的替代品，从而最大限度地缩短了工作时间，避免了延长住院时间，并减少了术后感染和硬膜外纤维化等并发症。

●外镜臭氧有助于减轻 FBSS 患者的疼痛。

- 2011 年，Masini 和 Calafia 注射可乐定、丁哌卡因、甲强龙和芬太尼，然后通过硬膜外腔镜给予臭氧（含 20μg 臭氧的 20mL 溶液），术后疼痛立即平均改善 80%，持续 24 个月的疼痛平均改善 60%。
- 2011 年，Donato 等进行了机械性粘连松解术，随后通过外镜给予透明质酸酶、环丙沙星和臭氧，在 1 周时测量到疼痛的临床表现和统计学上均有显著改善，持续了 48 个月。
- 2012 年，Magalhfies 等发现，7 例伴有轴性疼痛（主要为非神经性疼痛）的 FBSS 患者在使用臭氧后 6 个月时，腰痛减轻 95.2%。
- 许多患者减少了止痛药的使用，减少了残疾，提高了工作能力。
- 在一项研究中，70% 的患者在治疗 3 个月后通过 Oswestry 残疾指数（ODI）显示出正常的工作和相关活动能力。本研究中的所有患者在治疗前均因疼痛而无法工作。
- 椎间盘内和椎间孔周围臭氧治疗也显示出有希望的结果，观察性研究表明 44%~81% 的 FBSS 患者下腰痛得到缓解。
- 硬膜外类固醇和椎间盘内 / 椎间孔周围臭氧的对比研究表明，与单独使用类固醇相比，使用类固醇和臭氧联合治疗或单独使用臭氧治疗的患者的有效率有增加的趋势。
- 根据最近的荟萃分析，根据美国预防服务工作指南，臭氧治疗的证据水平为椎间盘内注射 II-3，椎旁注射 II-1。治疗建议为椎间盘内 1C 级和椎旁臭氧治疗 1B 级。
- 低成本和高效率使臭氧疗法成为难治性腰痛的理想治疗选择。

24.5 副作用和并发症

- 对于脊柱内镜检查，始终存在感染、穿刺创伤、硬脑膜损伤、硬膜外出血伴头痛、疼痛加剧和神经损伤等问题。
- 臭氧治疗的理论副作用和不良反应包括血管迷走发作、晕厥和空气栓塞，但这些通常与自体输血的全身给药有关。
- 在临床试验和病例系列中，使用臭氧（肌肉内、椎间盘内、椎间孔周围或经硬膜外镜）未发现严重并发症。
- 有报告称，使用臭氧后出现视网膜出血、皮下血肿、气胸、感觉异常、感染和暂时性疼痛加重。

参考文献

[1] Alexandre A, Corò L, Paradiso R, et al. Treatment of symptomatic lumbar spinal degenerative pathologies by means of combined conservative biochemical treatments. Acta Neurochir Suppl (Wien). 2011; 108:127–135.

[2] Donato AD, Fontana C, Pinto R, Beltrutti D, Pinto G. The effectiveness of endoscopic epidurolysis in treatment of degenerative chronic low back pain: a prospective analysis and follow-up at 48 months. Acta Neurochir Suppl (Wien). 2011; 108:67–73.

[3] Magalhães FN, Dotta L, Sasse A, Teixera MJ, Fonoff ET. Ozone therapy as a treatment for low back pain secondary to herniated disc: a systematic review and meta-analysis of randomized controlled trials. Pain Physician. 2012; 15(2):E115–E129.

[4] Magalhães FN, Soares SC, Torres JM, et al. Effects of ozone applied by spinal endoscopy in patients with chronic pain related to failed back surgery syndrome: a pilot study. Neuropsychiatr Dis Treat. 2013; 9:1759–1766.

[5] Masini M, Calaça A. Minimally invasive treatment for refractory low back pain, targeted by epidural endoscopy with O2/O3 and steroid therapy. Acta Neurochir Suppl (Wien). 2011; 108:33–37.

[6] Re L, Martínez-Sánchez G, Malcangi G, Mercanti A, Labate V. Ozone therapy: a clinical study on pain management. Int J Ozone Ther. 2008; 7:37–44.

第 25 章　对硬膜外腔镜手术患者的评估

Alan David Kaye，*Frank Calixto*，*Mark R. Jones*

25.1　概述

硬膜外腔镜手术是一种较新的介入治疗疼痛的技术，用于诊断和治疗复杂的脊柱疼痛综合征。它为临床医生提供了硬膜外腔的直接可视化，因此在评估导致慢性腰痛的解剖病变情况是很有帮助的（特别适用于背部手术失败综合征病例），其中术后神经周围纤维粘连和炎症是常见的病因。与传统脊柱手术相比，硬膜内镜的侵袭性要小得多，它可以作为一种诊断和治疗手段；医生操作柔性镜头的同时，可以直接看到硬膜外腔内的潜在病理过程，也可以采取针对性的治疗措施（直接松解粘连，直接在发炎的神经根上应用类固醇等），这些收益通常不能通过传统的经皮手术获得。

在特定的临床条件下，当保守治疗和药理学措施不能有效缓解患者的腰痛症状时，硬膜内镜可以帮助患者缓解腰痛症状。患者适应证的合理选择对于施行硬膜外腔镜手术是很重要的，因为并不是所有的患者都适合。与神经轴区麻醉一样，患者拒绝手术是绝对禁忌证。妊娠、颅内压增高、血小板减少或凝血功能障碍、败血症或穿刺部位感染、脑血管疾病、S2~S4 区明显的肠和膀胱功能障碍、不允许内镜检查的先天性异常、骶管区域的炎症或营养

不良性皮肤病变（肛瘘、骶骨骨髓炎等）、脑脊膜囊肿、脑脊膜膨出、脑膜脊髓膨出，以及实施硬膜外腔镜所需的药物过敏，都是硬膜外腔镜的绝对禁忌证。相对禁忌证包括但不限于：出血病史、颅内压升高、入路部位感染、不能俯卧 60min 以上、严重慢性阻塞性肺疾病 / 心血管疾病和某些神经系统疾病。

25.2　患者术前评估

美国麻醉师协会（ASA）发表的指导方针建议，任何需要麻醉的患者都需要：（1）一次强调医疗史、麻醉史和药物史的面谈；（2）体格检查；（3）合理的诊断测验；（4）诊断资料，包括实验室、心电图、放射学检查和会诊意见；（5）ASA 身体状况评分；（6）最后，在获得知情同意前，与患者或授权人制订并讨论麻醉方案。

因此，在进行硬膜外腔镜检查之前，必须进行全面的既往内科 / 外科病史询问和体格检查，重点评估患者的病史，包括疼痛和非疼痛相关病史。这包括药物治疗、住院治疗、手术治疗、体格检查和先前的治疗干预史（表 25.1）。过去的病史对于评估将接受中度或深度镇静的高危患者是很有价值的。评估应包括意识和 / 或镇静的基线水平，在镇静期

表 25.1　术前评估清单

既往史	既往手术史	麻醉史	体格检查	疼痛评估
有糖尿病、心脏病和肺病等病史	手术	以前麻醉存在的问题	使用 Mallampati 评分系统进行气道评估	评级
疼痛综合征	介入手术	上一次经口进食的时间	心脏听诊	位置
住院		鼾症	肺部听诊	性质
药物，如阿片类和 / 或镇静剂		睡眠呼吸暂停	对先前存在的功能障碍进行神经系统体格检查	发作
药物应用，如烟草、酒精和非法药物		高龄		持续时间
使用血液稀释剂，如鱼油、草药产品、非甾体类抗炎药、阿司匹林、香豆素、利伐沙班或其他药物		身高和体重		模式
				减轻或加重因素
				相关症状

NSAIDs：非甾体类抗炎药

间也应进行监测和记录。相关病史包括：先前的麻醉情况，最近一次的进食、打鼾、睡眠呼吸暂停、年龄、身高和体重，肥胖有关问题，常见的共病疾病如糖尿病，心脏和肺部疾病，是否日常使用阿片类药物和/或镇静药物，以及非治疗性的药物使用（如使用烟草、酒精和非法药物）。在这方面，过度的复合用药与增加麻醉死亡率有关。

很明显，是否应用药物或暂停药物对任何接受外科手术的患者都有影响。例如，所有哮喘药、甲状腺药、避孕药、癫痫药、麻醉药品、胃肠道反流药（TUMS 除外）、抗抑郁药、抗焦虑药、精神药物、大多数抗高血压药和他汀类药物都应在手术当天继续服用。1 型糖尿病患者应该服用大约 1/3 的中效至长效药物。2 型糖尿病患者应服用最多一半的联合制剂（70/30）。胰岛素泵输送应在夜间基础率最低的情况下继续进行，并应停止口服降糖药，以尽量降低低血糖的风险。应继续使用利尿剂氨苯蝶啶和氢氯噻嗪，同时应暂停强效袢利尿剂。

25.3　心血管药物

20 世纪 60 年代末，Tarhan 在梅奥诊所的工作证实了在心肌梗死 3 个月内接受手术的患者有 37% 的再梗死率。在梗死后 3~6 个月，这一比例下降到 16%，而在梗死发生超过 6 个月时，这一比例仍保持在 4%~5%。

近年来，与心血管药物相关的进一步研究已经确定了最佳实践策略。例如，根据围手术期心脏风险降低方案，围手术期持续应用 β 受体阻滞剂可降低 1 个月和 1 年的死亡率。另一方面，围手术期停用 β 受体阻滞剂与死亡率增加有关。

2006 年 ASA 小组题为"血压的高低：什么时候它真的重要？"总结了血压升高、充血性心力衰竭和/或冠状动脉疾病的患者需要在术中继续使用血管紧张素转换酶抑制剂、血管紧张素受体阻滞剂、β 受体阻滞剂、钙通道阻滞剂和利尿剂。然而，仅患有高血压和冠状动脉疾病的患者建议仅继续使用 β 受体阻滞剂和钙通道阻滞剂。

停用他汀也被发现与发病率和死亡率显著相关。在高危患者中，当持续服用他汀类药物到手术期间时，心肌缺血、心肌梗死引起的死亡显著减少。同时服用受体阻滞剂和他汀类药物的高危患者与未服用受体阻滞剂和他汀类药物的患者相比，发生心肌梗死的可能性显著降低。

25.4　膳食补充剂

膳食补充剂，有时被定义为食物，包括维生素、矿物质、纤维、脂肪酸或氨基酸，目的是为了供给机体足量的营养摄入，而有些人则将这些制剂归类为药物或其他产品。在过去的几十年里，消费者对膳食补充剂的兴趣的复苏导致了这些制剂在世界范围内的爆发式使用，目前有超过 50 000 种膳食补充剂可供使用。在这方面，我们自己的研究表明，1/3 的接受手术或介入治疗的患者服用了一种或多种膳食补充剂，70% 的患者在常规评估中没有透露这一信息。

一些最常用的补充剂包括复合维生素、B 族维生素、维生素 D、维生素 C、维生素 E、缬草、洋甘菊、大蒜、银杏叶、圣约翰草、月见草油、大豆、芦荟和紫锥菊。大多数患者不向医护人员透露他们使用草药补充剂的情况，这是一个问题，因为许多补充剂有可能与围手术期或急症护理条件下使用的药物相互作用。对任何实施介入性手术的人来说，最重要的是知道许多这些草药产品会增加出血的风险。鱼油产品也是如此，对于任何的介入性疼痛治疗，都应该停止使用鱼油产品。在这方面，同时使用多种具有抗凝特性的药物［例如，非甾体类抗炎药（NSAIDs）或阿司匹林与 5 - 羟色胺特异性再摄取抑制剂和鱼油］将会有增加发病率和/或死亡率的风险。

目前，还没有关于在麻醉中使用膳食补充剂的简要指南。然而，由于这些产品中有许多具有显著的药理作用，这些膳食补充剂可能与麻醉药或麻醉相关药物之间相互作用。在住院或麻醉前停止服用补充剂被认为是一个合适的选择。如果一种膳食补充剂在麻醉前停止使用，ASA 建议至少在任何操作前 2 周停用，这是因为作为补充剂，它们缺乏与所有药物相同的确定的半衰期。对于大多数膳食补充剂来说，突然停用几乎没有危害。然而，对于在麻醉及术后何时开始或重新开始饮食补充并没有简要的建议。谨慎的做法是停止所有的膳食补充剂，直到所有药物停用至少 5 个半衰期。一个药物持续 5 个半衰期的时间通常被认为足以使大约 97% 的药物从体内排出。因此，药物和膳食补充剂之间的相互作用不太可能发生。鉴于美国食品和药品监督管理局（FDA）有成千上万的此类产品，在麻醉前评估时补充此类问题纳入患者访谈至关重要。

25.5 抗凝和抗血栓药物

接受硬膜外腔镜检查的患者可能会采取多种不同的抗凝和抗血栓治疗以预防心血管疾病。给患者开这些药物是为了减少急性脑血管和心血管病变的发生率。虽然大出血的总体风险是极低的，但在这一患者群体中，与医源性出血相关的发病率是增加的。目前的建议来自对美国介入疼痛医师协会的文献和指南的系统综述，建议在介入疼痛手术前继续使用非甾体类抗炎药和低剂量阿司匹林，以及磷酸二酯酶抑制剂（例如，双嘧达莫，西洛他唑，合剂）。然而，停止使用血小板聚集抑制剂（如氯吡格雷、噻氯匹定和普拉格雷）的抗血小板治疗的建议因临床判断而异，要根据患者的病情、计划的手术、危险因素、患者诉求以及心脏病专家的意见而继续使用或停用。低分子肝素或普通肝素可在介入治疗前 12h 停用。香豆素应停用，高危手术的国际标准化比值维持在 1.4 或以下，有危险因素的低风险手术的国际标准化比值维持在 2 或以下。建议在椎旁介入前 24h 停用达比加群，在硬膜外介入前 2~4 天停用达比加群。对于肾功能不全的患者，达比加群可能需要停用更长的时间。利伐沙班，一种 X 因子抑制剂，在实施介入技术前应暂停 24h。

25.6 体格检查

体格检查在术前评估中是很重要的，特别是出于对患者围手术期安全考虑。美国医疗保险和医疗补助服务中心（U.S. Centers for Medicare & Medicaid Services）要求医生参与任何手术的术前评估。有执照的医生或相关的健康专业人员（例如主治医师、实习医师、住院医师、助理医师或执业护士）可以提供初步评估，其中包括体格检查。除了评估气道、心脏和肺外，还需要进行详细的神经和肌肉骨骼检

查，包括视察、触诊和叩诊，这对于正确诊断疾病有所帮助。气道检查采用 Mallampati 评分系统，这是一种从 1 到 4 的分类，与气道插管的潜在困难相关。包括小下巴、牙齿异常、舌头大小、悬雍垂可见度、颅面病因、张口变窄、胡须、颈部转动受限、颈部长度和周长、气道脓肿、肿块或外伤。心脏检查可以识别杂音、贫血和/或其他心血管相关的病变。肺部检查可识别啰音、喘鸣，可与气道反应过度、阻塞性或限制性肺部病变、液体超负荷或感染过程有关。

神经系统检查也很重要，需要在硬膜外腔镜干预前在患者的病历中记录任何有关的功能障碍。对于既往有疼痛状况的患者，在术前进行初步疼痛评估，可以帮助术后进行疼痛对比。疼痛评估的标准包括疼痛等级（使用合适的评估量表）、位置、性质（如剧烈、钝痛、灼烧、射击）、发作（如突然、渐进）、持续时间、模式（如持续、间歇）和缓解/加重因素。

25.7 疼痛相关注意事项

慢性疼痛患者可能也有疼痛控制辅助装置，包括疼痛泵和/或脊髓神经刺激器。如果条件允许，应在手术过程中继续使用。在围手术期特别需要注意的是，对于任何患者不要降低其本身的基线镇痛治疗剂量。

相关的影像学检查可以被纳入术前评估（例如，磁共振成像、计算机断层扫描、X 线），以增强术野的可控性，从而提高介入手术的诊断和疗效。

术前谈话是获得知情同意的最佳时机，临床医生会强调硬膜外腔镜手术的风险和益处。在术前谈话期间，医生和患者之间的有效沟通将确保患者所有的问题和担忧都得到适当的解决，他或她将清楚地了解所需要接受的手术治疗。出院前应向患者和陪护人员提供书面说明，包括预期的术后疗程、常见副作用、紧急情况说明，以及 24h 联系电话。

25.8 麻醉注意事项

在进行任何手术前完善评估患者是很重要的。最佳实践策略在美国和国际上都已确立。绝对禁忌

证如下：

- 低血容量或休克：低血压风险增加。
- 颅内压增高：脑疝伴脑脊液漏的危险，或大容量注射后进一步加重颅内压。
- 凝血障碍或血小板减少：硬膜外血肿的风险。
- 败血症：有脑膜炎的风险。
- 穿刺部位感染：有脑膜炎的风险。
- 患者拒绝。

25.8.1 禁食禁饮状态

患者通常被告知，他们可以继续饮用液体直到术前2h，食用固体直到术前6h。根据精准的流程，患者可获得更高的满意度，可以保持足够的血糖（特别是如果他们是糖尿病患者），并有足够的水分。液体包括水、茶、不含牛奶或奶油的咖啡、透明果汁、苏打水和/或肉汤。虽然患者处于禁食禁饮状态（NPO），但最好的做法是在前一天晚上和清晨喝少量水服用药物。如前所述，这一点非常重要，尤其是正在服用心血管药物的患者。半夜时，也可喝少量需要的水以服用日常该时段所需要的药物。

25.8.2 术前检查

与任何其他门诊手术一样，要辨别是否需要进行术前检查。根据ASA的指导方针，如果没有临床适应证，常规实验室检测可能需要，也有可能不需要。在一项对1000多例接受门诊手术的患者进行的初步研究中，没有进行术前检查的患者的不良围手术期事件或手术延迟或取消的发生率没有增加。术前检查的合适的适应证应该包括明确的临床指征或危险因素（如年龄、既往疾病、高级别手术）。因此，例如，心电图对外科患者的护理没有额外的价值，也不应该仅仅因为年龄较大就要求使用它。然而，在接受抗凝药物治疗的患者在接受硬膜外腔镜检查前必须调整至正常的凝血试验值。美国局部麻醉和疼痛医学会提供了许多目前可用的抗凝患者的术前、术中和术后管理指南。同样地，接受强效抗血小板治疗或草药血液稀释剂的患者应在手术前停用这些药物，具体的保留时间取决于单个药物或草药的半衰期（一种药物或草药至少需要5个半衰期才能消除）。在所有病例中，如果有必要，应与患者的初级保健医生和/或心脏病专家讨论进行硬膜外腔镜

检查和拒绝抗血小板治疗的风险和益处。确保患者在手术过程中得到充分的镇静和麻醉，将有助于实现外科手术效果的最大化，同时也将潜在的有害副作用最小化。所有患者都必须接受脉搏血氧仪的氧合监测，定量呼气末二氧化碳通气功能监测，温度监测，血压和心电图监测。总的来说，这些被称为标准ASA监测。

任何手术都是产生焦虑的事件。如果患者服用基础的焦虑或疼痛药物（典型的慢性疼痛患者），应继续服用这些药物，以避免在手术的早晨焦虑或疼痛水平出现令人痛苦的峰值。镇静药物应个体化，在手术过程中患者的配合是必要的。总体健康状况良好、无明显合并症、严重多重过敏或存在已知禁忌证的患者是镇静的最佳人选。

25.8.3 高危患者与美国麻醉学会评分

某些手术需要镇静的患者群体，关于他们的护理和管理，给临床医师带来了挑战。对于一些潜在的内科疾病状态、气道异常或高龄的患者，需要谨慎的术前评估和在需要时予以镇静，这样可以尽量减少发病率或死亡率。值得注意的是，一些高危患者只能由训练有素的麻醉人员进行麻醉。高龄、肥胖、慢性阻塞性肺病、冠状动脉疾病和慢性肾功能衰竭通常被认为是高危因素，并与并发症发生率增加相关。

ASA身体状态分级试图预测潜在的不良事件，是一个从1~6级的分级系统。值得注意的是，对于接受硬膜外腔镜检查的患者，1~4级适用。1级患者健康，无系统性疾病；2级患者有轻微的全身性疾病（如控制良好的哮喘或高血压）；3级患者有中度全身性疾病（如慢性阻塞性肺疾病或慢性稳定型心绞痛）；4极患者有可能危及生命且可能无法治愈的严重全身性疾病（如充血性心力衰竭、不稳定心绞痛、严重的肾、肝或肺部疾病）；5级患者不进行手术存活的机会很小；6级别患者是那些脑死亡的器官捐赠者。

25.9 知情同意

必须完成知情同意，并明确告知患者手术的风险和受益。镇静期间发生的不良事件最常涉及呼吸

系统或心血管系统。以下情况应该引起医生的关注（即使是在最后一刻才发现），因为它们会增加镇静过程中的风险：

- 肥胖。
- 复杂气道／明显颅面异常。
- 胡子（小下巴预示着复杂气道，并会导致男性患者长胡子）。
- 睡眠呼吸暂停。
- 恶性高热。
- 凝血障碍／高凝状态。
- 危及生命的心脏病或肺病。
- 重大神经系统疾病。
- 其他有严重危害的器官系统疾病，如糖尿病。
- 有麻醉／镇静并发症或镇静失败史。
- 不能耐受常规用于镇静的药物。
- 常规药物或药品，可能与镇静药物发生反应。
- 慢性疼痛或焦虑，需要基础止痛剂或抗焦虑剂。
- 儿童患者，他们不是自愿的个体，因此没有义务合作。
- 高龄。

25.10　并发症

　　手术过程中可能出现的并发症应公开，并在征得患者同意时进行详细告知。最常见的并发症是硬膜穿刺损伤或继发于硬膜外腔镜操作时的硬膜外血管损伤，这些损伤可能在稍后表现为脊髓性头痛或血肿。潜在的并发症包括以下几点：

- 硬膜穿破后的头痛。
- 血肿。
- 局麻药全身注射。
- 脊髓前动脉综合征。
- 直肠穿破或产道穿破。
- 视神经压迫。
- 视网膜出血。
- 肠和膀胱潴留。
- 药物毒性。

　　为了尽量减少此类并发症的发生，在没有对硬膜外腔进行直接的、最佳的观察之前，硬膜外腔镜绝不能向前继续推进；这将在手术技术的章节中讨论。作为一条绝对的原则，医生在通过困难区域操作任何器械时，如导丝、扩张器和鞘时，绝不可使用蛮力。

　　在意外硬膜穿孔的情况下，患者最常经历的是硬膜穿孔后的头痛，这通常与脑脊液漏的量和速度呈正比。硬膜的痛觉敏感结构因体积的突然减少而被拉伸，这被认为是穿孔后头痛的原因。通常情况下，患者的头痛会在没有任何干预的情况下自行消失，但如果是长期的、剧烈的头痛，则有必要在内镜下应用硬膜外血补片以封堵脑脊液漏。

　　当使用骶管裂孔入路时，不正确的针头置入占硬膜外腔镜并发症的很大一部分，其方式类似于尾侧硬膜外阻滞手术。当导针错误地插入骶管外时，就会发生这样的并发症，导致空气和药物注射到皮下组织。骶骨上的组织出现捻动或鼓胀时，应提醒医生注意导针的放置是否错误。另一种常见的错误发生在针尖插入骶管骨膜或骶尾韧带时。注射阻力高，注射不能超过几毫米，注射时明显疼痛，都是这些部位针位不当的指征。将针尖不恰当地插入骶椎骨髓腔内是另一种错误，注射前几毫米没有阻力，随后随着骨腔充满液体，阻力迅速上升。这可能导致血液内高浓度的局麻药残留，并可引发危险的麻药中毒。针位不当最严重的并发症是当针被引导穿过骶骨或尾骨外侧进入盆腔时，可能会刺穿直肠或产道。在这种情况下，将针头重新放置回骶管有很大的感染风险，引起脓肿或脑脊膜炎。通过医生的小心谨慎的操作和在放置导丝之前严格注意导针的透视位置，可以避免任何这些由于针头位置不当引起的并发症。

　　硬膜外压力的增加继发于长期的高输液压力，这是另一个潜在的并发症。生理盐水冲洗液，如果注入过快，可能会直接损伤目标组织，特别是在胸和颈脊髓的硬膜外狭窄区。此外，硬膜外压力的升高通过蛛网膜下腔不成比例地传导至视神经。通过这种机制，视神经及其伴随的血管可能被压迫，导致破裂、视网膜出血和潜在的失明。为了防止这种灾难，国际上一致认为每次硬膜外腔镜检查的最大输注量应限制在200mL。

　　一些少见的并发症的发生可归咎于硬膜外腔血供丰富的特性。硬膜外腔的任何出血都有可能形成血肿。虽然在硬膜外腔镜检查中极为罕见，但硬膜外血肿是极其危险的，因为这种占位性病变可能导致脊髓直接压迫和缺血，造成不可逆的损害。每个医生必须在手术期间和术后观察患者的神经功能障碍，并告知患者在出现任何神经功能障碍时寻求紧急治疗。另一种血管并发症是可能发生血管摄取药物的情况，如局麻药。如前脊髓动脉综合征虽然非常罕见但真实存在，并可能导致毁灭性的后果。避免这些并发症是可能的，通过细致的抽吸和逐步增加给药剂量。

硬膜外腔镜检查后的神经系统并发症并不常见，通常发生在已有神经系统病变的情况下。局麻药和阿片类药物，当直接应用于骶神经根时，增加了硬膜外腔镜术后肠和膀胱潴留的发生率。如前所述，硬膜外压力维持过久或过快增加可压迫神经结构的血供，导致危险的后遗症。

与任何涉及局部麻醉的手术一样，需要注意的急性并发症包括毒性、过敏或手术中药物的不当使用。如前所述，中期并发症通常影响神经系统，而后期并发症由于未能识别或处理不当的急性和中期事件，对患者造成永久性残障的风险最高。

25.11 结论

一个合理有序设计的涉及预评估的系统将增加安全性和提升护理质量。通常在手术前2周，通过电话或面谈，可以确定及发现与患者以前的麻醉、镇静、其他手术经历相关的关键信息，以及他/她对手术和镇静的期望。术前评估还可以涉及宗教信仰、患者是否搭车回家（若可以的话）、紧急情况下应该打电话给谁，以及一些出院计划。重要的是要发现药物不耐受、体位问题（如平躺能力、颈部活动范围）、睡眠呼吸暂停/打鼾、插管困难或手术过程中任何意外事件的历史。在硬膜外腔镜手术前2周开始评估，可以谨慎地停止导致出血或其他不良反应的药物。此外，如果需要，还可以进行有价值的术前检查，获得实验室或影像学检查或其他相关检查，而不会延误手术的进行。

无论是在硬膜外腔镜手术前还是出院时，都应该注意术后随访计划，不仅要评估治疗的效果，而且要重新评估神经功能。显然，在患者出院前，生命体征必须稳定并在正常范围内。

参考文献

[1] Raffaeli W, Righetti D, Andruccioli J, Sarti D. How we can see and treat the epidural space: epiduroscopy. Eur J Pain Suppl. 2011; 5 S2:395–399.

[2] Waldman SD. Atlas of Interventional Pain Management. 4th ed. Philadelphia, PA: W.B. Saunders; 2015.

[3] Schütze G. Epiduroscopy – Spinal Endoscopy. Heidelberg: Springer; 2008.

[4] Kitahata LM. Recent advances in epiduroscopy. J Anesth. 2002; 16(3):222–228.

[5] Miller R, Pardo M. Basics of Anesthesia. 6th ed. London: Elsevier Health Sciences; 2011:165.

[6] American Society of Anesthesiologists Task Force on Preanesthesia Evaluation. Practice advisory for preanesthesia evaluation: a report by the American Society of Anesthesiologists Task Force on Preanesthesia Evaluation. Anesthesiology. 2002; 96(2):485–496.

[7] Jyrkkä J, Enlund H, Korhonen MJ, Sulkava R, Hartikainen S. Polypharmacy status as an indicator of mortality in an elderly population. Drugs Aging. 2009; 26(12):1039–1048.

[8] Miller R, Pardo M. Basics of Anesthesia. 6th ed. London: Elsevier Health Sciences; 2011:181.

[9] Tarhan S, Moffitt EA, Taylor WF, Giuliani ER. Myocardial infarction after general anesthesia. JAMA. 1972; 220(11):1451–1454.

[10] Wallace AW, Au S, Cason BA. Association of the pattern of use of perioperative β-blockade and postoperative mortality. Anesthesiology. 2010; 113(4):794–805.

[11] Foëx P, Sear JW. Challenges of β-blockade in surgical patients. Anesthesiology. 2010; 113(4):767–771.

[12] Schouten O, Hoeks SE, Welten GM, et al. Effect of statin withdrawal on frequency of cardiac events after vascular surgery. Am J Cardiol. 2007; 100(2):316–320.

[13] Kertai MD, Bax JJ, Klein J, Poldermans D. Is there any reason to withhold beta blockers from high-risk patients with coronary artery disease during surgery? Anesthesiology. 2004; 100(1):4–7.

[14] Kaye AD, Clarke R, Sabar R, et al. Herbal medicines: current trends in anesthesiology practice–a hospital survey. J Clin Anesth. 2000; 12:468–471.

[15] Kaye AD, Sabar R, Clarke R, Vig S, Hofbauer R, Kaye AM. Herbal medications and anesthetics: a review on current concepts (part 1). Am J Anesth. 2000; 27(7):405–407.

[16] Manchikanti L, Falco FJ, Benyamin RM, et al. Assessment of bleeding risk of interventional techniques: a best evidence synthesis of practice patterns and perioperative management of anticoagulant and antithrombotic therapy. Pain Physician. 2013; 16(2) Suppl:SE261–SE318.

[17] Jellin JM, Gregory PJ, eds. Natural Medicines Comprehensive Database. Stockton, CA: Therapeutic Research Center; 2013. Available online at: www.naturaldatabase. com. Accessed September 25, 2013.

[18] Kaye AD, Baluch A, Kaye AJ, Frass M, Hofbauer R. Pharmacology of herbals and their impact in anesthesia. Curr Opin Anaesthesiol. 2007; 20(4):294–299.

[19] Kaye AD, Kucera I, Sabar R. Perioperative anesthesia clinical considerations of alternative medicines. Anesthesiol Clin North America. 2004; 22(1):125–139.

[20] Thomson AH. Introduction to clinical pharmacokinectics. Paed Perinat Drug Ther 2000;4:3–11.

[21] Benzon HT. Practical Management of Pain. Philadelphia, PA: Elsevier/Mosby; 2014.

[22] Urman R, Kaye AD. Moderate and Deep Sedation in Clinical Practice. New York, NY: Cambridge University Press; 2012.

[23] Barash PG, Cullen BF, Stoelting RK. Clinical Anesthesia. 7th ed. Philadelphia, PA: Lippincott Williams & Wilkins; 2013:583–611.

[24] Trescot AM, Chopra P, Abdi S, Datta S, Schultz DM. Systematic review of effectiveness and complications of adhesiolysis in the management of chronic spinal pain: an update. Pain Physician. 2007; 10(1):129–146.

[25] Chung F, Yuan H, Yin L, Vairavanathan S, Wong DT. Elimination of preoperative testing in ambulatory surgery. Anesth Analg. 2009; 108(2):467–475.

[26] Fleisher LA, Beckman JA, Brown KA, et al. ACC/AHA 2007 guidelines on perioperative cardiovascular evaluation and care for noncardiac surgery. J Am Coll Cardiol. 2007; 50(17):1707–1732.

[27] Gold BS, Young ML, Kinman JL, Kitz DS, Berlin J, Schwartz JS. The utility of preoperative electrocardiograms in the ambulatory surgical patient. Arch Intern Med. 1992; 152(2):301–305.

[28] van Klei WA, Bryson GL, Yang H, Kalkman CJ, Wells GA, Beattie WS. The value of routine preoperative electrocardiography in predicting myocardial infarction after noncardiac surgery. Ann Surg. 2007; 246(2):165–170.

[29] Sweitzer BJ. Preoperative evaluation and medication. In: Miller RD, Pardo MC, eds. Basics of Anesthesia. 6th ed. Philadelphia, PA: Elsevier Saunders; 2011:177–178.

[30] Gill JB, Heavner JE. Visual impairment following epidural fluid injections and epiduroscopy: a review. Pain Med. 2005; 6(5):367–374.

[31] Beltruti D, Groen GJ, Saberski L, Sandner-Kiesling A, Schutze G, Weber G. Epiduroscopy Consensus Decision March 2006. Pain Clin. 2007; 19(3):47–50.

第 26 章 硬膜外腔镜并发症及并发症的规避

Siddarth Thakur, Salahadin Abdi

26.1 概述

硬膜外腔镜是一种用于诊断和治疗各种慢性下腰痛的有效的微创技术手段。手术过程一般是可以愉快接受的；然而，与其他手术一样，同样存在风险，尽管是很罕见的，并且文献中已经报道了一些硬膜外腔镜的并发症（表 26.1）。

26.2 视觉障碍

- 视觉障碍是一种不常见但严重的并发症。
- 被认为是由脑脊液（CSF）压力升高和视网膜出血引起的。
- 在硬膜外腔镜检查时，注射液体（通常是生理盐水）有助于打开硬膜外腔，增加硬膜外压力，暂时性增加脑脊液压力；压力的增加与注入的速率和体积呈正比。
- 硬膜外 1min 注射 30mL 生理盐水可使脑脊液压力上升到 60mmHg。
- 脑脊液压力突然升高，通过蛛网膜下腔延伸至视神经周围，压迫视神经及其血管，导致视网膜血管破裂。
- 脑脊液压力增加，反应性眼动脉压力增加，减少脑血流量，导致静脉塌陷和毛细血管破裂，也可能是导致视网膜出血的另一个原因。
- 2005 年，Gill 和 Heavner 报道了 12 例硬膜外腔镜术后视力损害的病例。注射溶液的体积从 20~120mL 不等。大约 58% 的患者有双侧视网膜出血，21% 有残余视力丧失或出血。
- 为减少并发症，硬膜外注射宜慢速注射，每 1~2s 1mL，每 60min 不超过 100mL。

26.3 短暂性神经功能障碍和癫痫发作

- 2015 年，Beyaz 报道了 1 例硬膜外腔镜术后全身性强直阵挛发作及短暂性完全性运动瘫痪和感觉丧

表 26.1 硬膜外腔镜手术的并发症及预防策略

并发症	病因推测		预防策略
视觉障碍	脑脊液压力增加继发于高速率和大容量硬膜外注射导致视网膜出血		低注射容量，慢输注速度 =1mL/1~2s
短暂性神经功能障碍和癫痫发作	硬膜外腔大量注射生理盐水引起的颅内压增高		注射速度慢，注射量小 =100mL/60min
			避免不必要的硬膜外液体的输注
硬膜撕裂导致硬膜囊肿和直立性头痛	内镜直接损伤硬膜		硬膜外腔镜直接显示硬脊膜
			怀疑硬膜撕裂时抽吸脑脊液
			透视时注射造影剂
			监测术后疼痛是否加重
硬脑膜撕裂导致脑病和横纹肌溶解	内镜直接损伤硬膜，造影剂扩散至脑脊液，导致神经毒性和代谢紊乱		硬膜外腔镜直接显示硬脊膜
			怀疑硬膜撕裂时抽吸脑脊液
			透视时注射造影剂
辐射暴露	透视时的辐射		利用脉冲模式透视检查
			正确使用透视检查，每一步都有明确的目标
血管注射	硬膜外静脉撕裂		在透视下注射造影剂，然后再注射其他液体
	直接注入血管		

失的病例。

- 颅内压（ICP）升高被认为是诱发的病因。
- 静息时的生理性 ICP 为 5~10mmHg，硬膜外注射 10mL 就可使 ICP 增加 11~63mmHg。颅内压在硬膜外注射后几秒内升高，2~6min 后恢复到基线水平。
- 本例患者在 10min 内注入生理盐水 100mL、造影剂 10mL，患者出现高血压，呼吸停止，失去意识。随后是全身强直发作。恢复意识后，患者失去了运动和感觉功能。神经影像学未见异常，第二天患者运动和感觉功能全部恢复，并办理出院。
- 2008 年，Avellanal 和 Diaz-Reganon 报道了短暂的神经性症状（<30s），头痛、听觉减退，与硬膜外腔镜检查时大量注射生理盐水有关。
- 为防止并发症的发生，必须精确计算注射至硬膜外腔的液体量，缓慢小心地给药，尽量减少不必要的液体和药物的输注。
- 2006 年，在脊髓内镜世界倡议会议上，就硬膜外液体在硬膜外腔镜检查期间的液体量进行了讨论，结果建议将容量限制在 200mL 或更少。

26.4　硬膜撕裂

- 在硬膜外腔镜检查时硬膜撕裂可导致多种并发症，包括脑病、直立性头痛和硬膜内囊肿。
- 有报道称硬膜外腔镜术后出现急性精神运动障碍和代谢紊乱，推测病因为隐匿性硬膜撕裂伴造影剂渗漏入脑脊液。
- 本例患者在完成硬膜外腔镜检后不久，出现双侧下肢肌无力和感觉减退，随后出现意识模糊、定向障碍、烦躁、震颤和尿失禁。术后 4.5h 进行头部 CT 扫描，发现弥漫性增强遍及颅内脑脊液。患者肌酸激酶和肌红蛋白也明显升高。
- 患者接受保守治疗：静脉输液、应用抗生素、应用止痛药、抬高头部和躯干（以减少造影剂进一步的头侧偏移）。幸运的是，术后 13h 后患者精神运动障碍、烦躁和定向障碍消失，实验室结果异常消失，患者术后 7 天出院。
- 硬膜撕裂可以通过硬膜外腔镜直接显示，从硬膜外腔抽吸脑脊液，并在透视时注射造影剂来诊断。
- 瘢痕和粘连的存在可能使直接观察具有挑战性，在硬膜外腔注射生理盐水可能会损害脑脊液的重吸

收能力。

- 考虑到这些诊断的局限性，必须采取所有预防措施，以避免意外的硬膜损伤和鞘内注射。
- 2012 年，Ryu 等报道了 1 例硬膜外腔镜术后医源性脊髓硬膜内囊肿。
- 病因被认为是硬膜和蛛网膜穿孔，形成球阀机制，导致脑脊液进入蛛网膜囊肿。
- 患者行硬膜外腔镜检后，背部疼痛加重，增加镇痛药物继续治疗 2 周并无明显效果。随访的腰骶椎磁共振成像显示 L2~L3 至 S1~S2 间存在一个大的硬膜内囊肿，信号强度与脑脊液相同。患者成功地进行了 L5 椎板部分切除术，并进行了硬膜内探查和囊壁开窗。
- 作者的结论是："硬膜外腔镜手术最常见的并发症一定是硬膜囊穿孔。"
- 为了辨别及预防这一无法预料的并发症，重要的是监测硬膜外腔镜术后背痛是否加重，并在进行所有硬膜外腔镜手术时格外小心谨慎，特别是对于有腰椎手术史的患者。

26.5　辐射暴露

- 与任何透视引导的手术一样，患者和医生都有辐射暴露的风险。
- 2008 年，Komiya 等证实硬膜外腔镜手术平均时间为 50min，透视检查时间为 9'26"。术后 1 个月对患者进行辐射相关皮肤损伤的评估，未发现 1 例病例。
- 作者的结论是，硬膜外腔镜手术时的辐射暴露远远低于推荐的限度。
- 2009 年，Heavner 和 Bosscher 描述了他们的硬膜外腔镜手术经验，平均手术时间为 15~20min，透视时间为 45s。
- 减轻硬膜外腔镜手术中辐射暴露的策略包括：使用脉冲模式透视，使用硬膜外腔镜检查中直接可见的解剖标志进行导航，以及为每个操作明确目标。

26.6　血管注射

- 血管注射通常是由于针头或导管进入血管，可应用造影剂透视下进行判断。

- 在 2007 年，Heavner 等报道了 2 例硬膜外腔镜下血管注射的病例，但是并非因为直接扎入某一血管而发生。
- 进入血管的最可能的解释是与患者背部手术失败后致密的粘连和纤维化所造成的硬膜外腔的微环境有关。
- 在硬膜外注射造影剂时，2 例患者均观察到血管内着色。作者提出假设：造影剂可能是通过静脉壁的撕裂进入血管，而撕裂未闭继发于血管壁的纤维附着。
- 为了减少血管注射的风险，作者主张应该先在透视下注射造影剂，然后再注射其他液体，并通过持续观察硬膜外图像以避开血管组织。

参考文献

[1] Avellanal M, Diaz-Reganon G. Interlaminar approach for epiduroscopy in patients with failed back surgery syndrome. Br J Anaesth. 2008; 101(2):244–249.

[2] Beyaz SG. Seizures and transient neurological deficits during epiduroscopy in a patient with failed back surgery syndrome. Pain Med. 2015; 16(4):825–827.

[3] Gill JB, Heavner JE. Visual impairment following epidural fluid injections and epiduroscopy: a review. Pain Med. 2005; 6(5):367–374.

[4] Heavner JE, Bosscher H. Epiduroscopy and radiation exposure. Reg Anesth Pain Med. 2009; 34(1):79.

[5] Heavner JE, Wyatt DE, Bosscher HA. Lumbosacral epiduroscopy complicated by intravascular injection. Anesthesiology. 2007; 107(2):347–350.

[6] Komiya K, Igarashi T, Suzuki H, Hirabayashi Y, Waechter J, Seo N. In vitro study of patient's and physician's radiation exposure in the performance of epiduroscopy. Reg Anesth Pain Med. 2008; 33(2):98–101.

[7] Mizuno J, Gauss T, Suzuki M, Hayashida M, Arita H, Hanaoka K. Encephalopathy and rhabdomyolysis induced by iotrolan during epiduroscopy. Can J Anaesth. 2007; 54(1):49–53.

[8] Ryu KS, Rathi NK, Kim G, Park CK. Iatrogenic intradural lumbosacral cyst following epiduroscopy. J Korean Neurosurg Soc. 2012; 52(5):491–494.

[9] Sandner-Kiesling A, Weber G, Scheütze G, Beltrutti D, Groen GJ, Saberski L. Foundation of the World Initiative on Spinal Endoscopy(WISE). Pain Clin. 2007; 19(2):51–52.

第 27 章 硬膜外腔镜手术的临床结果

Kent H. Nouri, Salahadin Abdi

27.1 概述

大量研究表明，硬膜外腔镜检查在可量化结果（包括疼痛评分、功能和活动评分量表）和定性测量（包括感觉神经功能和造影剂扩散）方面具有优势（表 27.1）。通过研究目前临床和科学文献中所报道的硬膜外腔镜的诊断和治疗价值以及临床并发症，人们可以进一步了解它在疼痛科医师应用中发挥的作用。

27.2 诊断实用程序

- 2012 年的一项研究发现，与磁共振成像（MRI）或临床评估相比，硬膜外腔镜被认为是更可靠的确定腰椎目标节段的方法，在下腰痛和根性疼痛患者中可以观察到显著的脊柱病变。究其原因，是由于硬膜内镜与成像模式的可观察指标相对比，还提供了病理学的功能指标。

- 在影像学和硬膜外腔镜检查的相关研究中，一项研究评估了 20 例患者在 MRI 扫描中发现的异常是否可以通过硬膜外腔镜检查得到证实，并研究了粘连松解后定向硬膜外注射药物是否能够减轻神经根疼痛。20 例患者中有 19 例在硬膜外腔镜检查中发现粘连，其中 8 例在之前的 MRI 扫描中未曾发现。在 20 例患者中，11 例患者在进行粘连松解和类固醇注射后第 3 个月和第 12 个月视觉模拟评分有显著改善。

- 硬膜外腔镜检查已被证实可以成功地识别可治疗的病变，具有重要的诊断和预后价值。一项研究利用硬膜内镜获得的直接视觉信息（充血、血管、纤维化）和机械性证据（触痛、造影剂扩散、通畅性）来预测 114 例患者的预后。通过使用硬膜外腔镜检查，78% 的患者显示了与临床相一致的结果，预测良好或极好的结果的敏感性为 75%，无变化或

表 27.1 评估硬膜外腔手术疗效的部分研究汇总

作者	人群	治疗方案	疗效
Sakai 等	慢性坐骨神经痛 16 例	硬膜外腔镜手术前后感觉神经功能检查	改善 A-β 和 A-δ 感觉神经功能、改善疼痛和功能障碍评分
Manchikanti 等	腰痛伴神经根病 83 例	干预组给予硬膜外腔镜检查、粘连松解术联合类固醇注射，对照组给予硬膜外腔镜检查联合类固醇注射	3 个月（80%）、6 个月（57%）和 12 个月（48%）疼痛缓解超过 50%，相比于对照组 1 个月（33%）的疼痛缓解。
Saberski	腰椎间盘突出继发腰痛 35 例	硬膜内镜冲洗和类固醇注射相比椎板切除术	31.8% 的硬膜外腔镜手术患者继续使用阿片类药物，而椎板切除术后患者继续使用阿片类药物的比例为 92.3%，恢复日常工作的比例为 72%：28%
Takeshima 等	28 例背部手术失败综合征患者	神经根瘢痕与硬膜外腔瘢痕患者的硬膜外腔镜检查和粘连松解	神经根瘢痕患者疼痛缓解时间较长（6 个月）相比硬膜外瘢痕（3 个月）
Murai 等	124 例腰腿疼痛患者	有过腰椎手术的患者与未做过腰椎手术的患者进行硬膜外腔镜下粘连松解	未接受过腰椎手术的患者在第 1 个月和第 3 个月时疼痛评分显著降低
Igarashi 等	58 例单节段或多节段腰椎管狭窄的老年患者	硬膜外腔镜检查、粘连松解、类固醇注射	单节段组（12 个月）相较多节段组（3 个月）疼痛缓解时间较长
Raffaeli 和 Righetti	14 例既往接受硬膜外腔镜手术且有短期疼痛缓解的患者	硬膜外腔镜检查和纤维化射频消融	超过 50% 的患者在 1 个月时疼痛缓解 90%，6 个月时疼痛缓解 80%
Kim 等	98 例慢性下背痛及神经根痛患者	硬膜外激光粘连消融及类固醇注射相比硬膜外单纯类固醇注射	激光硬膜内镜治疗术后 1 个月和 6 个月时 VAS 评分较佳，疼痛缓解时间较长
Donato 等	350 例保守治疗失败的慢性腰痛患者	硬膜外腔镜检查，臭氧、透明质酸酶和环丙沙星注射	在手术后 2 年，69% 的患者疼痛明显缓解，78% 的患者残障指数继续大幅下降

治疗后仅有相当程度的改善的特异性为82%。该研究还发现，使用硬膜外腔镜诊断硬膜外病变的敏感性为91%，但使用硬膜外腔镜排除离散硬膜外病变的特异性仅为39%。

27.3 治疗模式

- 硬膜外腔镜术前和术后均进行神经功能测试，以判断机械操作松解瘢痕组织是否能改善感觉神经功能障碍。研究表明，坐骨神经痛患者受累神经节中A-β、A-δ和C纤维的阈值高于未受累神经节。通过检测受影响下肢的电流感知阈值，证实与单独注射相比，使用硬膜外腔镜进行靶向粘连溶解联合硬膜外注射可改善A-β和A-δ感觉纤维障碍。这可能是由于微循环的改善，当血管收缩引起缺血可以通过硬膜外腔镜手术或髓鞘再生得以改善。

- 研究表明，硬膜外腔机械性粘连松解和减压在接受硬膜外腔镜手术的患者中可能发挥重要作用。一项随机、前瞻性、双盲对照研究显示，接受硬膜外腔镜检查和类固醇注射联合粘连松解的患者在术后第3个月80%的患者疼痛显著改善，而单独接受硬膜外腔镜检查和类固醇注射的患者在术后第3个月疼痛没有缓解。在对照组中，将硬膜外腔镜引入骶管水平并注射类固醇，但未进行粘连松解。干预组行硬膜外腔镜检查、粘连松解及类固醇注射。结果参数为疼痛、功能状态、心理和行为状态。在干预组中，术后第1个月、第3个月、第6个月，57%的患者在疼痛评分和结果评估（包括心理计量测验）上有显著改善。对照组仅在第1个月时疼痛评分有所改善，此后无改善。

- 在腰椎间盘突出导致脊柱疼痛的患者中，与椎板切除术相比，脊柱内镜合并粘连松解术在症状改善、恢复日常工作（72%相比28%）和停用阿片类药物（68.1%相比7.7%）方面取得了更好的效果。

- 对于神经根周围粘连引起的神经根疼痛，硬膜外腔镜检查在诊断和结果上具有显著效果。一项研究表明，在有明显神经根瘢痕的患者与仅有硬膜外腔瘢痕的患者进行硬膜外腔镜检查时，神经根粘连继发的神经根病性疼痛的缓解时间优于单纯硬膜外腔瘢痕的患者（6个月相比3个月）。

- 硬膜外腔镜检也被用于评估疼痛患者的特定亚群：

  ○ 2007年的一项研究评估了腰椎手术后患者与非手术患者，发现虽然两组患者都通过内镜下粘连松解术得到改善，但非手术组在第1个月和第3个月时VAS评分显著降低。

  ○ 对58名平均年龄为71岁的老年患者进行研究，根据受累神经根的数量分为两组，单节段组共34例患者和多节段组共24例患者接受了硬膜外腔镜检查、粘连松解和类固醇注射，并根据背痛和腿痛的VAS评分进行评估。两组患者在干预12个月后疼痛均得到缓解；然而，只有单节段组在第12个月时报告了显著改善，而多节段组的缓解则停留在第3个月。

除了传统的粘连溶解和类固醇注射治疗外，学者们还研究了利用硬膜外腔镜的创新疗法：

  ○ 14例患者使用4MHz射频输出的ResAblator进行射频消融处理粘连病变，57%的患者表示1个月后疼痛评分改善超过90%。

  ○ 将激光内镜应用于顽固性慢性下腰痛和神经根痛的研究显示，与硬膜外腔镜和类固醇注射相比，激光内镜治疗顽固性慢性下腰痛和神经根痛的缓解时间更长（6个月相比1个月）。钬：钇铝石榴石激光应用于两个前瞻性研究34例和68例患者中，阳性结果表明，分别有44%和48.5%的患者在术后第8周VAS评分下降2分。

  ○ 在2013年的一项研究中，采用粘连松解、臭氧、透明质酸酶和环丙沙星灌注的硬膜外腔镜手术显示，2年后69%的患者疼痛明显缓解，78%的患者Oswestry下腰背痛障碍指数下降到40%以下。

- 在成本效益方面，一项研究发现，与非内镜下粘连溶解术相比，内镜治疗显示，1年的生活质量改善成本为7020美元，相比之下，非内镜下为2080.16美元。硬膜外腔镜手术患者的疼痛缓解时间更长（20周相比12周），该年进行的手术总数更多（3次相比1.3次）。

参考文献

[1] Bosscher HA, Heavner JE. Diagnosis of the vertebral level from which low back or leg pain originates. A comparison of clinical evaluation, MRI and epiduroscopy. Pain Pract. 2012; 12(7):506–512.

[2] Geurts JW, Kallewaard JW, Richardson J, Groen GJ. Targeted methylprednisolone acetate/hyaluronidase/clonidine injection after

diagnostic epiduroscopy for chronic sciatica: a prospective, 1-year follow-up study. Reg Anesth Pain Med. 2002; 27(4):343–352.

[3] Bosscher HA, Heavner JE. Lumbosacral epiduroscopy findings predict treatment outcome. Pain Pract. 2014; 14(6):506–514.

[4] Sakai T, Aoki H, Hojo M, Takada M, Murata H, Sumikawa K. Adhesiolysis and targeted steroid/local anesthetic injection during epiduroscopy alleviates pain and reduces sensory nerve dysfunction in patients with chronic sciatica. J Anesth. 2008; 22(3):242–247.

[5] Kayama S, Konno S, Olmarker K, Yabuki S, Kikuchi S. Incision of the anulus fibrosus induces nerve root morphologic, vascular, and functional changes. An experimental study. Spine. 1996; 21(22):2539–2543.

[6] Manchikanti L, Boswell MV, Rivera JJ, et al. [ISRCTN 16558617] A randomized, controlled trial of spinal endoscopic adhesiolysis in chronic refractory low back and lower extremity pain. BMC Anesthesiol. 2005; 5(1):10.

[7] Saberski LR. A retrospective analysis of spinal canal endoscopy and laminectomy outcomes data. Pain Physician. 2000; 3(2):193–196.

[8] Takeshima N, Miyakawa H, Okuda K, et al. Evaluation of the therapeutic results of epiduroscopic adhesiolysis for failed back surgery syndrome. Br J Anaesth. 2009; 102(3):400–407.

[9] Murai K, Suzuki H, Igarashi T, et al. Epiduroscopy for intractable low back pain or sciatica in operated and non-operated back patients: results from The Japan Society of Epiduroscopy. Pain Clin. 2007; 19(4):163–169.

[10] Igarashi T, Hirabayashi Y, Seo N, Saitoh K, Fukuda H, Suzuki H. Lysis of adhesions and epidural injection of steroid/local anaesthetic during epiduroscopy potentially alleviate low back and leg pain in elderly patients with lumbar spinal stenosis. Br J Anaesth. 2004; 93(2):181–187.

[11] Raffaeli W, Righetti D. Surgical radio-frequency epiduroscopy technique (RResAblator) and FBSS treatment: preliminary evaluations. Acta Neurochir Suppl (Wien). 2005; 92:121–125.

[12] Kim JD, Jang JH, Jung GH, Kim JY, Jang SJ. Epiduroscopic laser disc and neural decompression. J Neurosurg Rev 2011;1 (S1):14-19. https://northamericanspine. com/assets/pdf/epiduroscopic-laser-disc-and-neural-decompression.pdf.

[13] Ruetten S, Meyer O, Godolias G. Application of holmium:YAG laser in epiduroscopy: extended practicabilities in the treatment of chronic back pain syndrome. J Clin Laser Med Surg. 2002; 20(4):203–206.

[14] Ruetten S, Meyer O, Godolias G. Endoscopic surgery of the lumbar epidural space (epiduroscopy): results of therapeutic intervention in 93 patients. Minim Invasive Neurosurg. 2003; 46(1):1–4.

[15] Donato AD, Fontana C, Pinto R, Beltrutti D, Pinto G. The effectiveness of endoscopic epidurolysis in treatment of degenerative chronic low back pain: a prospective analysis and follow-up at 48 months. Acta Neurochir Suppl (Wien). 2011; 108:67–73.

[16] Manchikanti L, Pampati V, Bakhit CE, Pakanati RR. Non-endoscopic and endoscopic adhesiolysis in post-lumbar laminectomy syndrome: a one-year outcome study and cost effectiveness analysis. Pain Physician. 1999; 2(3):52–58.

第28章　神经轴区病理解剖的内镜术中图像

Günter Schütze

本附录包含各种临床病例的图像，以说明用于诊断和治疗脊柱病变的硬膜外腔镜技术。这些图像还提供了在硬膜外腔镜检查中遇到的常见和罕见脊柱病变的术中视图，以帮助临床医生识别和诊断。

28.1　病理图像：椎间盘突出，硬膜外血管，硬膜出血，硬膜外囊肿

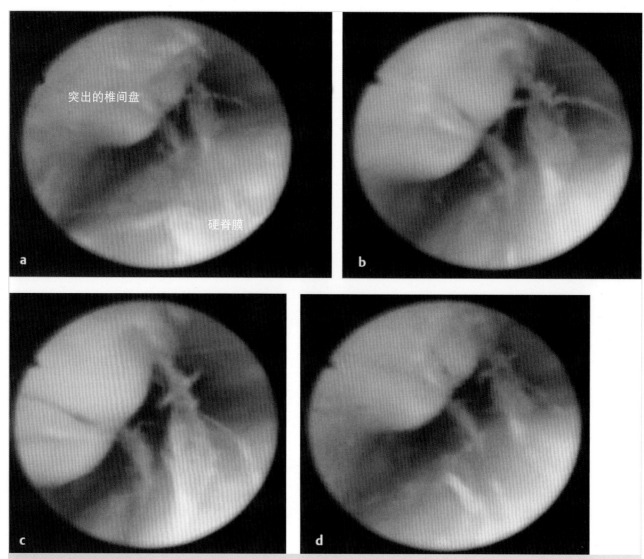

图 28.1　椎间盘突出。（a~d）胸椎间盘突出的硬膜外腔镜图像。注意后纵韧带和硬脊膜之间突出处的硬膜外粘连情况

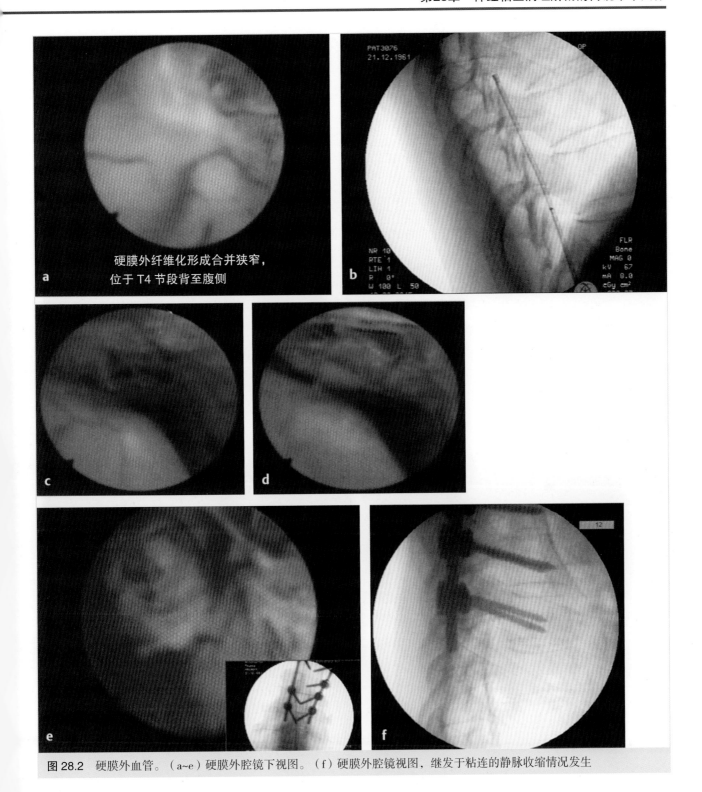

硬膜外纤维化形成合并狭窄，
位于T4节段背至腹侧

图28.2 硬膜外血管。（a~e）硬膜外腔镜下视图。（f）硬膜外腔镜视图，继发于粘连的静脉收缩情况发生

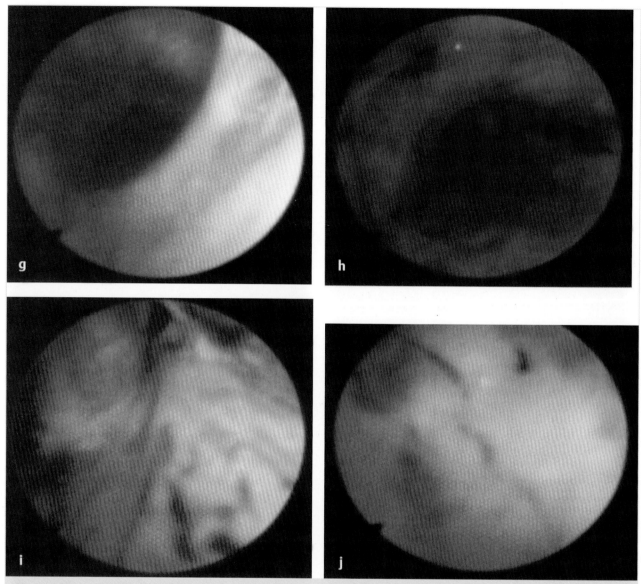

图28.2（续） （g）硬膜外腔镜视图，继发于粘连的静脉收缩。（h）硬膜外腔镜下见静脉周围有粘连。（i）硬膜外腔镜视图，粘连导致血管阻塞。（j）硬膜外腔镜视图，粘连导致血流受阻

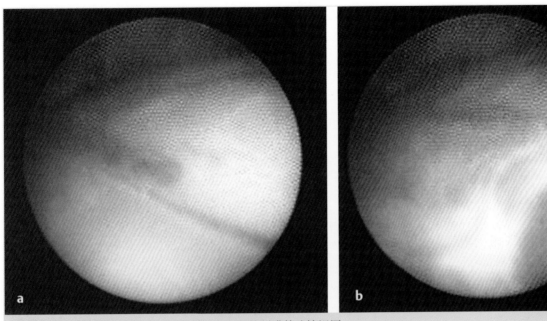

图 28.3 硬膜出血。（a，b）硬脊膜轻微出血的硬膜外腔镜视图

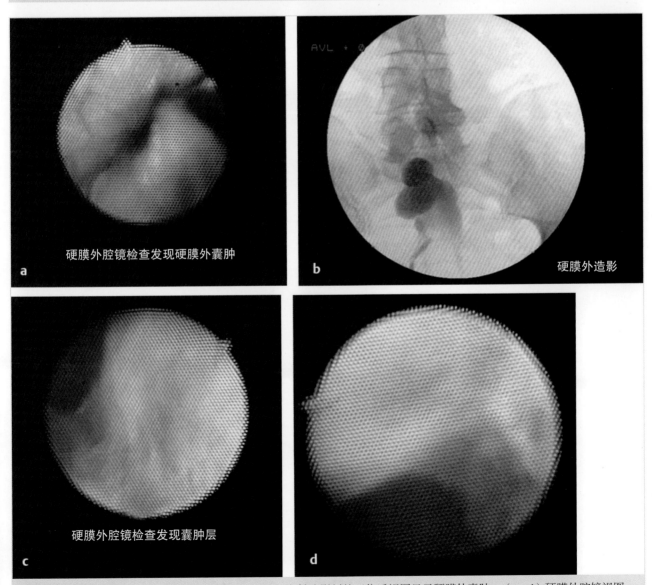

图 28.4 硬膜外囊肿。（a）硬膜外腔镜视图。（b）注射造影剂的正位透视图显示硬膜外囊肿。（c，d）硬膜外腔镜视图

28.2 病理图像：粘连、纤维化和慢性炎症过程

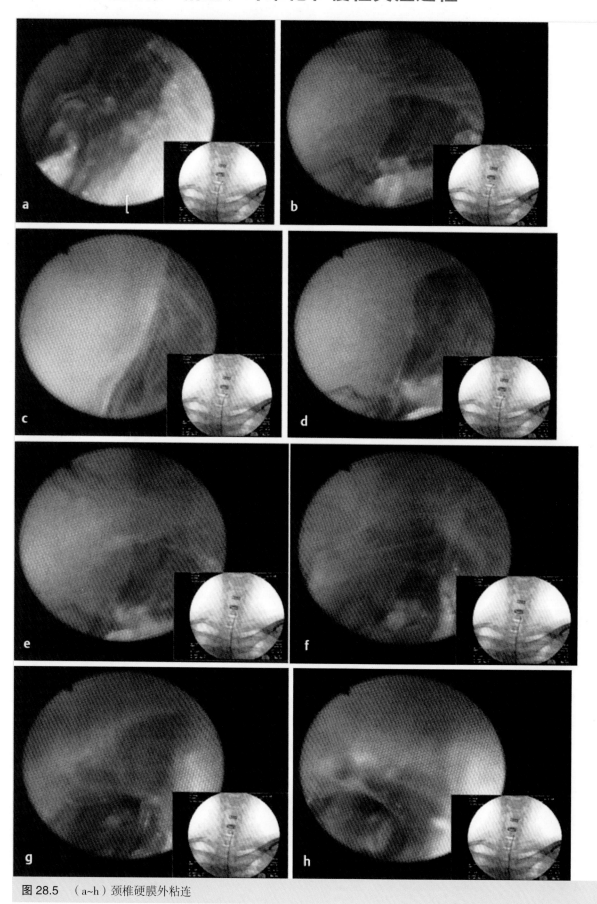

图 28.5 （a~h）颈椎硬膜外粘连

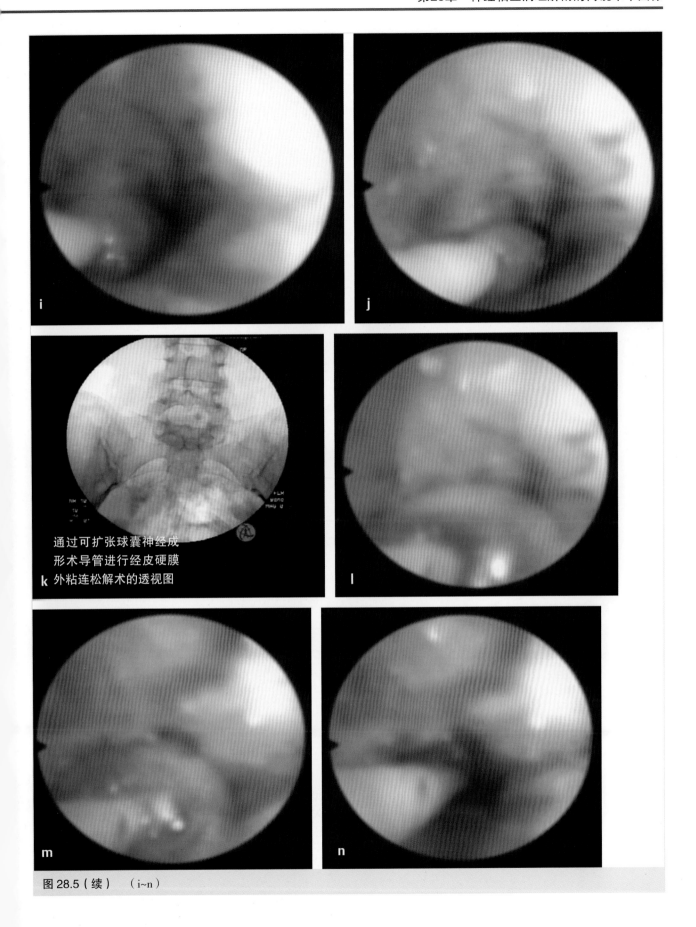

通过可扩张球囊神经成形术导管进行经皮硬膜外粘连松解术的透视图

图28.5（续）（i~n）

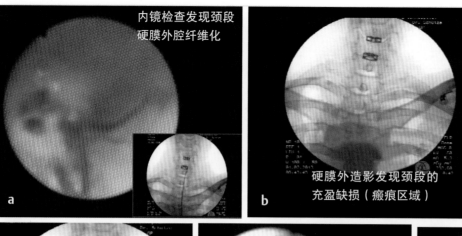

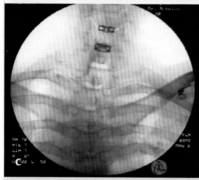
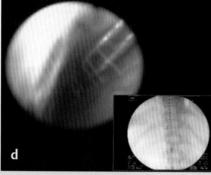
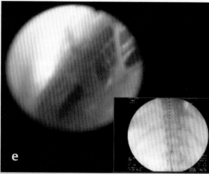

图 28.6　颈椎硬膜外粘连及纤维化。（a）颈椎硬膜外纤维化。（b）颈椎硬膜外腔注射造影剂的前后透视图显示扩散受限，提示粘连和纤维化。（c～e）颈椎硬膜外腔注射造影剂，扩散受限，提示粘连、纤维化。可行粘连松解术以开放硬膜外腔

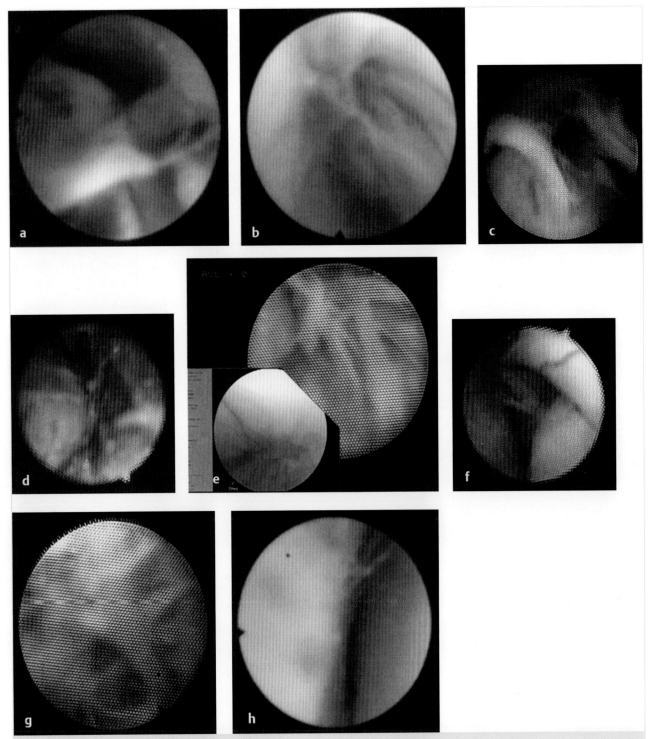

图28.7　结缔组织硬膜外增生。（a~b，f~i）硬膜外纤维化的硬膜外腔镜视图。（c~e）硬膜外纤维化。（j）颈椎硬膜外腔镜正位透视图。（k~q）硬膜外瘢痕。（r）前射激光用于粘连松解。（s~v）硬膜外组织纤维化

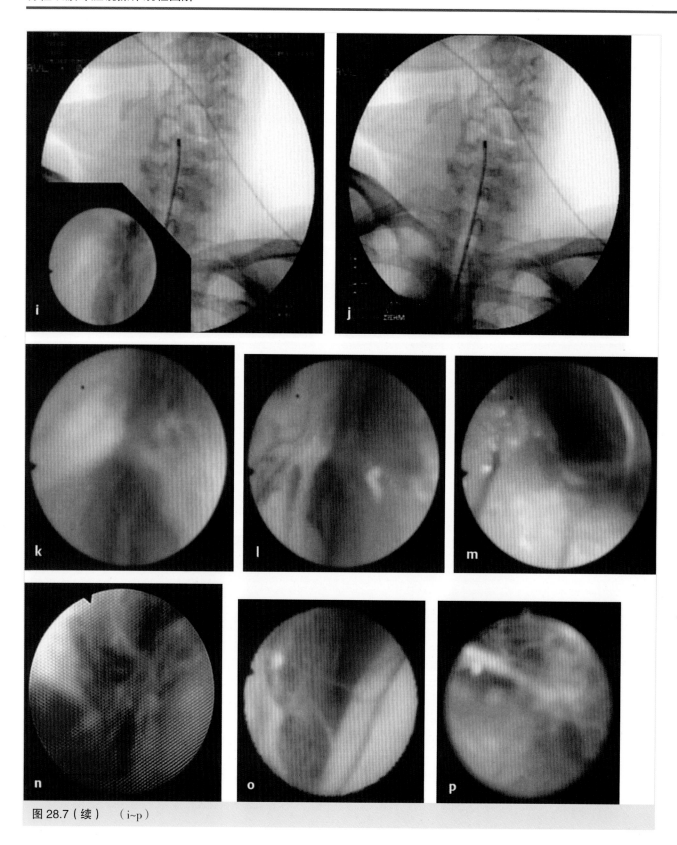

图 28.7（续） （i~p）

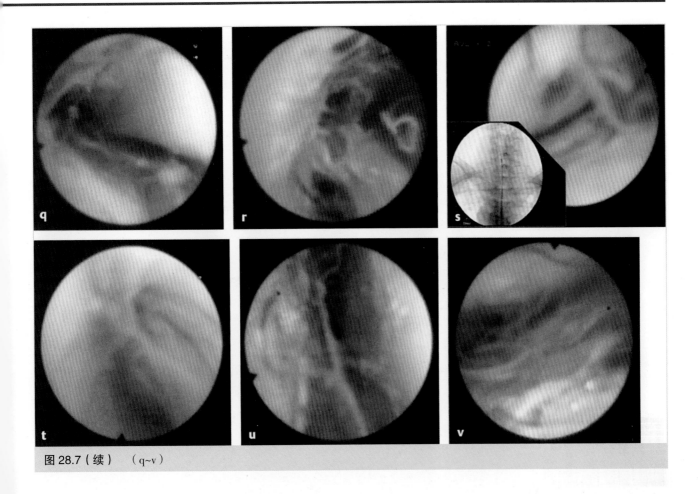

图 28.7（续）　（q~v）

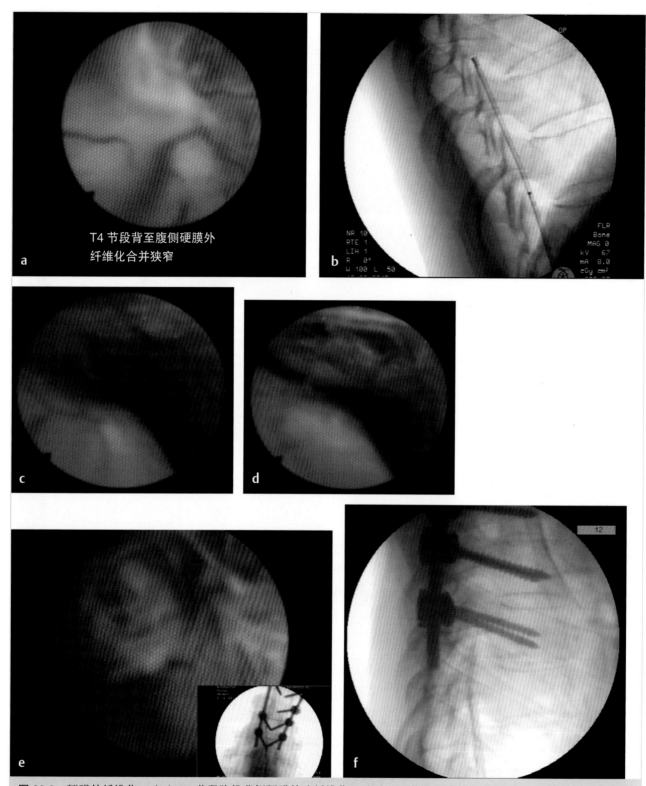

图28.8 硬膜外纤维化。（a）T4节段胸椎背侧硬膜外腔纤维化。（b）T4节段硬膜外腔背侧侧位透视图。（c, d）硬膜外腔镜显示硬膜外纤维化。（e）既往接受过脊柱内固定的患者硬膜外腔出现明显纤维化。（f）既往接受过脊柱内固定的患者，硬膜外腔镜位于背侧硬膜外腔位置的侧位透视图

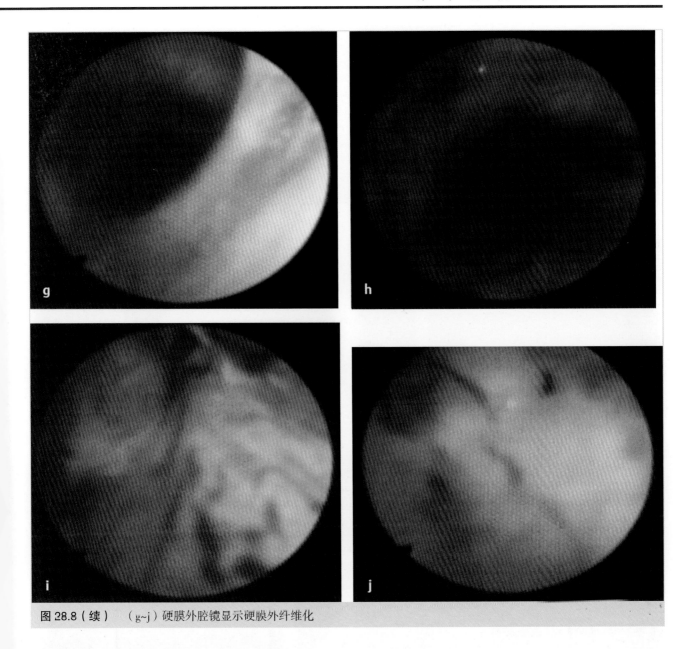

图28.8（续）　（g~j）硬膜外腔镜显示硬膜外纤维化

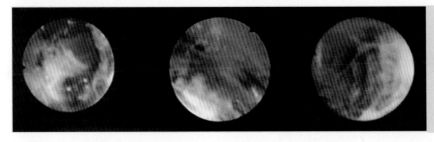

图28.9　硬膜外炎。慢性硬膜外炎症过程的内镜视图。既可以观察到炎症（红肿）从一个点扩散，也可以观察到大面积炎症

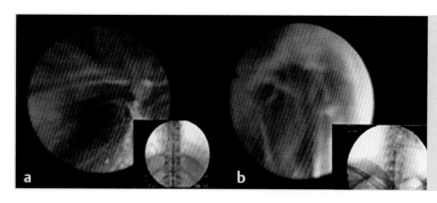

图 28.10　硬膜外炎。（a）胸椎硬膜外炎的内镜视图。（b）颈椎硬膜外炎的内镜视图

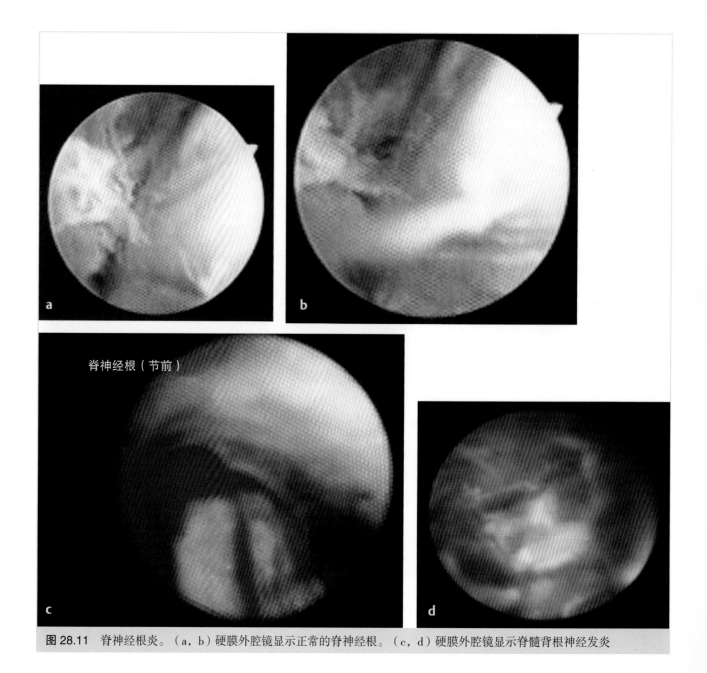

脊神经根（节前）

图 28.11　脊神经根炎。（a，b）硬膜外腔镜显示正常的脊神经根。（c，d）硬膜外腔镜显示脊髓背根神经发炎

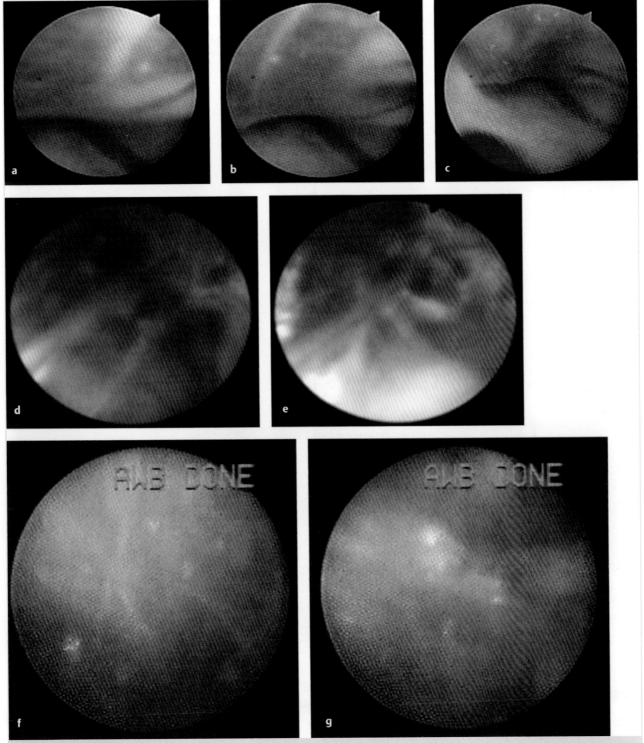

图 28.12　蛛网膜炎。（a~c）正常蛛网膜。（d）粘连性蛛网膜炎的硬膜外腔镜视图。（e~g）继发于蛛网膜炎的严重粘连的硬膜外腔镜视图

28.3 病理图像：植入脊髓刺激电极和聚甲基丙烯酸甲酯

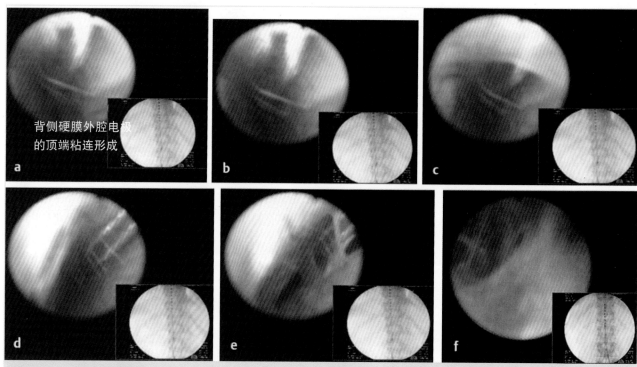

图 28.13 脊髓刺激器导联周围粘连和瘢痕组织形成。（a~e）硬膜外腔镜下观察到已植入的脊髓刺激器导联周围形成纤维性鞘。（f）脊髓刺激器导联尖端周围介入显微手术后的硬膜外腔镜视图

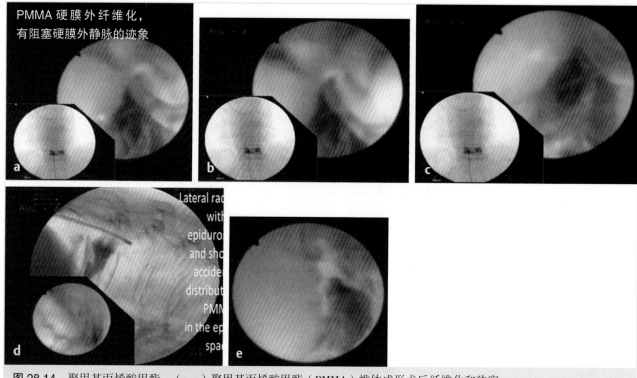

图 28.14 聚甲基丙烯酸甲酯。（a~e）聚甲基丙烯酸甲酯（PMMA）椎体成形术后纤维化和狭窄

28.4　病理图像：在硬膜外造影、脊柱超声和内镜检查中的特殊表现

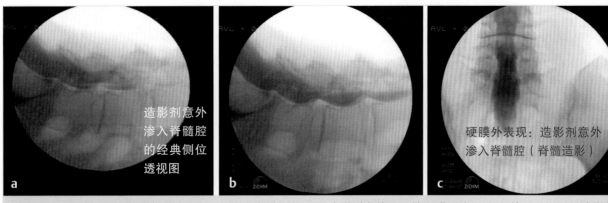

图28.15　硬膜下造影的影像学表现。（a，b）侧位透视显示造影剂意外注入蛛网膜下腔。（c）前后透视显示造影剂意外注入蛛网膜下腔

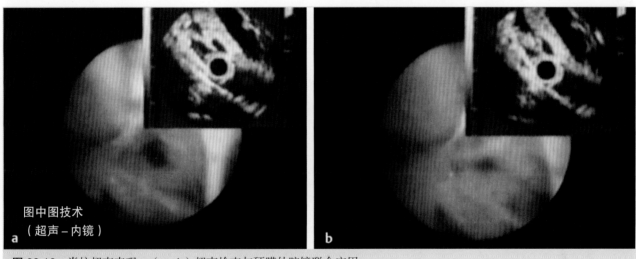

图28.16　脊柱超声表现。（a，b）超声检查与硬膜外腔镜联合应用

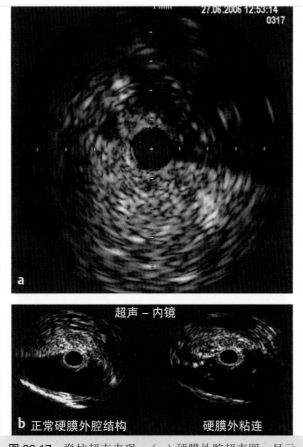

图 28.17 脊柱超声表现。（a）硬膜外腔超声图，显示脂肪组织分布。（b）硬膜、脂肪组织和硬膜外腔粘连的超声图

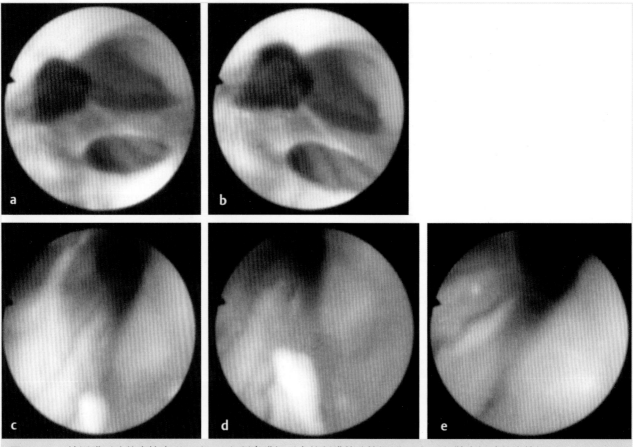

图 28.18 蛛网膜下腔的内镜表现。（a，b）硬脊膜切开术的硬膜外腔镜视图。（c~e）鞘内间隙的内镜视图

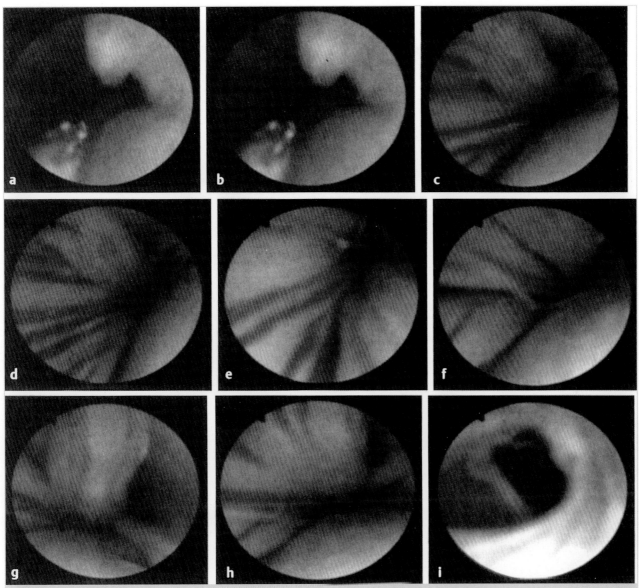

图 28.19　鞘内间隙的内镜表现。（a）脊神经的内镜鞘内视图。（b）脊神经的内镜鞘内视图。柔性内镜下组织钳可用于活检。（c~f）脊神经的内镜鞘内视图。（g）L2~L4 脊神经的内镜鞘内视图。（h）脊神经的内镜鞘内视图。（i）硬膜开口进入鞘内间隙的内镜视图

28.5 微创手术图像：置管、活检和粘连松解

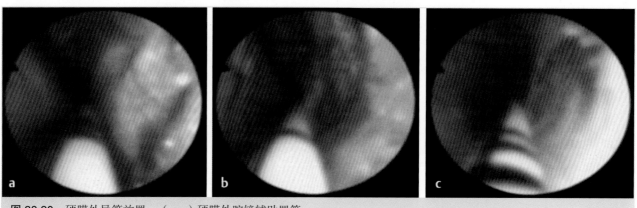

图 28.20 硬膜外导管放置。（a~c）硬膜外腔镜辅助置管

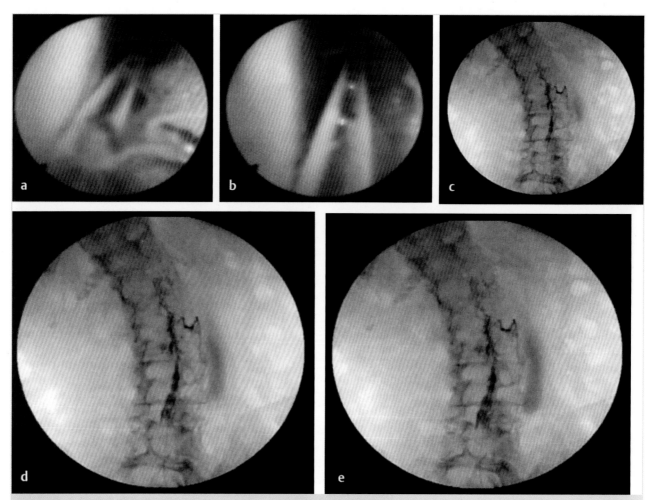

图 28.21 硬膜外导管可视化和硬膜外造影表现：硬膜外血管中的造影剂。（a，b）硬膜外腔镜辅助置管。（c）硬膜外和血管内造影剂。（d，e）造影剂注射入硬膜外血管的硬膜外腔镜视图

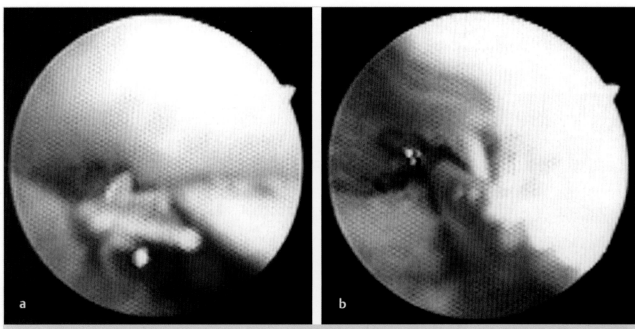

图 28.22　微创手术、活检。（a，b）内镜下组织钳在硬膜外腔镜辅助下进行活检

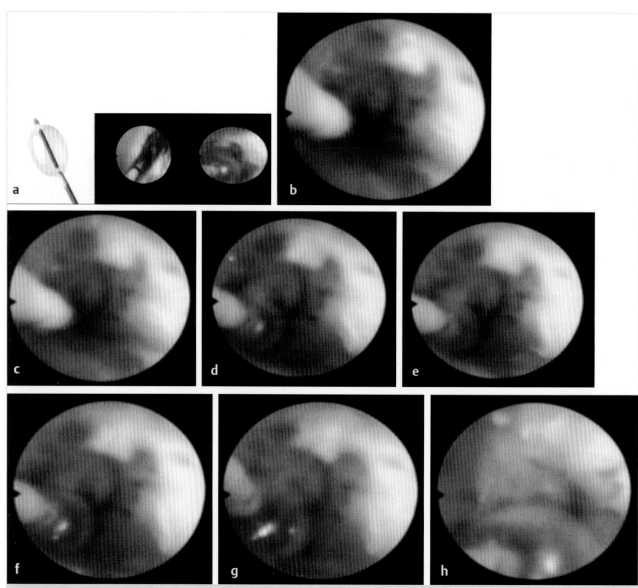

图 28.23 微创手术，经球囊导管扩张硬膜外粘连松解。（a）用于粘连松解的 Fogarty 球囊导管。（b，c）将 Fogarty 球囊导管插入粘连区。（d，e）膨胀球囊导管进行粘连松解。（f）Fogarty 球囊导管充气，用于粘连松解。（g~i）膨胀球囊导管进行粘连松解。（j）粘连松解后球囊导管放气。（k）正位透视图显示球囊导管进行粘连松解。（l）膨胀球囊导管进行粘连松解。（m）膨胀用于粘连松解的 Fogarty 球囊导管视图。（n）球囊导管放气后硬膜外腔空间增加。这有助于放置刺激器导联

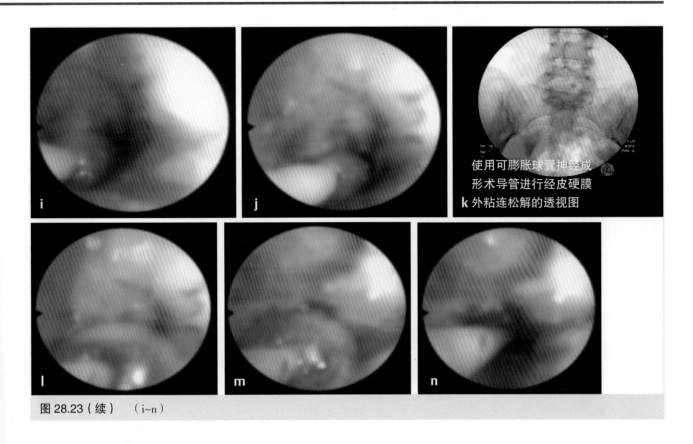

图 28.23（续）　（i~n）

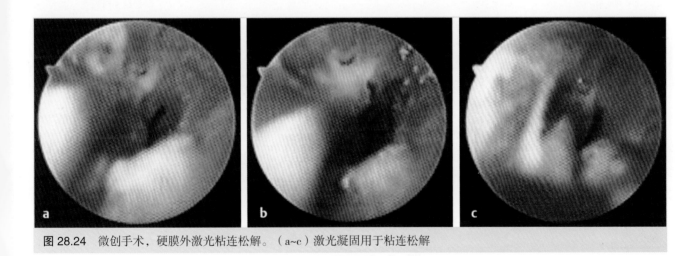

图 28.24　微创手术，硬膜外激光粘连松解。（a~c）激光凝固用于粘连松解

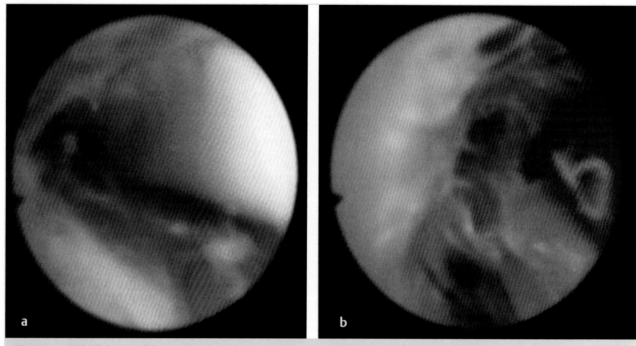

图 28.25 微创手术，硬膜外激光粘连松解。（a，b）前射激光器用于激光凝固进行粘连松解

索　引